卫生健康职业教育校企合作创新教材

病理学与病理生理学

（供护理、助产、中医类及相关专业用）

主　编　邱轶芳　吴　琼

副主编　吴敏燕　李荣岗　王　宁

编　者　（以姓氏笔画为序）

王　宁（漯河医学高等专科学校）
孙丽霞（江门市中心医院）
麦洁贞（清远职业技术学院）
李华汉（广东江门中医药职业学院）
李荣岗（江门市中心医院）
吴　琼（广东江门中医药职业学院）
吴敏燕（广东江门中医药职业学院）
邱轶芳（广东江门中医药职业学院）
张小红（广东江门中医药职业学院）
黄少鹏（广东江门中医药职业学院）
曾　武（广东江门中医药职业学院）
蔡弘扬（漯河医学高等专科学校）

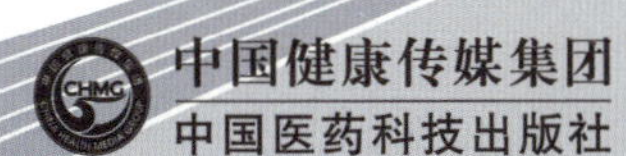

中国健康传媒集团
中国医药科技出版社

内容提要

本教材“卫生健康职业教育校企合作创新教材”之一，系根据《病理学与病理生理学》教学大纲的基本要求和课程特点编写而成。内容涵盖病理学与病理生理学两部分，共17章。其中1~5章为病理学总论内容（包括疾病概论、细胞和组织的适应、损伤与修复及局部血液循环障碍、炎症、肿瘤等），讲述疾病的普遍规律，为疾病的共同病理变化基础。第6~10章为病理生理学内容，讲述常见的病理生理过程。第11~17章为各论内容，阐述各系统常见疾病的规律。总论和各论之间是共性与个性的关系，有着密切的内在联系。每章内容设有“学习目标”“岗位情景模拟”“目标检测”等模块。本教材为“书网融合”教材，即纸质教材有机融合电子教材、教学配套资源（PPT、微课等）、题库系统等，便教易学。

本教材主要供护理、助产、中医类及相关专业师生使用。

图书在版编目（CIP）数据

病理学与病理生理学/邱铁芳，吴琼主编．—北京：中国医药科技出版社，2023.8
卫生健康职业教育校企合作创新教材
ISBN 978-7-5214-4118-5

Ⅰ.①病… Ⅱ.①邱… ②吴… Ⅲ.①病理学—职业教育—教材②病理生理学—职业教育—教材 Ⅳ.①R36

中国国家版本馆CIP数据核字（2023）第154776号

美术编辑 陈君杞

版式设计 南博文化

出版 **中国健康传媒集团** | 中国医药科技出版社
地址 北京市海淀区文慧园北路甲22号
邮编 100082
电话 发行：010-62227427 邮购：010-62236938
网址 www.cmstp.com
规格 787×1092mm $^{1}/_{16}$
印张 19 $^{1}/_{2}$
字数 403千字
版次 2023年8月第1版
印次 2023年8月第1次印刷
印刷 三河市万龙印装有限公司
经销 全国各地新华书店
书号 ISBN 978-7-5214-4118-5
定价 75.00元

获取新书信息、投稿、为图书纠错，请扫码联系我们。

数字化教材编委会

主　编　邱轶芳　吴　琼

副主编　吴敏燕　李荣岗　王　宁

编　者　（以姓氏笔画为序）

王　宁（漯河医学高等专科学校）

孙丽霞（江门市中心医院）

麦洁贞（清远职业技术学院）

李华汉（广东江门中医药职业学院）

李荣岗（江门市中心医院）

吴　琼（广东江门中医药职业学院）

吴敏燕（广东江门中医药职业学院）

邱轶芳（广东江门中医药职业学院）

张小红（广东江门中医药职业学院）

黄少鹏（广东江门中医药职业学院）

曾　武（广东江门中医药职业学院）

蔡弘扬（漯河医学高等专科学校）

前言

病理学与病理生理学是研究疾病的病因、发病机制、形态结构、功能代谢的改变和转归的一门医学基础课程。其根本任务是运用各种研究方法揭示疾病的本质，阐明疾病的发生、发展和转化规律，为防治疾病提供科学的理论基础。病理学与病理生理学是介于基础医学和临床医学之间的桥梁学科，起着承前启后的作用。病理学与病理生理学是临床、护理、助产、中医类及相关专业的重要基础课程，在人才培养的需求、课程的衔接和岗位技能需求等方面都具有重要的意义。编写本教材的目的在于使学生掌握病理学和病理生理学的基本理论知识及重要的新进展，加强基本技能的训练，培养学生独立分析问题和解决问题的能力，为后续的专业课程学习、参加临床实践及科学研究打下坚实的基础。

本教材由广东江门中医药职业学院、漯河医学高等专科学校、清远职业技术学院等多名专职教师和江门市中心医院临床专家共同编写而成，体现行业企业参与特征，紧贴专业相关技术领域职业岗位的能力要求，立足立德树人，有机融入思想政治教育元素，充分彰显职业教育特征。本教材具有密切结合临床实践、图文并茂、言简意赅等特点；同时纸质教材和数字资源相结合，将信息技术融入教学活动中，课程内容注重融入前沿技术和最新成果。本教材可供高等职业教育护理、中医及相关专业师生使用。

本教材在编写过程中，得到了参编单位领导、专家、中国医药科技出版社的大力支持，在此一并感谢！

由于编写水平有限，时间紧迫，本书难免存在欠缺和不当之处，敬请广大师生批评、指正。

编　者

2023年5月

目录

绪　论

PPT

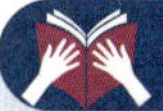
学习目标

1. 重点掌握病理学与病理生理学的任务和内容。
2. 学会病理学与病理生理学常用的研究方法。
3. 了解病理学与病理生理学的发展简史。

一、病理学与病理生理学的任务和内容

病理学与病理生理学是研究疾病的病因、发病机制、形态结构、功能代谢的改变和转归的一门医学基础课程。其根本任务是运用各种研究方法揭示疾病的本质，阐明疾病的发生、发展和转化规律，为防治疾病提供科学的理论基础。

本门课程涵盖了病理学和病理生理学两部分内容。前者是从形态结构方面研究疾病发生发展的规律；后者侧重于从功能和代谢的角度阐明疾病的发生发展规律，两者有机联系，相辅相成。随着医学的发展，病理学与病理生理学的研究范围不断扩大，层次不断加深，从器官、组织、细胞和亚细胞水平深入到分子水平，更有利于深入阐明疾病的本质。

本教材1~5章为病理学总论内容（包括疾病概论、细胞和组织的适应、损伤与修复及局部血液循环障碍、炎症、肿瘤等），讲述疾病的普遍规律，为疾病的共同病理变化基础。第6~10章为病理生理学内容，讲述常见的病理生理过程。第11~17章为各论内容，阐述各系统常见疾病的规律。总论和各论之间是共性与个性的关系，有着密切的内在联系。

二、病理学与病理生理学在医学中的地位

病理学与病理生理学是一门介于基础医学和临床医学之间的桥梁学科，起着承前启后的作用。病理学与临床实践有着密切联系，病理学在医学中具有不可替代的重要地位。在临床工作中，常运用病理学的活体组织检查、脱落细胞学检查、尸体剖检等方法，为明确死亡原因和临床各种疾病的诊断提供可靠的依据，病理诊断往往是最终的定性诊断。

同时，在各科的临床实践中，往往都有迫切需要解决的病理生理学问题，如疾病原因和发病条件的探索，发病机制的阐明，诊疗和预防措施的改进等。因此，病理学与病理生理学在医学中占有十分重要的地位，是医学生的必修课程。

三、常用的研究方法

1.活体组织检查 简称活检，即用局部切取、内镜钳取和穿刺针吸取等手术方法，从活体内获取病变组织进行病理检查，确立诊断。这是临床上最常用的一种检查方法。通过活检，可确定病变性质，了解病变范围、发展趋势、判断预后等，特别是对良、恶性肿瘤的诊断具有十分重要的意义。必要时还可以做术中冰冻切片分析用以快速诊断，协助临床医生选择最佳的手术治疗方案。

2.细胞学检查 通过采集病变部位的自然分泌物、渗出物、排泄物中的脱落细胞或人工获取的各种脱落细胞，涂片染色后进行细胞学诊断。此方法具有设备简单、操作简便，患者痛苦小而易于接受等优点，主要用于肿瘤诊断、健康普查、对激素水平测定及为细胞培养提供标本等。但要确切诊断恶性肿瘤，一般还须进一步检查。

3.尸体剖检 简称尸检，即对死者的遗体进行病理解剖检验。通过观察各器官和组织的病理变化，并结合临床病史，做出全面的疾病诊断和死因分析。通过尸检资料的累积，有利于及时发现传染病、地方病和新发生的疾病，为防病治病提供依据。还可以进行并完成医疗事故鉴定，明确责任。同时，尸检中收集人体病理标本材料，还可供病理教学使用。

4.动物实验 指运用动物实验方法，在动物身上复制某些人类疾病模型，进行观察研究。通过疾病复制研究疾病的病因及其机制、病理变化、转归和药物疗效等。其优点在于可以根据需要，多次重复，反复验证研究的结果，但应注意动物和人之间存在物种差异，不能将动物实验结果不加分析地直接应用于人体，只能作为研究人体疾病的参考。

5.组织培养和细胞培养 将人体或动物的组织、细胞分离出来，用适宜的培养基在体外进行培养，动态观察在各种条件下组织、细胞病变的发生和发展。此法可建立组织细胞病理模型，也可研究在不同病因作用下病变发生发展的过程，如抗癌药物对肿瘤细胞生长的影响等。近年来体外培养建立许多人体与动物肿瘤的细胞系，对研究肿瘤细胞的生物学特性和分子水平的变化起到重要作用。

6.免疫组织化学技术 是利用抗原与抗体的特异性结合反应，检测组织中的抗原或抗体，借以判断肿瘤组织的来源和分化方向。即运用某些化学试剂，使组织、细胞化学成分因特异性化学反应而显色，从而显示病变组织、细胞的化学成分，对某些病变进一步诊断具有一定的参考价值。此技术广泛应用于肿瘤的病理研究、病理诊断和鉴别诊断。

四、病理学与病理生理学的学习方法

病理学与病理生理学是一门具备较强理论性和实践性的学科。学习时要以辩证唯物主义的世界观和方法论作为指导思想，以生物–心理–社会医学模式观念去分析和认识疾病；从分子、细胞、组织、器官、系统、机体等层次去认识疾病的发生、发展和转归的规律。在学习过程中应注意以下几点。

（1）注意理论联系实际，重视理论学习与病理标本、切片观察相结合，注重实践教学。

（2）重视形态结构、功能和代谢三者之间的相互联系。在学习时，通过形态结构的改变去理解功能、代谢的变化，再由功能、代谢的变化去联想形态结构的改变，全面认识病变实质。

（3）重视病变局部和整体的联系。局部病变可累及全身，但又受整体所制约，二者之间相互影响、互为因果。为此，在认识和处理疾病时，既要注意局部，又要重视整体。

（4）重视病理与临床的联系 学会运用病理学知识解释疾病现象，培养独立思考、分析和解决问题的能力，提高学习效果。

五、病理学与病理生理学的发展简史

病理学是在人类探索和认识自身疾病的过程中不断发展的。古希腊名医Hippocrdftes（公元前460年~公元前377年）首创液体病理学说，主张疾病的发生是由于人体内4种基本液体（血液、黏液、黄胆汁、黑胆汁）失调所致。直到18世纪中叶，意大利医学家Morgagni（1682年~1771年）根据积累的尸检资料写了《疾病的部位和原因》一书，创立了器官病理学，标志着病理形态研究的开端。19世纪中叶，德国病理学家virchow利用显微镜研究人体病变器官和组织，认为细胞的形态及功能改变是一切疾病的基础，从而提出了细胞病理学，并于1858年出版了著名的《细胞病理学》。它对整个医学的发展做出了具有历史意义的、划时代的贡献。19世纪法国生理学家Claude Bernard在动物身上研究疾病的动态变化以及病因和发病机制，揭示了多种疾病发生发展的规律，首创了实验病理学。

我国秦汉时期的《黄帝内经》中有关于疾病的发生和死后解剖的记载。南宋时期著名法医学家宋慈所著的《洗冤集录》对尸检、外伤病变、中毒的鉴定等都有详细的记载，对病理学的发展做出了很大的贡献。

中华人民共和国成立以来，以胡正祥、梁伯强等为代表的现代病理学开拓者和其他病理学与病理生理学家，为病理学与病理生理学的发展、教学和科研以及人才培养等方面作出了卓越的贡献。超微病理学、分子病理学、免疫病理学、遗传病理学等学科的研究，使病理学与病理生理学得到了更快的发展。

（邱轶芳）

知识链接

细胞病理学创始人——Rudolf Virchow

1821年10月13日，其生于波美拉尼亚湾的希费本。1843年获柏林大学医学博士。1849年起他担任维尔茨堡大学病理学教授，在Schleiden–Schwann的细胞学说影响下，系统论述了细胞病理学理论，强调“细胞皆源于细胞”，所有的疾病都是细胞的疾病。1858年，他的《细胞病理学》出版，成为医学的经典，为疾病的病理学诊断和病理学本身的发展，作出了举世公认的划时代的重大贡献。其还是一位伟大的人道主义者，被公认为是那个时代最杰出的医生，他积极从事政治活动，关心社会大众健康和公共卫生事业，把政治改革的思想与医学改革相结合，并且倡导医学教育改革。1902年9月5日，因心力衰竭逝世，终年80岁。

目标检测

答案解析

一、单选题

1.病理学与病理生理学的任务是研究疾病的（　　）

A. 临床表现　　B. 诊断与鉴别诊断

C. 防治措施　　D. 流行病学特点

E. 发生与发展规律

2.病理解剖学的主要研究方法是（　　）

A. 活体组织检查　　B. 细胞学检查

C. 尸体解剖检查　　D. 动物实验

E. 流行病学调查

3.临床病理学的常用检查方法是（　　）

A. 活体组织检查　　B. 细胞学检查

C. 尸体解剖检查　　D. 动物实验

E. 电镜检查

4.病理学研究重点是疾病过程中的（　　）

A. 形态结构改变　　B. 功能代谢改变

C. 症状体征改变　　D. 生命体征改变

E. 神经、内分泌改变

5. 对病理学的发展做出划时代贡献的学说是（　　）

A. 液体病理学说　　B. 器官病理学

C. 细胞病理学　　D. 免疫病理学

E. 遗传病理学

二、简答题

1. 病理学与病理生理学的研究内容是什么？

2. 病理学与病理生理学常用的研究方法有哪些？

书网融合……

重点回顾

习题

第一章 疾病概论

PPT

学习目标

1. 重点把握健康、疾病和脑死亡的概念及脑死亡的诊断标准；熟悉疾病的病因学、发病学和疾病转归的基本知识；了解死亡、亚健康的概念和脑死亡的意义。
2. 学会健康、亚健康、疾病的常识性教育；具有初步判断案例中死亡的能力。
3. 在临床死亡的判断中体现实事求是的严谨作风。

岗位情景模拟

情景描述 患者，女。因做家务时突感头晕、头痛、冒冷汗，不久昏迷入院就诊。患者患有高血压病10余年。经CT诊断为脑干大出血，给予药物治疗。第5天呼吸、心跳突然停止，深昏迷。经抢救后自主呼吸停止，心跳恢复到120~130次/分，瞳孔散大固定，检查脑电波消失。

讨论 该患者是否已经死亡？

疾病概论是研究各种疾病过程中具有规律性的问题，研究内容包括病因学、发病学、疾病的转归三方面内容。

第一节 疾病与健康的概念

一、疾病的概念

疾病是指机体在病因和条件作用下，机体因自稳调节紊乱而发生的异常生命活动过程。体内发生一系列损伤与抗损伤反应，机体功能、代谢和形态结构异常，临床表现出不同的症状和体征，与环境和社会不相适应。

病理过程是指存在于不同疾病中共同的功能、代谢和（或）形态结构的异常变化。同一种病理过程存在于不同疾病中，例如阑尾炎、肺炎以及所有其他炎性疾病都有炎症这个病理过程，包括变质、渗出、增生等基本病理变化。一种疾病也可以有几种病理过程，如肺炎时有炎症、发热、缺氧等病理过程。

二、健康的概念

世界卫生组织对健康提出的定义是：健康不仅是没有疾病或病痛，而且是一种身体上、心理上和社会适应能力上的完好状态。

三、亚健康的概念

处于健康与疾病中间的状态，医学上称为亚健康。可以有各种不适的自我感觉，常表现为疲乏、心悸、气促，经常头痛、头晕；或表现为精神不振、情绪低沉、反应迟钝、失眠多梦、困倦、注意力不集中、记忆力减退、烦躁、焦虑、易惊等。经检查并无明显器质性病变。

我国曾有流行病学调查资料显示，呈健康状态的人仅占5%左右，呈疾病状态的人占20%左右，约有75%的人处于亚健康状态。

第二节　病因学概论

一、疾病发生的原因

任何疾病的发生都是有原因的。引起疾病发生的原因称为病因。病因是引起疾病必不可少的特异性因素。病因的种类很多，分类如下。

1. 生物性因素　是最常见的病因。包括各种病原微生物。另外，由于生态环境的改变，某些原本存在于野生动物体内的病原体也可以感染人类，可能还会出现新的或变异的病原体而威胁人类健康。机体是否发病，不仅取决于致病微生物侵入机体的数量、侵袭力和毒力，还与机体免疫反应有关。

2. 理化性因素　包括温度、气压、机械力、强酸、强碱等。理化因素是否引起疾病，取决于浓度和强度、作用部位、持续的时间和整体的功能状态等。

3. 营养性因素　营养过剩或不足都可引起疾病，对机体的影响与营养过剩或营养不足的程度和种类有关，也与体质有关。

4. 遗传性因素 包括基因突变、染色体畸变和遗传易感性，基因突变主要是由基因的化学结构改变所引起。染色体畸变主要为染色体总数或结构的改变。某些遗传因素可以提高个体对病因的敏感性，而使个体更易患病的现象称为遗传易感性。

5. 先天性因素 是指能够损害正在发育胎儿的有害因素，使婴儿出生时就患有某种疾病。

6. 免疫性因素 免疫功能低下、过强、缺陷和自身免疫反应等免疫因素均可导致疾病的发生。

7. 心理、社会因素 心理、社会因素在疾病发生发展中的作用越来越受到重视。工作和学习所产生的心理压力，人际关系不良，焦虑、孤独等情绪异常以及重大自然灾害和生活事件的打击等，均可通过一定的途径影响机体的功能、代谢和形态结构，易导致高血压病、消化性溃疡、冠心病和肿瘤等。

二、疾病发生的条件

条件是指机体在病因作用下，影响疾病发生发展的各种因素。条件本身不直接引起疾病，但可以影响疾病的发生、发展。如并不是所有与结核杆菌接触者都患有结核病，只有在过度疲劳、机体免疫功能低下时易患结核病。

诱因是指促使疾病发生、发展的因素。诱因是条件的一部分。如高血压患者在情绪激动、寒冷刺激、酗酒等因素的作用下，易诱发脑血管意外；严重肝疾病患者如果高蛋白饮食、消化道出血易诱发肝性脑病。

第三节 发病学概论

发病学主要研究疾病发生发展及转归过程中的一般规律和基本机制。疾病的种类繁多，每一种疾病的发展过程都有其自己的规律，但不同的疾病却有一些共同的规律。掌握这些规律，不仅可以了解当时所发生的变化，而且可以预计可能的发展和转归，及早采取有效的预防和治疗措施。

一、机体自稳调节的紊乱

正常机体在不断变化的内外环境中通过神经、体液调节，保证各器官系统功能和代谢的正常进行，维持内环境的相对稳定。机体与外界环境之间保持相对稳定的状态称为稳态或自稳态。稳态是生命活动的基本特征和必要条件。一旦病因的作用使某一方面的功能代谢活动发生严重紊乱，稳态将难以维持，新陈代谢将不能正常进行，机体的生存即受到威胁。因此，疾病的本质或基本特征就是稳态破坏，疾病的发展过程就是稳态破坏和恢复的过程。

二、疾病过程中的因果转化

在病因的作用下，机体发生了某些变化，这种变化又成为新的病因，引起新的变化，如此的原因与结果交替不已，推动疾病的发展，甚至形成因果交替的恶性循环（图1-1），使疾病进行性恶化，直至患者死亡。因此，采取医学干预打断因果转化和恶性循环，才能使疾病向有利于康复的方向发展。

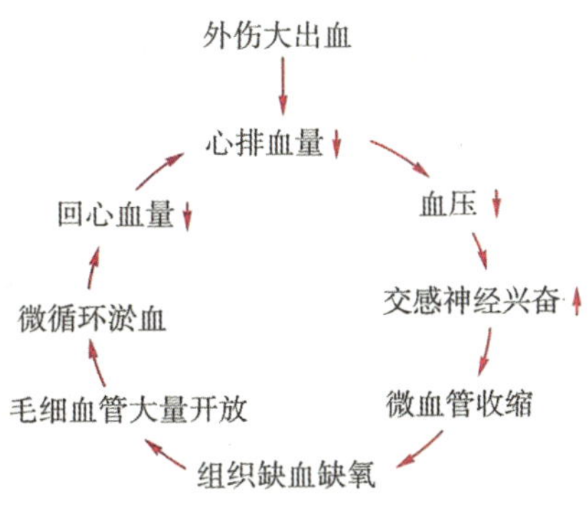

图 1-1 大出血时的恶性循环

三、疾病过程中损伤与抗损伤反应

致病因素作用于机体后可引起机体的损伤，但同时机体积极调动各种抗损伤反应抵抗致病因素。损伤与抗损伤的斗争，贯穿于疾病的全过程。双方力量的对比，决定疾病的发展方向和转归。当抗损伤反应占优势时，疾病好转或痊愈；当损伤强于抗损伤时，疾病恶化。二者之间可以相互转化。例如外伤早期，小动脉痉挛有利于动脉血压的维持，但收缩时间过久，会加重组织的缺血、缺氧，从而加重组织的损伤。

四、局部与整体的相互影响

任何疾病都会表现出局部表现和全身反应，在个体的表现中可以是局部为主或全身反应为主。如化脓性扁桃体炎，局部有扁桃体充血、水肿和脓液形成等表现；全身则可表现为发热、白细胞增多等。发热和白细胞增高均可增强机体的免疫力，有利于消灭细菌，促进病情好转。反之，如果患有全身性疾病，机体抵抗力降低，某些局部组织容易受到细菌或其他病原体的侵犯。因而机体局部病变和全身反应是密切相关和互相影响的。所以认识疾病和治疗疾病，应从整体观念出发，辨证地处理好疾病过程中局部和全身的相互关系。

第四节　疾病的经过与转归

一、疾病的经过

疾病的发生是一个非常复杂的过程，临床上把疾病的经过分为潜伏期、前驱期、症状明显期和转归期四个阶段。

1. 潜伏期　指从致病因素作用于人体到最初症状前的时期，此期患者没有临床症状。不同疾病潜伏期长短不一。有些疾病无潜伏期，如触电、溺水等。认识疾病的潜伏期对传染病的预防有重要的意义。

2. 前驱期　指从疾病出现最初症状起到开始出现典型症状前的时期。此期患者虽有一些非特异性症状，但较轻，而且不典型，容易误诊。临床上诊断难，但易治疗。

3. 症状明显期　指出现该疾病特征性临床表现的时期，此期的症状和体征是诊断疾病的重要依据。这一期临床上容易诊断，但病情严重，应积极治疗。

4. 转归期　指疾病发展到最后的阶段，包括康复和死亡。结局取决于损伤与抗损伤双方力量的对比，如抗损伤占优势，疾病向好的方向发展；如损伤占优势，则疾病恶化。

有些疾病发展的四个阶段比较明显，如流感、病毒性肝炎和伤寒等，但有些疾病分期不明显，如急性外伤、触电、溺水等。

二、疾病的转归

疾病的结局就是机体的损伤与抗损伤之间斗争的结果。疾病过程中诊断与治疗是否及时与正确，对疾病的转归起着极为重要的作用。疾病的转归有完全康复、不完全康复、死亡三种情况。

（一）完全康复

完全康复是指病因消除，症状与体征全部消失，受损组织细胞的功能、代谢和形态结构完全恢复正常。

（二）不完全康复

不完全康复是指损伤得到控制，主要症状与体征消失，但受损伤组织细胞的形态结构、功能和代谢没有完全恢复，往往留下后遗症，要通过机体的代偿才能维持正常的生命活动。

（三）死亡

死亡是生命活动的终止，也是所有生命的最终归宿。传统上判定死亡的标志是心跳、呼吸停止和各种反射消失，认为死亡是一个过程，包括濒死期、临床死亡期、生物学死亡期。

1.濒死期（临终状态） 是死亡之前的垂危阶段。患者脑干以上中枢神经处于深度抑制状态。临床表现有体温下降、意识模糊、血压降低、心跳减弱和呼吸不规则等。

2.临床死亡期 死亡的可逆阶段。患者延髓以上中枢处于深度抑制状态。主要标志是心跳、呼吸停止，各种反射消失。但在一定时间内（5~6分钟）机体各组织仍进行微弱的代谢。如能及时抢救，特别是对突然死亡患者，往往可挽救其生命。

3.生物学死亡期 是死亡的不可逆阶段。机体所有活动全部停止。临床上出现尸冷、尸斑、尸僵并开始腐烂。

随着复苏技术的提高和器官移植的应用，人们对死亡的概念和判定标准提出新的认识。认为死亡是机体作为一个整体功能的永久停止，但并不是意味各组织器官同时死亡。整体死亡的标志是脑死亡，指全脑功能的不可逆性的永久性停止。判断脑死亡的指标是：①自主呼吸停止：②不可逆性深昏迷：③脑干神经反射消失；④瞳孔散大或固定；⑤脑电波消失；⑥脑血管造影证明脑血液循环完全停止。

脑死亡作为死亡的标志具有重要的意义，可以判定患者的死亡时间，减少不必要的人力、财力、物力的浪费，有利于器官捐献和器官移植的供应。因此用脑死亡作为死亡的判断标准是社会发展的需要，但是宣告脑死亡一定要十分慎重。

（蔡弘扬）

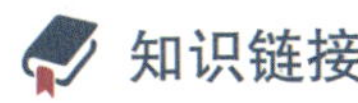

脑死亡与植物人

脑死亡是指包括脑干在内的全脑功能丧失的不可逆的状态。脑死亡有别于“植物人”，脑死亡无自主呼吸，是永久不可逆的。而“植物人”脑干功能存在，患者可有自主呼吸、心跳和脑干反应。植物人又称植质状态、不可逆昏迷。是大脑皮层功能严重损害，患者处于不可逆的深昏迷状态，丧失意识活动，但皮质下中枢可维持自主呼吸运动和心跳，此种状态称“植物状态”，处于此种状态的患者称“植物人”，是与植物生存状态相似的特殊的人体状态。除保留一些本能性的神经反射和进行物质及能量的代谢能力外，认知能力（包括对自己存在的认知力）已完全丧失，无任何主动活动。

目标检测

答案解析

一、单选题

1.疾病的概念是指（　　）

A.在致病因子的作用下，身体上、精神上及社会上的不良状态

B.在致病因子的作用下出现共同的、成套的功能、代谢和结构的变化

C.在病因作用下，因机体自稳态紊乱而发生的异常生命活动过程

D.机体与外界环境间的协调发生障碍的异常生命活动

E.生命活动过程中的表现形式，体内各种功能活动进行性下降的过程

2.关于疾病原因的概念，下列正确的是（　　）

A.促使疾病发生发展的因素　　B.引起疾病发生的体内因素

C.引起疾病发生的体外因素　　D.引起疾病发生的所有因素

E.引起疾病必不可少的特异性特定因素

3.对疾病条件的叙述，下列错误的是（　　）

A.左右疾病对机体的影响因素　　B.是疾病发生必不可少的因素

C.是影响疾病发生的各种内外因素　　D.条件可以促进疾病的发生

E.条件可以延缓疾病的发生

4.脑死亡的概念是指（　　）

A.心搏停止　　B.呼吸停止

C.各种反射消失　　D.全脑功能的不可逆性的永久性停止

E.体内所有细胞解体死亡

5.引起疾病最常见的因素是（　　）

A.生物因素　　B.理化因素　　C.营养因素

D.遗传因素　　E.精神因素

二、简答题

1.什么是健康？

2.什么是脑死亡？判断脑死亡的指标有哪些？

书网融合……

重点回顾

习题

第二章　细胞和组织的适应、损伤与修复

PPT

学习目标

1. 重点把握细胞和组织的适应、损伤与修复相关的概念；坏死的基本病变与类型；肉芽组织的形态结构特点及其功能。

2. 学会梳理细胞和组织适应、损伤与修复的病理改变与临床表现之间的关系，并总结防护原则。

3. 在临床治疗、护理工作中体现出实事求是的严谨作风和救死扶伤的精神。

岗位情景模拟

情景描述　患者，男性，61岁。有高血压病史20年。3天前，因与家人争吵后突然昏迷入院，不治身亡。

尸检结果：左、右冠状动脉粥样硬化，左心室壁厚1.5cm。镜下见大片心肌细胞胞质均质红染，细胞核溶解消失，病灶周围心肌细胞体积增大，部分心肌细胞内可见褐色颗粒物质。脾小体中央动脉和肾入球小动脉管壁增厚，均质红染，管腔狭窄。

讨论　该患者心脏、脾、肾发生了哪些基本病变？

生理状态下，机体可通过自身调节以应对内外环境变化引起的刺激，从而维持正常的组织结构和功能代谢。若病理性刺激的性质、强度和持续时间超过了细胞和组织的耐受和适应能力时，则会发生损伤性变化。细胞的轻度损伤大部分是可逆的，但严重者可导致细胞死亡。本章主要介绍细胞组织的适应、损伤与修复。

第一节　细胞、组织的适应

在内、外环境中各种有害因子的刺激下，细胞、组织和器官通过改变自身的代谢、功

能和结构而得以存活的现象，称为适应。适应在形态学上表现为萎缩、肥大、增生和化生。适应性反应实质上是细胞生长和分化受到调整的结果，是介于正常与损伤之间的一种状态。

一、萎缩

（一）概念

发育正常的器官、组织、细胞的体积缩小，称萎缩。组织器官的萎缩往往伴有实质细胞数目减少。

（二）类型

萎缩可分为生理性萎缩和病理性萎缩。生理性萎缩如青春期后的胸腺萎缩、更年期后的性腺萎缩等。病理性萎缩按其病因不同可分为如下类型。

1. 营养不良性萎缩 营养不良性萎缩分为全身性和局部性两种。全身性营养不良性萎缩常因蛋白质摄入不足或消耗过多所致，如消化管梗阻、严重的结核病、恶性肿瘤、糖尿病等慢性消耗性疾病。萎缩通常首先发生于脂肪组织，依次为肌肉、肝、脾、肾等，心、脑萎缩发生得最晚。局部性营养不良性萎缩多因局部组织供血不足所致，如脑动脉粥样硬化时的脑萎缩（图2–1）。

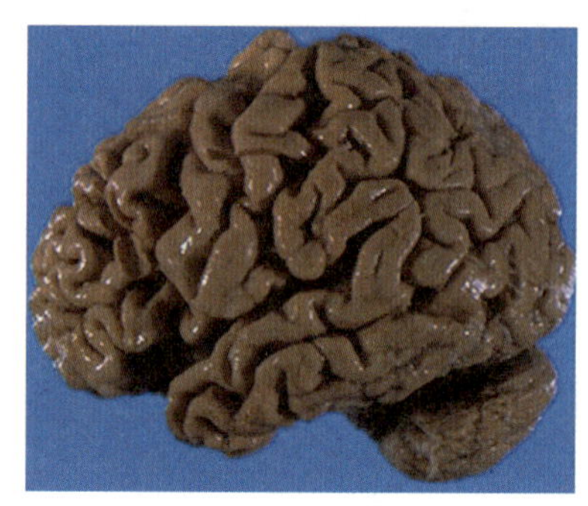

图 2–1 脑萎缩

脑回变窄，脑沟变深

2. 压迫性萎缩 组织和器官长期受压后发生的萎缩，如尿路梗阻时，肾盂积水压迫肾实质而发生萎缩。

3. 失用性萎缩 组织和器官因长期工作负荷减少和代谢功能低下所引起的萎缩。如骨折后因长期固定不活动，可引起肌肉逐渐萎缩。

4. 去神经性萎缩 因运动神经元或轴突损伤所致的效应器萎缩。如脊髓灰质炎时，因脊髓前角运动神经元损伤，其所支配的肌肉和骨组织发生萎缩。

5. 内分泌性萎缩 由于内分泌功能低下引起的靶器官萎缩。如垂体功能低下时，可引起甲状腺、肾上腺和性腺等发生萎缩。

（三）病理变化

肉眼观察：萎缩的组织和器官体积减小，重量减轻，颜色变深，包膜皱缩。

镜下观察：实质细胞体积缩小或伴有数量减少。心肌细胞和肝细胞等萎缩时细胞质内可出现脂褐素颗粒，使器官呈褐色改变。

（四）对机体的影响

萎缩一般为可复性病变，去除病因后，轻度的萎缩可恢复正常，但持续性萎缩的细胞则最终会死亡。

二、肥大

（一）概念

细胞、组织和器官的体积增大，称为肥大。组织和器官的肥大可伴有实质细胞的数量增加。

（二）类型

肥大分为生理性和病理性两种。生理性肥大如强体力劳动者和运动员发达的骨骼肌、妊娠期孕激素作用下肥大的子宫平滑肌。病理性肥大如高血压引起的心肌肥大（图2–2）、垂体生长激素腺瘤引起的肢端肥大症等。

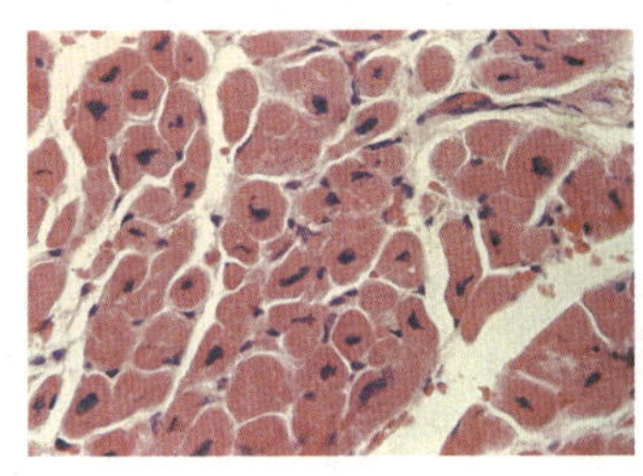

A

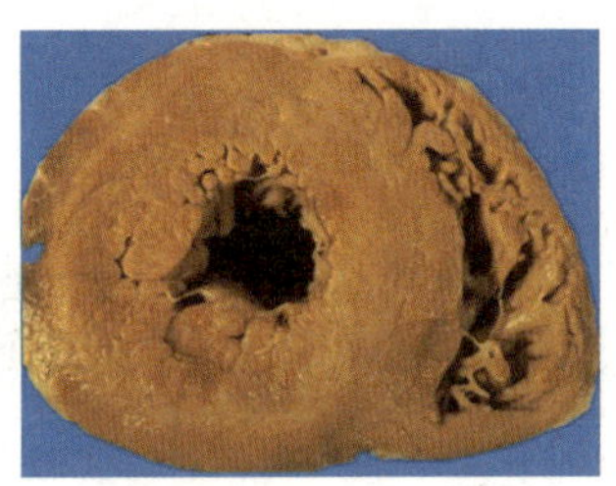

B

图 2–2　左心室向心性肥大

A. 心肌细胞胞浆增多（镜下观）；B. 左心室壁增厚，心腔相对缩小（肉眼观）

（三）病理变化

肉眼观：肥大的组织、器官体积增大。

镜下观：肥大细胞体积增大，核肥大、染色加深。

（四）对机体的影响

细胞的肥大导致组织器官的体积增大，重量增加，功能增强。若肥大的器官超过其代偿限度时，便会产生失代偿。例如，心肌过度肥大时，可引发心功能不全。若及时去除病因，肥大可以恢复正常。

三、增生

（一）概念

组织或器官的实质细胞数量增多称为增生。细胞增生时常伴有细胞的肥大。

（二）类型

增生可分为生理性增生和病理性增生。生理性增生如部分肝脏被切除后残存肝细胞的增生、正常女性月经周期中子宫内膜腺体的增生。病理性增生常由激素过多或生长因子过多所致。例如，与雌激素增多有关的子宫内膜增生症、肝硬化时的男子乳腺发育等，组织损伤后的创伤愈合过程中，成纤维细胞和毛细血管内皮细胞因生长因子的刺激而增生。

（三）对机体的影响

增生具有更新、代偿、防御和修复等功能，但过度增生也会危害机体，如甲状腺增生可压迫气管。受机体调控的细胞增生，随其引发的因素的去除而停止。若细胞增生失去调控，增生过度，有可能演变为肿瘤性增生。

四、化生

（一）概念

一种已分化成熟的细胞被另外一种分化成熟的细胞所取代的过程，称为化生。化生的细胞并不是由原来的成熟细胞直接转变而来，而是由该处具有分裂增殖和多向分化能力的幼稚未分化细胞向另一方向分化而成。这种分化的转向通常只发生于同源细胞中，即上皮细胞之间或间叶细胞之间。

（二）类型

1.上皮细胞的化生

（1）鳞状上皮化生　如慢性支气管炎时，原支气管的假复层纤毛柱状上皮可转化为鳞状上皮，称鳞状上皮化生（图2-3）。慢性子宫颈炎时，子宫颈黏膜柱状上皮化生为鳞状上皮。

（2）肠上皮化生　如慢性萎缩性胃炎时，部分胃黏膜上皮转变为肠黏膜上皮。

2.间叶组织的化生　如骨化性肌炎时，在正常不形成骨的部位，间叶组织中幼稚的成纤维细胞转化为成骨细胞或软骨细胞等，形成骨或软骨。

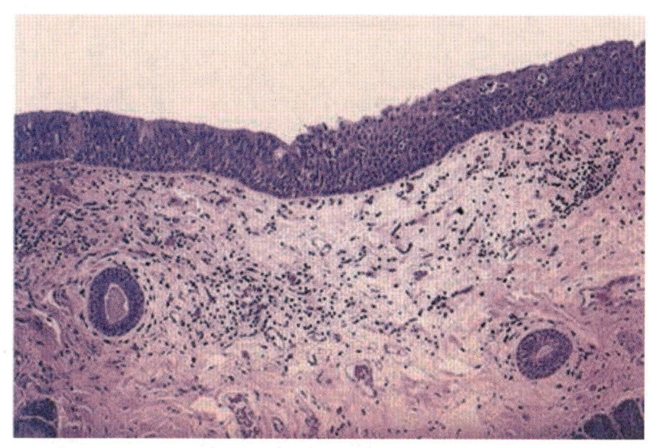

图 2-3 鳞状上皮化生

（三）对机体的影响

化生是机体对内外环境改变的适应性改变，对机体具有一定的保护作用，但化生组织丧失了原有组织的结构和功能，使保护作用不够完善，同时还有可能引起细胞恶变。

第二节 细胞和组织的损伤

当机体内外环境的改变超过细胞和组织的适应能力时，可引起受损细胞和细胞间质发生形态、功能和代谢的异常变化，称为损伤。损伤性的变化包括变性和细胞死亡。前者通常为可逆性损伤，后者则为不可逆性损伤。

一、变性

变性是细胞或细胞间质出现异常物质或正常物质异常蓄积的现象，通常伴有细胞功能低下。一般而言，细胞水肿、脂肪变性等细胞损伤是可逆的，病因消除后可恢复正常，而间质的变性往往是不可逆的。常见的变性有以下几种类型。

（一）细胞水肿

细胞水肿，或称水变性，是指因缺氧、感染、中毒等因素作用下，引起细胞线粒体损伤，ATP产生减少，细胞膜Na^+–K^+泵功能障碍，导致细胞内钠离子和水的过多积聚。细胞水肿常是细胞损伤中最常见的早期变化，常见于心、肝、肾等器官的实质细胞。

1.病理变化 肉眼观察：受累器官体积增大，重量增加，包膜紧张，切面外翻，颜色变淡，混浊无光泽。镜下观察：水肿细胞体积增大，胞质中布满淡红色的细颗粒状物质，又称颗粒变性。细胞水肿进一步发展可使细胞体积明显增大，细胞质高度疏松呈空泡状，严重时整个细胞疏松膨大如气球，称为气球样变，常见于病毒性肝炎（图2–4）。

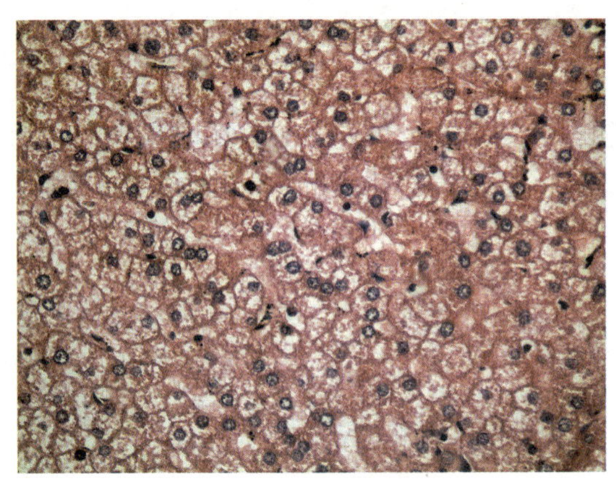

图 2-4 肝细胞水肿

肝细胞明显肿胀，胞质淡染，部分肝细胞肿胀如气球样

2. 影响和结局 病变的组织、器官功能降低。例如，脑神经细胞水肿时可出现意识障碍、昏迷或引起颅内压增高等。细胞水肿去除病因后，细胞形态可恢复正常，若有害因素持续存在则可发展为细胞坏死。

（二）脂肪变性

中性脂肪特别是三酰甘油蓄积于非脂肪细胞的细胞质中，称为脂肪变性。常见于肝脏，其次是心脏和肾脏。脂肪变性与感染、缺氧、中毒、酗酒、糖尿病及肥胖等有关。

1. 病理变化 肉眼观察：脂肪变性的器官体积肿大，重量增加，颜色变黄，切面有油腻感等。镜下观察：脂肪变性的细胞体积增大，胞质内出现大小不等的脂滴，大的脂滴可充满整个细胞，并将细胞核挤至一侧。在石蜡切片中，因脂肪被有机溶剂溶解，故脂滴呈空泡状（图2-5）。在冰冻切片中，应用苏丹Ⅲ染色可将脂肪染成橘黄色与其他物质区别开来。

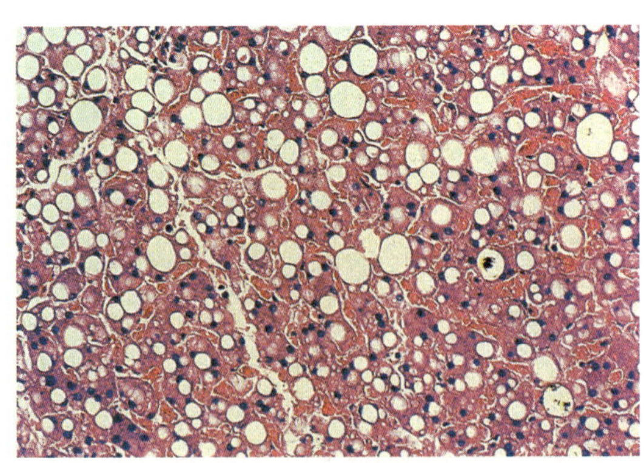

图 2-5 肝细胞脂肪变性

肝细胞质中可见大小不一的空泡，为脂滴；部分细胞核偏向细胞一侧

2. 影响和结局　轻、中度肝脂肪变性在原因去除后可自行恢复；显著弥漫性肝脂肪变性称为脂肪肝，可引起肝功能障碍。长期重度肝脂肪变性可演变为肝硬化。

（三）玻璃样变性

细胞内或间质中出现半透明状的蛋白质蓄积，称为玻璃样变性，又称透明变性，HE染色呈均质性红染。玻璃样变性是一组形态学上物理性状相同，但其发生机制和化学成分各异的病变。

1. 细胞内玻璃样变性　细胞质内出现均质红染的圆形或类圆形小体。如肾小球肾炎时，肾近曲小管上皮细胞胞质内出现玻璃样小滴；酒精性肝病时，肝细胞胞质内出现红染的玻璃样物质，称Mallory小体或酒精小体等。

2. 纤维结缔组织玻璃样变性　常见于瘢痕组织及动脉粥样硬化的纤维斑块中，为胶原纤维老化的表现。病变呈灰白色、半透明、质地坚韧、弹性减弱。

3. 细动脉壁玻璃样变性　常见于缓进型高血压和糖尿病患者的肾、脑、脾等处的细动脉壁（图2–6）。因血浆蛋白渗入和基底膜代谢物质沉积，使血管壁增厚、变硬、管腔狭窄甚至闭塞，可导致血管破裂出血和组织器官缺血。

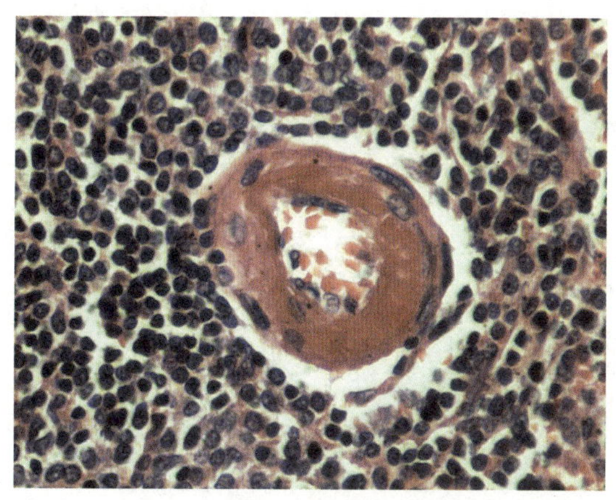

图 2–6　脾中央动脉玻璃样变

脾中央动脉管壁增厚，管腔相对狭小，动脉壁内可见红染、均质的玻璃样变物质

二、细胞死亡

当细胞严重受损，发生不可逆性的代谢停止、结构破坏和功能丧失时，称为细胞死亡。细胞死亡包括坏死和凋亡两种。

（一）坏死

坏死是指活体内局部组织细胞的死亡。坏死可因致病因素强烈直接导致，但大多数是由可逆性损伤发展而来，其基本表现是细胞肿胀、细胞器崩解和蛋白质变性。坏死细胞及其周围的中性粒细胞释放溶酶体酶，共同促进坏死细胞的溶解。

1.坏死的基本病变 细胞核的变化是细胞坏死的主要形态学标志，主要有三种形式（图2–7）。①核固缩：因水分脱失，细胞核内染色质浓缩，体积缩小；②核碎裂：细胞核膜破裂，染色质崩解为小碎片，分散于细胞质中；③核溶解：非特异性DNA酶和蛋白酶激活，DNA和核蛋白分解，死亡细胞核在1~2天内将完全消失。

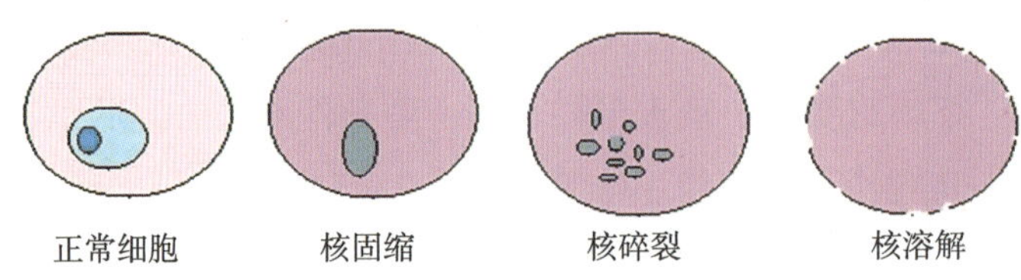

图2–7 坏死时细胞核的变化

坏死细胞的细胞质嗜酸性增强，胞质内的超微结构发生不可逆性损伤（如线粒体空泡形成、溶酶体释放酸性水解酶降解细胞成分等）。实质细胞坏死后，细胞外基质也逐渐崩解液化，最后融合成片状模糊的无结构物质。

一般来说，组织坏死后颜色苍白，失去弹性，正常感觉和运动功能丧失，血管无搏动，切割无新鲜血液流出，临床上谓之失活组织，应予以及时切除。

2.坏死的类型 根据坏死组织的形态变化特点及引起坏死的病因条件不同，将坏死分为以下几种类型。

（1）凝固性坏死 细胞、组织坏死后，蛋白质变性凝固，坏死区呈灰黄、干燥、质实，称为凝固性坏死。常见于心、肾、脾等实质器官。这种坏死与健康组织的界限一般较明显，其镜下特点是坏死区的细胞结构消失，而组织轮廓结构仍可保存，坏死区周围可见充血、出血和炎症反应带（图2–8）。

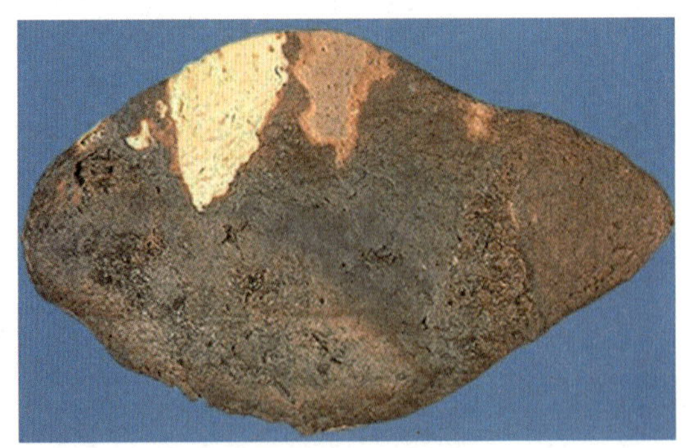

图2–8 脾坏死

组织呈灰黄色，边界清楚，周围有充血、出血带

干酪样坏死是一种坏死更为彻底的特殊类型凝固性坏死，主要见于结核病。坏死组织中含有较多脂质，质软细腻，呈黄色，状似奶酪（图2-9）。其镜下特点是坏死组织为无结构的红染颗粒状物质，不见坏死部位原有组织结构的残影。

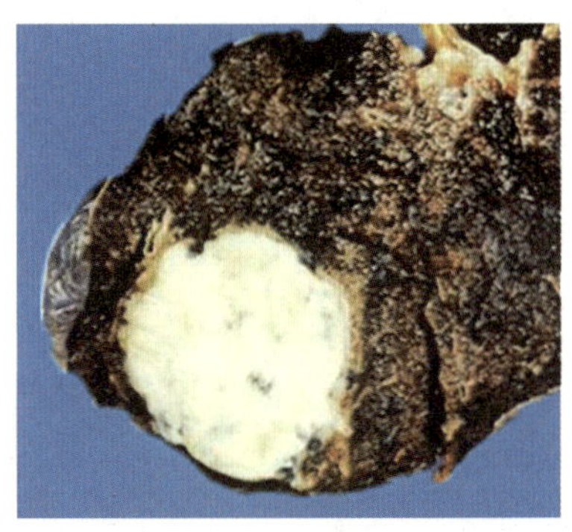

图2-9　干酪样坏死

（2）液化性坏死　组织坏死后，由于多种消化酶的作用，坏死组织水解呈液状，称为液化性坏死。常见于脑、脊髓、胰腺等。如脑组织坏死时，由于脑组织富含脂质和水分，坏死后不易凝固而形成软化灶，故称为脑软化（图2-10）。化脓性炎症时形成的脓液和急性胰腺炎出现的脂肪坏死也属于液化性坏死。

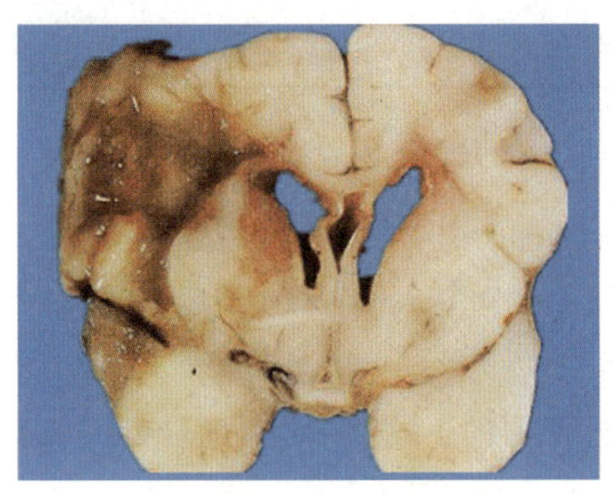

图2-10　液化性坏死

左大脑半球部分发生液化性坏死

（3）纤维蛋白样坏死　旧称纤维素样变性，是结缔组织和小血管壁的常见坏死形式。病变部位呈细丝状、颗粒状或小条状无结构物质，在HE染色时与纤维蛋白染色性质相似，故称纤维蛋白样坏死。可见于风湿病、结节性多动脉炎和急进型高血压的小血管等。

（4）坏疽　较大范围的组织坏死，继发腐败菌感染而呈黑色、污秽发臭的特殊状态，称为坏疽。腐败菌分解坏死组织产生的硫化氢与红细胞破坏后游离出的Fe^{2+}结合，形成硫化铁，使坏死组织呈黑色。坏疽可分为干性、湿性与气性三种类型（表2-1）。

表 2-1　三种坏疽的比较

	干性坏疽	湿性坏疽	气性坏疽
病因	坏死+腐败菌感染	坏死+腐败菌感染	坏死+厌氧菌感染
好发部位	四肢末端	与外界相通的内脏	深部组织开放性损伤
发病基础	动脉阻塞，静脉畅通	动脉阻塞，静脉淤血	伤口深，开放性损伤
病变特点	干燥、皱缩、黑褐色，边界较清楚	肿胀，湿润，污黑/暗绿色，有恶臭，与正常组织分界不清	肿胀、呈蜂窝状，按之有捻发感，与正常组织分界不清
中毒症状	轻	严重	严重

①干性坏疽　多发生于动脉阻塞而静脉回流正常的四肢末端。因水分容易蒸发，故坏死组织干燥、皱缩、黑褐色，边界较清楚（图2-11）。病变进展慢，全身中毒症状较轻。

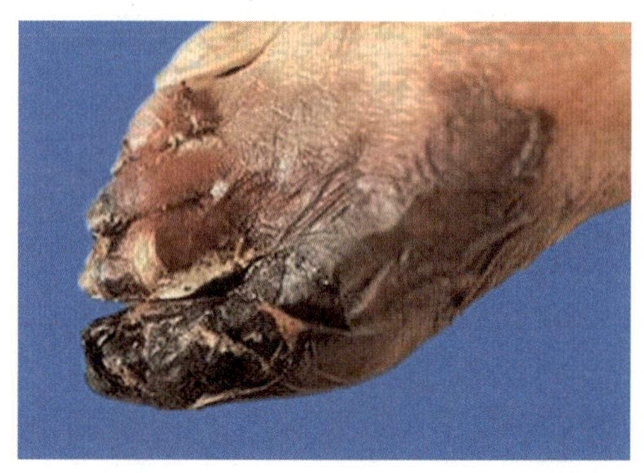

图 2-11　足干性坏疽

②湿性坏疽　多发生于与外界相通的内脏器官，如肺、肠、子宫等，也可发生于动静脉同时受阻的肢体。由于局部淤血严重，病变组织肿胀，湿润，污黑/暗绿色，有恶臭，与正常组织分界不清。因局部水分多，适宜腐败菌生长繁殖，感染严重，故全身中毒症状严重。

③气性坏疽　见于深达肌肉的开放性创伤同时伴有厌氧菌（如产气荚膜杆菌等）感染。细菌分解坏死组织时产生大量气体，使坏死组织肿胀、呈蜂窝状，按之有捻发感，与正常组织分界不清。病变发展迅速，全身中毒症状严重。

3. 坏死的结局

（1）溶解吸收　较小的坏死灶可被中性粒细胞或组织崩解释放的蛋白水解酶溶解液化后，经淋巴管、血管吸收或被巨噬细胞吞噬清除。

（2）分离排出　坏死灶较大不易被溶解吸收时，与正常组织交界处出现炎症反应，将坏死组织与正常组织分离、脱落排出形成缺损。皮肤、黏膜的坏死组织脱落后形成浅表的缺损称为糜烂，深者称为溃疡。组织坏死后形成的只开口于皮肤黏膜表面的深在性盲管，称为窦道。连接两个内脏器官或从器官通向体表的通道样缺损，称为瘘管。与外界相通的器官内，较大范围的坏死组织经溶解后，由自然管道排出后残留的空腔，称为空洞。

（3）机化与包裹　坏死组织不能完全溶解吸收或分离排出，而由新生的肉芽组织将坏死组织取代的过程，称为机化。坏死灶若较大或难以溶解吸收，或不能完全机化，而由周围增生的肉芽组织将其包绕，称为包裹。

（4）钙化　陈旧的坏死组织可继发有钙盐沉积，成为钙化。

（二）凋亡

凋亡是活体内个别细胞程序性死亡的表现形式，是由内外因素触发细胞内预存的死亡程序而导致细胞主动性死亡的方式。凋亡的发生与基因调节有关。凋亡可见于生理状态，也可见于病理状态。凋亡在生物胚胎发育、成熟细胞新旧交替中发挥重要作用，凋亡也与人类自身免疫性疾病和肿瘤的发生发展等密切相关。

第三节　损伤的修复

损伤造成机体部分细胞和组织丧失后，机体对所形成缺损进行修补恢复的过程，称为修复。修复后可完全或部分恢复原组织的结构和功能，可有以下两种形式。①由损伤周围的同种细胞来修复，称为再生，若能完全恢复原组织的结构和功能，则称为完全再生。②由纤维结缔组织来修复，称为纤维性修复，日后形成瘢痕，故又称瘢痕修复。在组织损伤和修复的过程中，常有炎症反应。

一、再生

再生可分为生理性再生和病理性再生。生理性再生是指在生理状态下某些细胞的不断老化，又不断更新，以保持原有结构与功能，如子宫内膜细胞和血细胞的再生。病理性再生是指在病理情况下细胞组织受损后发生的再生。

（一）组织细胞的再生能力

机体内各种类型的细胞及其构成的组织具有不同的再生潜能。一般而言，幼稚细胞比成熟细胞再生能力强；平时易受损的组织及生理状态下经常更新的组织有较强的再生能力。按再生能力的强弱，可将人体细胞分为以下三类。

1. 不稳定细胞　这类细胞不断增殖，以补充衰亡和损伤的细胞，再生能力强，损伤后可完全再生。见于表皮细胞，呼吸道、消化道等黏膜被覆上皮细胞，淋巴及造血细胞等。

2. 稳定细胞　在生理情况下，这类细胞增殖现象不明显，但具有潜在的再生能力。当组织受损时，则表现出较强的再生能力。见于肝、胰、皮脂腺、内分泌腺和肾小管上皮细胞等，还有间充质干细胞及其衍生细胞如成纤维细胞、骨细胞等。平滑肌细胞也属于稳定细胞，但再生能力较弱。

3.永久性细胞 再生能力微弱或无再生能力的细胞。这类细胞一旦遭受破坏则成为永久性缺失，见于神经细胞、骨骼肌细胞及心肌细胞。

（二）各种组织的再生过程

1.上皮组织的再生

（1）被覆上皮的再生 鳞状上皮损伤后，由创缘底部的基底层细胞分裂增生，向缺损中心迁移覆盖缺损表面，先形成单层上皮，再增生分化为鳞状上皮。

（2）腺上皮的再生 腺上皮的再生情况依据损伤程度而异。若仅有上皮缺损而基底膜未被破坏，可由残存细胞分裂补充，完全恢复原腺体结构和功能；若腺体的基底膜被破坏则难以完全再生，形成纤维性修复。

2.纤维组织的再生 在损伤的刺激下，受损处静止状态的纤维细胞和未分化的间叶细胞转变为成纤维细胞，成纤维细胞再进行分裂、增生，并形成胶原纤维，以后细胞逐渐成熟转变为纤维细胞。

3.血管的再生

（1）毛细血管的再生 主要以生芽方式来完成。首先在受损处内皮细胞分裂增生形成突起的幼芽，随着内皮细胞向前移动及后续细胞的增生形成实心细胞索，其后在血流冲击下出现管腔，形成新生的毛细血管，以后相互吻合构成毛细血管网。为适应功能，新生毛细血管还会不断改建，形成小动脉或小静脉。

（2）大血管的再生 较大血管离断后需要手术进行吻合，吻合处两端内皮细胞分裂增生、相互连接，可恢复原来的内膜结构。但离断的肌层不易再生，而由结缔组织增生连接，形成瘢痕修复。

4.神经组织的再生 脑与脊髓内的神经细胞破坏后不能再生，由神经胶质细胞及其纤维修补，形成胶质瘢痕。外周神经受损时，若与其相连的神经细胞仍然存活，则可完全再生。若离断的两端相距太远或两断端之间有瘢痕或其他组织阻隔，或因截肢失去远端，再生的轴突均不能到达远端而与增生的结缔组织混杂在一起，卷曲成团，形成创伤性神经瘤，可引起顽固性疼痛。

二、纤维性修复

当组织遭受破坏，不能完全再生进行修复时，则通过肉芽组织增生，填补组织缺损，以后肉芽组织转化成以胶原纤维为主的瘢痕组织，故又称为瘢痕修复。

（一）肉芽组织

肉芽组织是由新生薄壁的毛细血管以及增生的成纤维细胞构成，并伴有炎性细胞浸润的幼稚的结缔组织。

1.形态结构　肉眼观察：新鲜肉芽组织表面呈鲜红色，颗粒状，柔软湿润，触之易出血，不痛（没有神经），形似鲜嫩的肉芽故而得名。镜下观察：新生的毛细血管垂直于创面生长，并在近表面处相互吻合形成弓状突起。其间有大量的成纤维细胞及数量不等的炎性细胞（图2–12）。

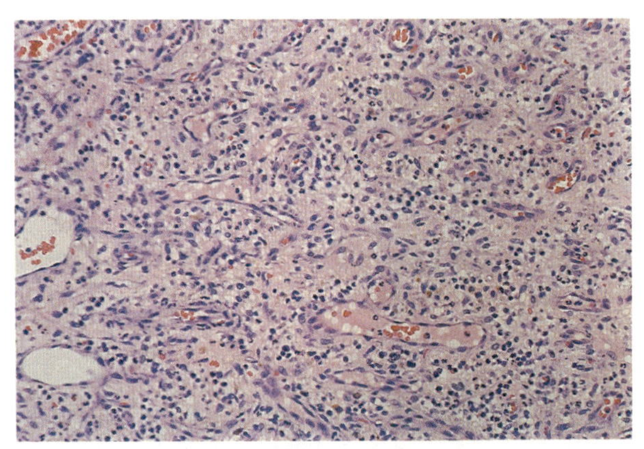

图 2–12　肉芽组织镜下结构

2.功能　肉芽组织在伤口愈合上具有重要作用。主要有：①抗感染和保护创面；②填补伤口及组织缺损；③机化血凝块、血栓、坏死组织及其他异物。

3.结局　肉芽组织形成后，按其生长的先后顺序，逐渐成熟。间质中的水分逐渐减少；炎性细胞减少并逐渐消失；毛细血管逐渐闭合减少；成纤维细胞变为纤维细胞，同时产生大量胶原纤维，组织发生胶原化而形成瘢痕组织。

（二）瘢痕组织

瘢痕组织是指肉芽组织经改建成熟形成的纤维结缔组织。

1.形态结构　肉眼观察：瘢痕组织呈苍白或灰白色，半透明，质地硬韧并缺乏弹性。镜下观察：瘢痕组织由大量平行或交错分布的胶原纤维束组成，呈均质性红染即玻璃样变性，纤维细胞少，血管少。

2.对机体的影响

（1）有利方面　填补并连接创口缺损，可保持组织器官的完整性和坚固性。

（2）不利方面　可引起瘢痕收缩、瘢痕性粘连、瘢痕膨出、瘢痕增生过度及器官硬化等。如果瘢痕增生过度，瘢痕突出于皮肤表面，并向周围不规则地扩延，称为瘢痕疙瘩。

三、创伤愈合

创伤愈合是指机体遭受外力作用，组织离断或缺损后的修复过程，是涉及各种组织再生、肉芽组织增生及瘢痕形成的复杂组合。

（一）皮肤愈合

1. 创伤愈合的基本过程 以皮肤手术切口为例，其愈合的基本过程如下。

（1）伤口早期变化 创伤导致局部组织坏死、出血。数小时后出现炎症反应，表现为充血、液体渗出和炎细胞浸润，局部表现为红肿。伤口中的血液和渗出的纤维蛋白原凝固、结痂，有保护伤口作用。

（2）伤口收缩 2~3天后伤口边缘的皮肤和皮下组织向中心移动，使伤口缩小，至14天左右停止。伤口收缩的意义在于缩小创面。伤口缩小的程度因伤口部位、伤口大小及形状而不同。

（3）肉芽组织增生和瘢痕形成 第3天左右肉芽组织开始生长，逐渐填平伤口，第5~6天起成纤维细胞产生胶原纤维。随着胶原纤维的不断增多，瘢痕开始形成，在伤口1个月左右瘢痕完全形成。

2. 创伤的愈合类型 根据损伤程度及有无感染，创伤愈合可分为以下三种类型。

（1）一期愈合 见于无菌性手术伤口，组织缺损少、创缘整齐、经缝合后创缘对合严密、无感染。这种伤口炎症反应轻，血凝块少，表皮在24~48小时内便可将伤口覆盖，第3天左右肉芽组织可将伤口填满，5~7天伤口两侧出现胶原纤维连接，此时伤口已达到临床愈合标准，可拆线。数月后伤口可形成一条白色线状瘢痕（图2–13）。其特点为愈合时间短，瘢痕组织少。

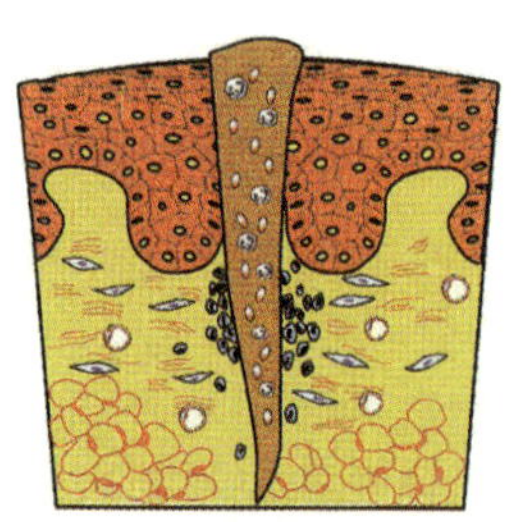
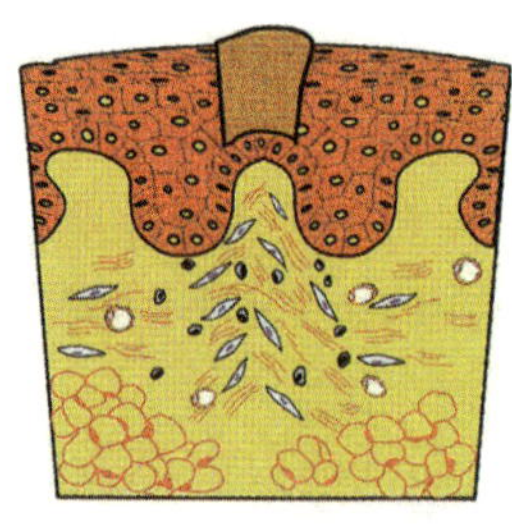
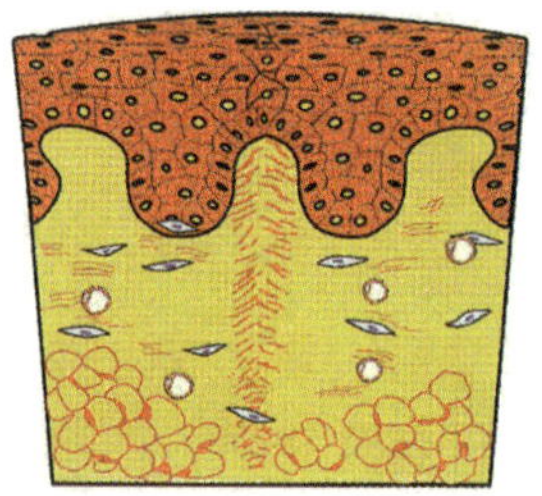

图2–13 创伤一期愈合的模式图

（2）二期愈合 见于各种严重的创伤。组织缺损大，创缘不整齐，无法对合严密，伤口伴有感染或异物（图2–14）。这种伤口的愈合与一期愈合对比有以下不同：①由于伴有感染或坏死组织多，炎症反应明显，需控制感染，必要时清除坏死组织或异物，组织才能再生；②伤口大，从伤口底部或边缘长出肉芽组织将伤口填平后再上皮覆盖；③愈合时间较长，形成的瘢痕组织较大。

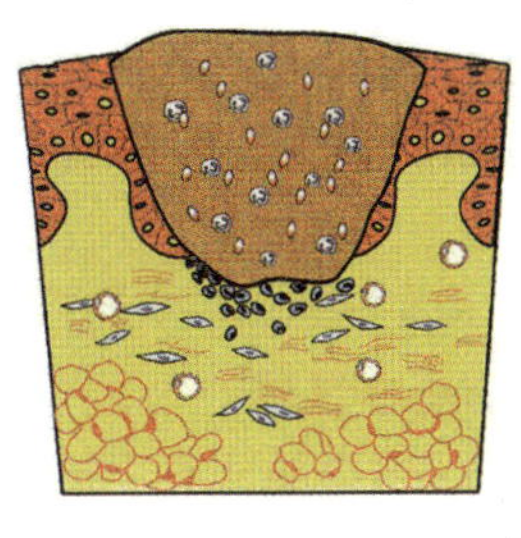
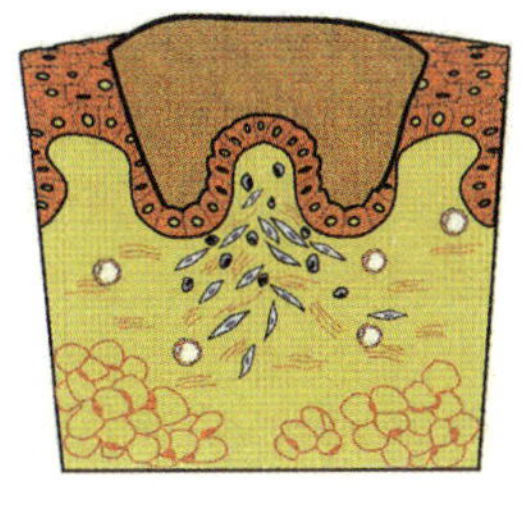
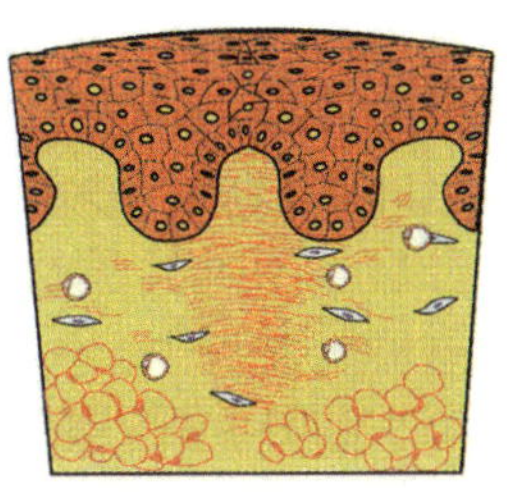

图 2-14 创伤二期愈合的模式图

（3）痂下愈合 多见于皮肤擦伤。伤口表面的血液、渗出物及坏死组织干燥后形成黑褐色结痂并覆盖与创面，创伤在结痂下愈合，待表皮再生后，结痂自行脱落。

（二）骨折愈合

骨组织再生能力很强，单纯性外伤骨折后，经过良好的复位、固定和功能锻炼，可完全恢复正常结构和功能。骨折愈合过程可分为以下几个阶段（图2-15）。

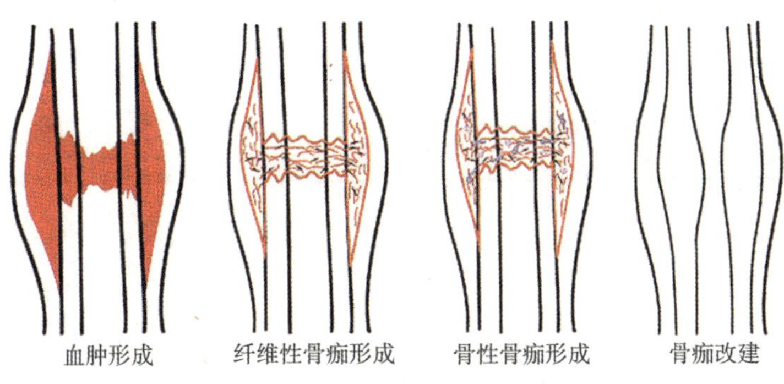

图 2-15 骨折愈合模式图

1. 血肿形成 骨组织和骨髓都有丰富的血管。骨折后，在骨折的两端及其周围伴有大量出血，形成血肿，数小时后血肿发生凝固，可暂时粘合骨折断端，并发生轻度的炎症反应，故外观红肿。

2. 纤维性骨痂形成 骨折后2~3天，血肿开始由肉芽组织取代而机化，继而发生纤维化，形成纤维性骨痂，或称暂时性骨痂。可将两断端紧密连接起来，但并不牢固。此期历时2~3周。

3. 骨性骨痂形成 纤维性骨痂逐渐分化出骨母细胞，并形成类骨组织，以后出现钙盐沉积，类骨组织转变为编织骨，软骨组织也经软骨化骨过程演变为骨组织，至此形成骨性骨痂。

4. 骨痂改建或再塑 编织骨由于结构不够紧密，骨小梁排列紊乱。为适应机体功能需要，骨性骨痂进一步改建为成熟的板层骨、皮质骨和骨髓腔的正常关系以及骨小梁正常的排列结构。骨的外形和功能也逐渐恢复正常。此期可长达数月甚至1~2年。

（三）影响创伤愈合的因素

创伤愈合的修复方式、愈合时间及瘢痕大小取决于损伤的程度、组织的再生能力、伤口有无坏死组织和异物以及有无感染等因素。影响再生修复的因素包括全身及局部因素两个方面。

1. 全身因素

（1）年龄 儿童、青少年的组织再生能力强，组织愈合快；老年人则相反，与老年人动脉硬化、血液供应减少也有关系。

（2）营养 严重的蛋白质缺乏，特别是含硫氨基酸（蛋氨酸、胱氨酸）缺乏，可使肉芽组织和胶原纤维形成不良而影响创口愈合；维生素C缺乏时，可影响胶原纤维的形成，使伤口愈合延迟；锌元素的缺乏也可使创口愈合减慢。

（3）药物 肾上腺皮质激素可抑制炎症反应，抑制肉芽组织增生和胶原纤维形成，从而使伤口愈合延缓。因此，在临床上要避免给手术、外伤患者使用肾上腺皮质激素。

2. 局部因素 包括以下几个方面。

（1）感染与异物 伤口感染时，可引起组织坏死、胶原纤维基质溶解，促进炎性渗出，加重伤口的损伤；伤口中有异物残留时，可妨碍愈合，并利于感染。

（2）局部血液循环 局部血液循环既保证组织再生所需的氧和营养，又对坏死物质的吸收和感染的控制起重要作用。因此，局部血液循环障碍时，影响创伤愈合。

（3）神经支配 神经支配对组织再生有一定作用。如麻风引起的溃疡不易愈合，是神经受累致使局部神经性营养不良的缘故。植物神经受损时，使局部血液供应减少，影响组织再生。

（4）电离辐射 可破坏细胞、损伤小血管、抑制组织再生，进而影响创伤的愈合。

第四节 防护原则

1. 预防原则 避免引起适应和损伤的原因，预防损伤部位发生感染，对危重患者需现场急救者做到判断快、抢救快、转送快，避免接触不利于创伤愈合的因素等。

2. 护理原则 密切观察病情，严格无菌操作，合理使用抗生素，及时清创，早日开始全身和局部功能锻炼，保持局部良好的血液循环，加强营养，稳定情绪等。

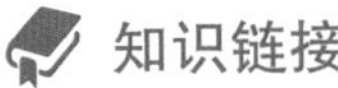

知识链接

干细胞

干细胞是一类具有自我复制能力的多潜能细胞。在一定条件下，它可以分化成多种功能细胞。根据干细胞所处的发育阶段分为胚胎干细胞和成体干细胞。根据干细胞的发育潜能分为三类：全能干细胞、多能干细胞和单能干细胞（专能干细胞）。干细胞是一种未充分分化、尚不成熟的细胞，具有再生各种组织器官和人体的潜在功能，医学界称为“万用细胞”。

2009年，国家干细胞工程技术研究中心上海医学转化基地建成，干细胞技术进入临床应用阶段。2013年，美国哥伦比亚大学医学研究中心的科学家首次成功地将人体干细胞转化成了功能性的肺细胞和呼吸道细胞。

（黄少鹏）

目标检测

答案解析

一、单选题

1. 下列不属于细胞适应性改变的是（　　）

A. 萎缩　　B. 增生
C. 化生　　D. 变性
E. 肥大

2. 细胞坏死的主要形态学特征是（　　）

A. 核分裂　　B. 细胞核异型
C. 细胞水肿　　D. 细胞核溶解
E. 细胞质脂质增多

3. 下列符合一期愈合条件的是（　　）

A. 伤口有异物　　B. 创缘不整齐
C. 组织缺损小，对合严密　　D. 伤口化脓
E. 愈合后瘢痕大

4. 下列情况属于压迫性萎缩的是（　　）

A. 脑动脉粥样硬化引起的脑萎缩　　B. 肾盂积水导致的肾萎缩
C. 脊髓灰质炎引起的下肢萎缩　　D. 更年期后性腺萎缩
E. 垂体肿瘤引起的肾上腺萎缩

5. 一种已分化成熟组织取代另外一种分化成熟组织的过程，称为（　　）

A. 萎缩　　B. 肥大

C. 增生　　D. 变性

E. 化生

6. 血管壁玻璃样变性多见于（　　）

A. 大动脉　　B. 中动脉

C. 细动脉　　D. 大静脉

E. 小静脉

7. 下列细胞再生能力最强的是（　　）

A. 神经细胞　　B. 表皮细胞

C. 平滑肌细胞　　D. 肝细胞

E. 心肌细胞

8. 肉芽组织的主要成分是（　　）

A. 中性粒细胞　　B. 巨噬细胞

C. 淋巴细胞　　D. 新生毛细血管和成纤维细胞

E. 新生毛细血管和纤维细胞

9. 坏死组织经自然管道排出后留下的空腔，称为（　　）

A. 窦道　　B. 瘘管

C. 空洞　　D. 溃疡

E. 糜烂

10. 结核病时组织发生（　　）

A. 液化性坏死　　B. 凝固性坏死

C. 纤维素样坏死　　D. 干酪样坏死

E. 干性坏疽

二、简答题

1. 概述坏死的病理变化及清除失活组织的临床意义。

2. 简述肉芽组织的形态特点及功能。

书网融合……

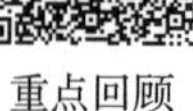

重点回顾

习题

第三章　局部血液循环障碍

PPT

学习目标

1. 重点把握淤血、血栓形成、栓塞、梗死的概念；重要器官淤血、各种类型梗死的病理改变；血栓形成的条件；栓子的运行途径。

2. 学会梳理各种局部血液循环障碍的病理改变与临床表现之间的关系，并总结防护原则。

3. 在临床治疗、护理工作中体现出实事求是的严谨作风和救死扶伤的精神。

岗位情景模拟

情景描述　患者，女，27岁，产后双下肢疼痛15天后死亡。尸检见两侧肺动脉大小分支内均有血栓形成，双肺散在大小不等的梗死灶。镜下见肺组织多处出血性梗死灶，灶内少数小血管内可见血栓栓子。

讨论　1. 患者的主要致死原因是什么？

2. 患者血栓形成的原因是什么？

正常的血液循环是体内完成物质运输和新陈代谢的重要条件。当血液循环发生障碍且超出机体的代偿能力时就会引起机体代谢、功能及形态结构的变化。血液循环障碍分为全身性血液循环障碍和局部性血液循环障碍。前者见于休克、心衰时；后者主要指一个或多个组织、器官内发生的血液循环异常，表现为充血、淤血、出血、血栓形成、栓塞、梗死等。本章主要介绍局部血液循环障碍。

第一节　充血和淤血

一、充血

（一）概念

由于动脉输入血量过多而引起器官或组织含血量增多的状态称为充血（图3–1）。

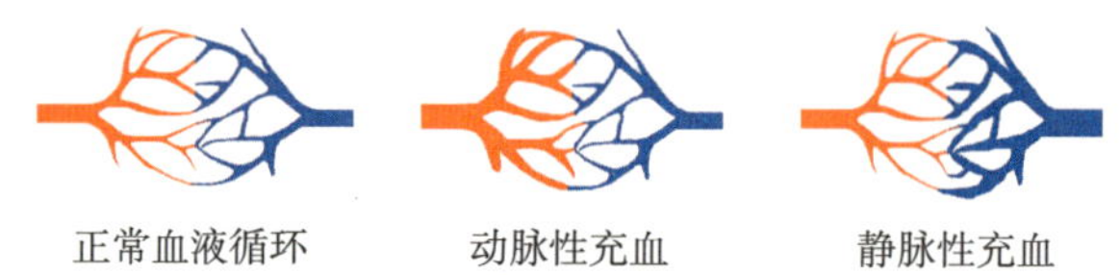

图 3–1　充血和淤血

红色为动脉，蓝色为静脉

（二）原因与类型

凡是能够引起细动脉等血管扩张，器官、组织入血量增多的原因都可以引起充血。分为生理性充血与病理性充血。

1. 生理性充血　常见，如骨骼肌在运动时的充血、胃肠道在进食后的充血、子宫在妊娠时的充血等。

2. 病理性充血　包括炎症初期细动脉扩张引起的炎症性充血、局部组织缺血缺氧、代谢产物堆积，导致吻合支动脉扩张引起的侧支性充血、组织长期受压，压力解除后细动脉反射性扩张引起的减压后充血。

（三）病理变化

1. 肉眼观　局部器官或组织体积轻度增大、颜色鲜红，温度升高。

2. 镜下观　组织内小动脉、细动脉扩张，充满血液。

（四）对机体的影响

动脉性充血是暂时性的血管反应，原因消除后，局部血量迅即恢复正常，不遗留不良后果，对机体无重要影响。炎症性充血是一系列血管反应的初始，它参与炎症血管现象，具有积极的作用。

二、淤血

（一）概念

淤血也称静脉性充血，指由于器官或组织静脉血液回流受阻引起的小静脉、毛细血管内血液淤积。

（二）原因

1. 静脉受压　如肿瘤、炎症、绷带等压迫静脉，引起局部组织、器官淤血；妊娠子宫压迫髂总静脉，造成双下肢淤血、水肿。

2. 静脉腔阻塞　如静脉血栓形成后引起局部静脉血液回流受阻。

3. 心力衰竭　如左心衰竭引起的肺循环淤血、右心衰竭引起的体循环淤血。

（三）病理变化

肉眼观：局部器官或组织体积增大、颜色暗红、温度降低。

镜下观：组织内小静脉、毛细血管扩张，充满血液，可伴有水肿或出血，组织细胞变性、坏死。

（四）对机体的影响

淤血是可逆的，短时间的轻度淤血在去除原因后可缓解。但长时间的淤血可能引起水肿、出血、组织损伤、淤血性硬化及血栓形成等严重后果（图3–2）。

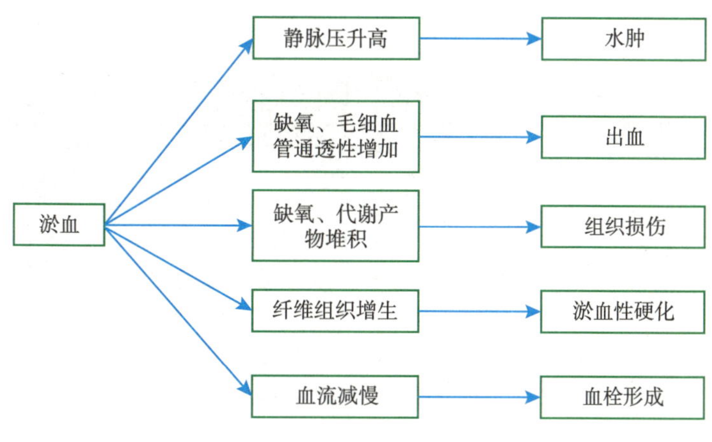

图3–2　淤血对机体的影响

（五）重要脏器的淤血

1. 肺淤血

（1）原因　左心衰竭，肺循环血液回心受阻。

（2）病理变化

肉眼观：肺质实、肿胀、重量增加，颜色暗红，挤压切面流出粉红色泡沫状液体（图3–3）。

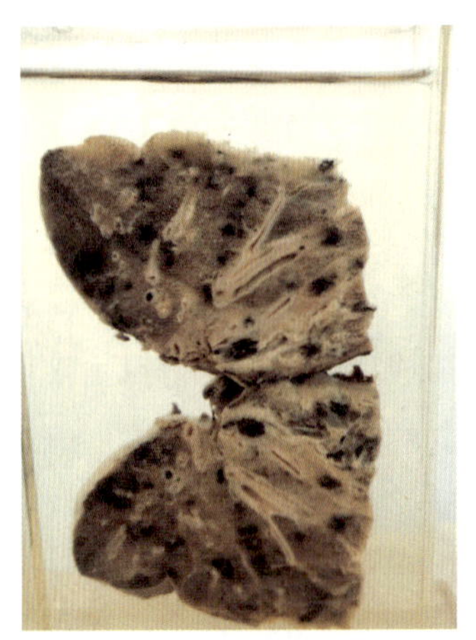

图 3–3 慢性肺淤血

镜下观：肺泡壁毛细血管扩张淤血，肺泡腔可见水肿液、红细胞、巨噬细胞。巨噬细胞吞噬红细胞后，红细胞崩解，血红蛋白被分解成为含铁血黄素。这种胞质内含有大量含铁血黄素颗粒的巨噬细胞称为心衰细胞（图3–4）。慢性肺淤血时还可出现间质纤维组织增生、肺组织质地变硬，称为肺褐色硬化。

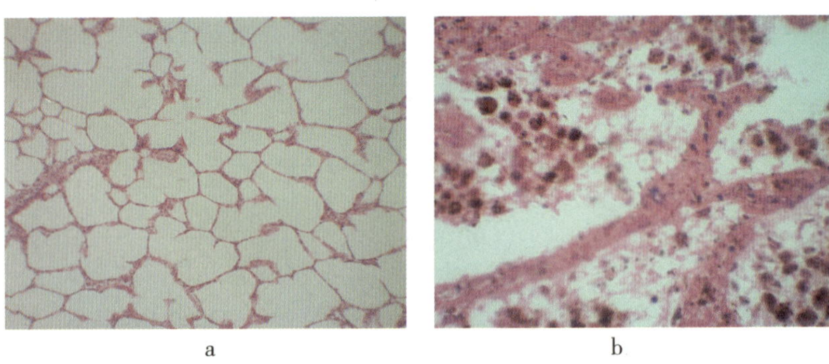

a　　　　b

图 3–4 正常肺组织与淤血肺组织镜下观比较

a. 正常肺组织；b. 淤血肺组织

（3）临床病理联系　患者出现呼吸困难、气促、发绀，咳粉红色泡沫样痰。

2. 肝淤血

（1）原因　右心衰竭，肝血液回心受阻。

（2）病理变化

肉眼观：肝脏体积增大、包膜紧张。慢性肝淤血时，肝小叶中间充血、颜色暗红，周围脂肪变性、颜色淡黄，肝切面可见红、黄相间的槟榔状条纹，称槟榔肝（图3–5）。

镜下观：肝小叶中央静脉及附近肝窦扩张淤血，中央静脉附近的肝细胞渐进式萎缩、消失；小叶边缘肝细胞脂肪变性（图3–6）。

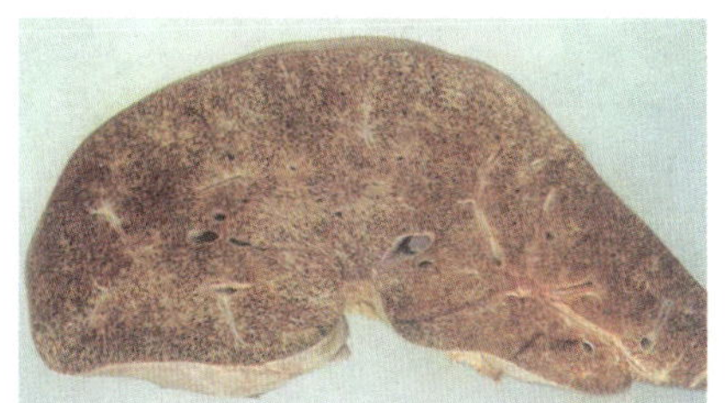

图 3-5　槟榔肝

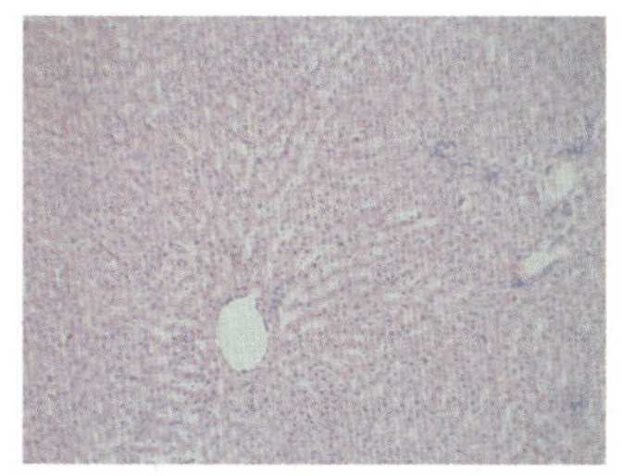

a

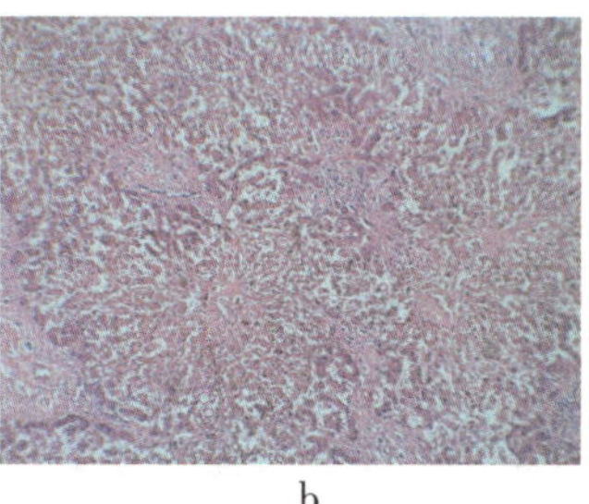

b

图 3-6　正常肝小叶与淤血肝小叶镜下观比较

a. 正常肝小叶；b. 淤血肝小叶

第二节　出　血

一、概念

血液从心血管内逸出称为出血。血液流出至组织间隙或体腔内，称为内出血；血液流出至体外，称为外出血。

二、原因

1. 破裂性出血　如心血管机械性损伤、病变等。

2. 漏出性出血　如血管壁受损、凝血因子或血小板缺乏等。

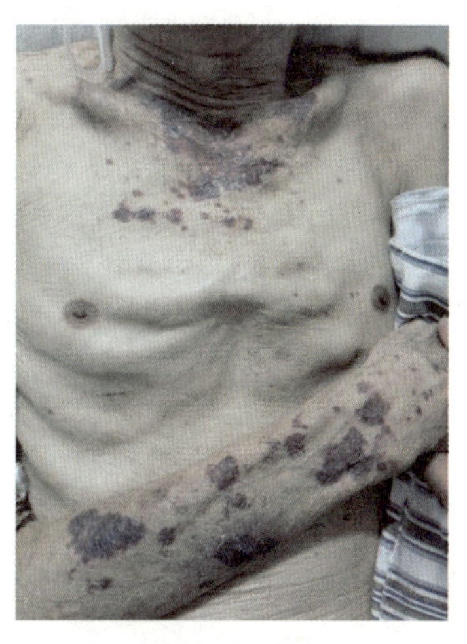

图 3-7　瘀斑

三、病理变化

1. 内出血　可表现为瘀点、瘀斑（图 3-7）、血肿或体腔积血等。

2. 外出血　可表现为咯血、鼻出血、呕血、血尿、便血等。

四、后果

少量出血常可自行止血，组织或体腔内的少量出血可吸收消除。

出血对机体的影响取决于出血部位、出血量及出血速度。重要器官的出血通常引起严重后果，脑出血、心脏破裂等甚至导致机体死亡。外伤等原因导致机体在短时间丢失循环血量20%~25%时可引发失血性休克。慢性反复性出血可引起缺铁性贫血。

第三节　血栓形成

一、概念

在活体的心血管内血液成分凝集形成固体质块的过程称为血栓形成。所形成的固体质块称为血栓。

二、血栓形成的条件

（一）心血管内膜损伤

正常情况下，心血管内皮细胞可以把血液中的凝血因子、血小板与内皮下胶原隔开，并分泌多种抗凝物质。在感染、缺氧等损伤因素作用下，心血管内膜受损，内皮下胶原暴露，激活凝血Ⅻ因子，启动内源性凝血途径；损伤的血管内膜释放凝血Ⅲ因子，启动外源性凝血途径；血管内膜损伤后，血小板沉积、附着在损伤的内膜表面。在上述机制下整个凝血系统被激活。

（二）血流状态的改变

当血流速度减慢或产生涡流时，血小板与血管内皮接触的机会增加。凝血因子不易被冲走或稀释而在局部浓度增加，有利于血栓的形成。

（三）血液凝固性的改变

某些状态可导致血小板或凝血因子浓度增高、纤溶系统活性降低，血液处于高凝状态，如妊娠、术后、烧伤等；肿瘤患者有大量组织因子释放入血，激活外源性凝血途径，可导致血栓形成。

三、血栓形成的过程与形态

血栓形成首先从血小板与裸露的血管内皮细胞接触、黏附开始。黏附的血小板释放出

ADP和血栓素A_2，促使更多的血小板黏附、聚集、形成血小板堆，构成血栓头部；下游血流速度减慢，在血小板与凝血因子的作用下形成新的血小板堆；如此反复进行，血小板堆构成血小板小梁，阻塞管腔；血小板小梁之间凝血系统被激活，大量纤维蛋白析出，网罗大量红细胞，形成血小板体；最后血流逐渐停止，血液凝固，形成血栓尾（图3–8）。

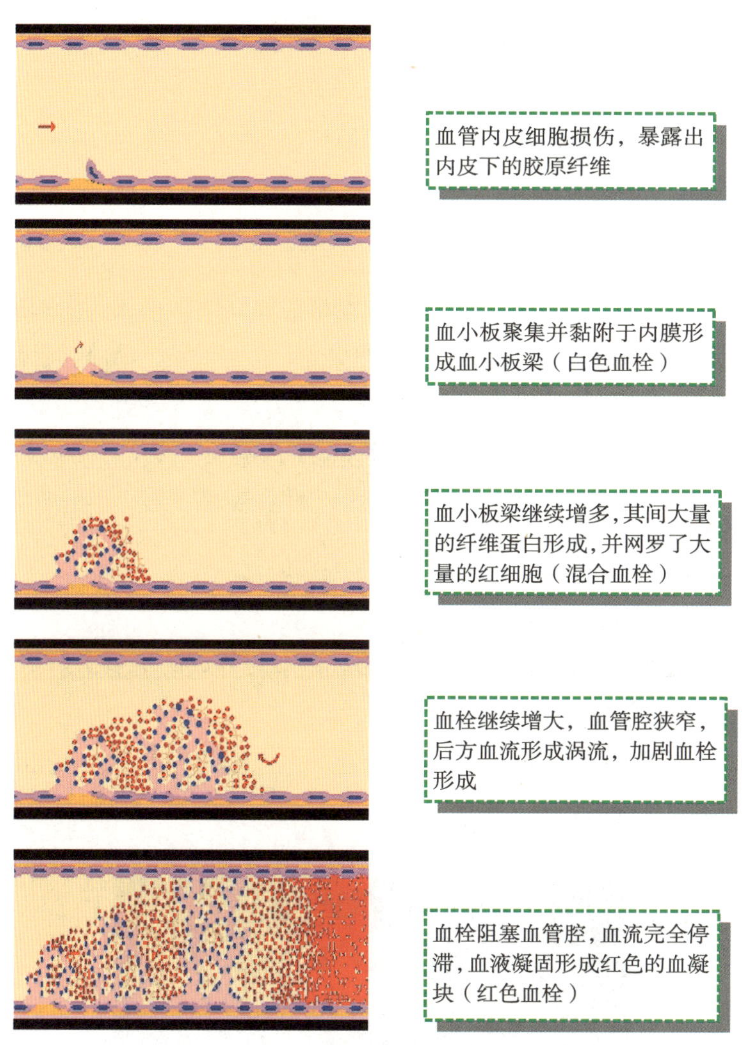

图3–8　血栓形成过程示意图

血栓可以分为以下类型。

1.白色血栓　静脉延续性血栓头部，主要由血小板构成。肉眼观：血栓颜色灰白、质硬，与血管壁粘着紧密。

2.混合血栓　静脉延续性血栓体部。肉眼观：血栓由灰白、暗红色层层相间形成。镜下观：由血小板小梁、纤维蛋白网及其间的红细胞构成，血小板小梁旁可见中性粒细胞（图3–9）。

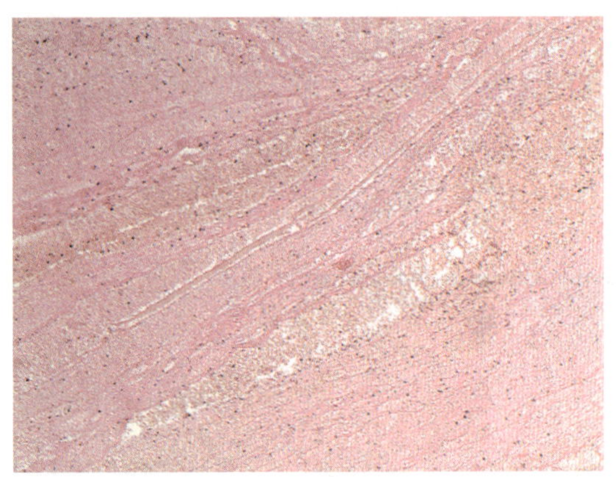

图 3-9 混合血栓

3. 红色血栓 静脉延续性血栓尾部，由纤维蛋白和红细胞构成。肉眼观：血栓颜色暗红，与血管壁无粘连，陈旧的红色血栓水分被吸收、逐渐干燥、易碎、脱落，随血流运行形成栓塞。

4. 透明血栓 由纤维蛋白构成，见于弥散性血管内凝血，发生于微循环内。

四、血栓的转归

血栓的转归包含四个方向。

1. 溶解、吸收 血栓内的纤维蛋白溶解酶、白细胞释放的溶蛋白酶等可以溶解血栓。小的、新鲜的血栓常可被完全吸收而不留痕迹。

2. 软化、脱落 较大的血栓部分软化、溶解。在血流的冲击下，软化部分随血流运行形成血栓栓子，引起血管的栓塞（图 3-10）。

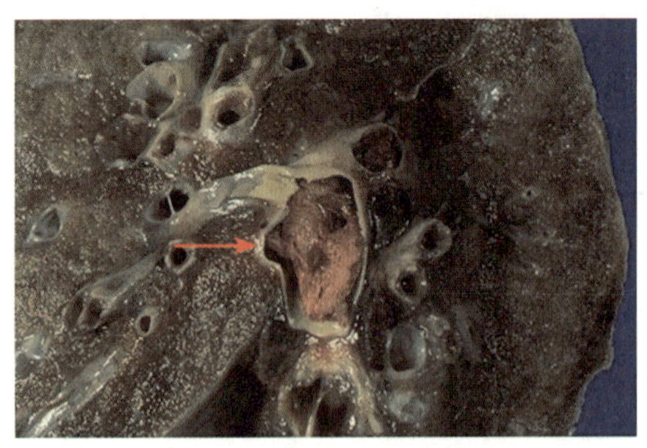

图 3-10 肺动脉血栓栓塞

3. 机化、再通 血栓形成后，血栓与血栓壁附着处长出新的肉芽组织逐渐代替血栓，称为血栓的机化。在血栓机化过程中水分被吸收、血栓内部逐渐收缩、溶解、出现新的裂隙，内皮细胞可再生、覆盖裂隙表面形成新的血管腔而使血液重新流通，称为再通（图3–11）。

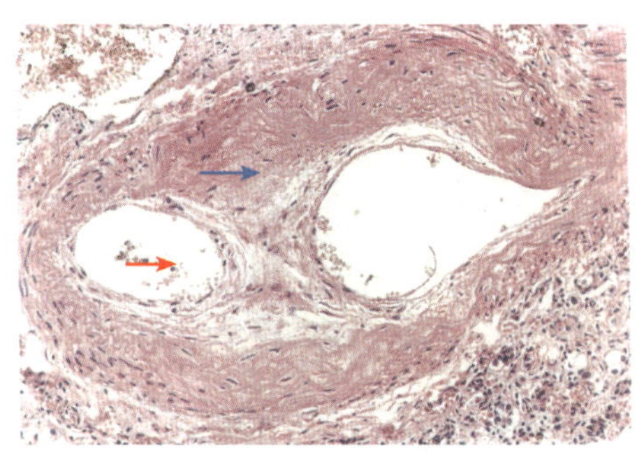

图 3–11　血栓机化再通

肉芽组织长入、代替血栓形成机化（蓝色箭头），血栓失去水分形成裂隙后新生毛细血管重新覆盖表面并恢复部分血流，即再通（红色箭头）。

4. 钙化　钙盐在血栓内沉积使得血栓钙化为坚硬的质块，在静脉内形成静脉石。

五、血栓对机体的影响

在一定条件下，血栓形成对人体有积极的影响。血栓形成可以止血，阻止细菌的扩散，但是也会对机体造成不利的影响。

1. 阻塞血管腔　阻塞动脉，可造成供血组织缺血、坏死。阻塞静脉，可造成回流区域内淤血、水肿、出血等。

2. 栓塞　血栓脱落后形成栓子随血液运行，阻塞小血管，形成栓塞。

3. 心瓣膜变性　风湿性或感染性心内膜炎心瓣膜上反复形成血栓、血栓机化，造成瓣膜增厚、变形。

4. 出血　弥散性血管内凝血因凝血物质大量消耗、纤溶系统亢进，可导致全身出血。

第四节　栓　塞

循环血液中出现不溶的异常物质，随血液运行阻塞管腔的现象称为栓塞。不溶的异常物质称为栓子。

一、栓子的运行途径

栓子随血流运行，阻塞口径相当的血管（图3–12）。

（1）左心、体循环动脉系统的栓子随动脉血运行，阻塞脑、脾、肾、下肢等处的动脉分支而引起栓塞。

（2）右心、体循环静脉系统的栓子随静脉血运行，阻塞肺动脉主干及其分支。

（3）门静脉系统来源的栓子可栓塞肝内门静脉分支。

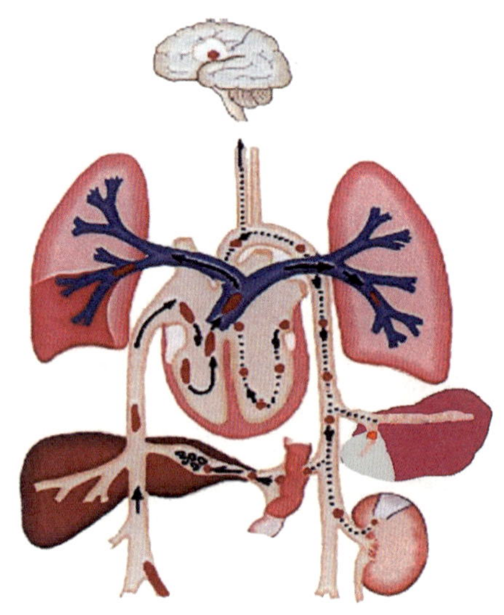

图 3-12　栓子运行途径与阻塞部位模式图

二、栓子的类型及其对机体的影响

（一）血栓栓塞

血栓栓塞指由于血栓脱落随血流运行造成的栓塞，是最常见的栓塞类型。

1.肺动脉栓塞　肺动脉栓子一般来源于下肢深静脉，如腘静脉、股静脉等。小栓子引起的后果一般不严重，但是在肺部有大量淤血时，可引起肺出血性梗死。大栓子或多个小栓子可引起机体休克、猝死。

2.体循环动脉栓塞　栓子随血液运行，可引起下肢、脑、肾、脾等部位的梗死。

（二）羊水栓塞

在分娩过程中胎盘早剥，羊水突然进入到母体子宫静脉窦，经右心而进入肺动脉，引起肺动脉分支及肺部毛细血管栓塞称为羊水栓塞。由于羊水中含有促凝成分、胎儿代谢产物等，可引起母体过敏性休克、反射性血管痉挛、DIC等。羊水栓塞的产妇往往突然出现呼吸困难、发绀、休克等表现，在分娩中或分娩后突然死亡。镜下可见母体肺组织中出现角化上皮、胎脂、胎毛等成分。

（三）脂肪栓塞

长骨骨折、脂肪组织挫伤时，脂滴通过破裂的血管进入血液循环形成栓子；高血脂时，脂滴相互融合，形成栓子，常在肺、脑等处形成栓塞（图3–13）。

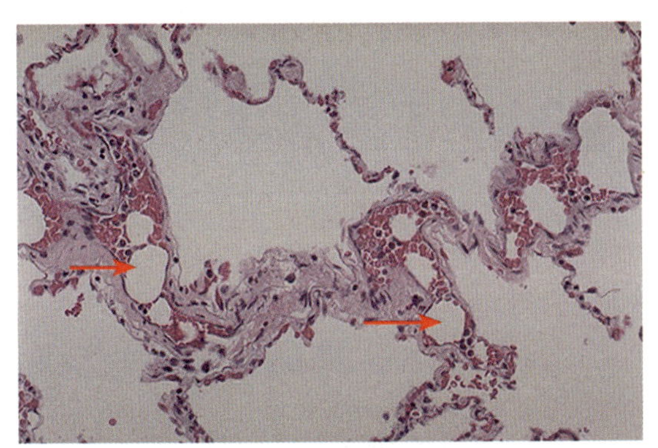

图3–13　脂肪栓塞

肺泡毛细血管内可见空泡状脂滴

（四）气体栓塞

大量气体在短时间内进入血液，或溶解于血液中的气体短时间内游离出来，导致栓塞。如大静脉的损伤或手术时，空气随开放的静脉血流注入右心；深水潜水员上潜过快时，溶解于血液中的氮气迅速游离，气体沿静脉到达右心后与右心血液搅动形成泡沫，在排出时阻塞肺动脉出口。患者常出现发绀、呼吸困难，严重者可造成死亡。

（五）其他栓塞

细菌团、血栓、恶性肿瘤细胞、虫卵、寄生虫等都可能形成栓子，栓塞血管。

第五节　梗　死

由于血管供血中断，局部组织缺血缺氧造成的坏死称为梗死。

一、梗死的原因

1.动脉血栓形成　是引起梗死的最常见原因。

2.动脉栓塞　血栓、羊水、脂肪、空气等栓子随血液循环阻塞动脉，引起局部组织缺血。

3.动脉受压闭塞　当动脉受外部组织的压迫、管腔闭塞时，可引起局部组织缺血。

4.动脉痉挛 在原有病变的基础上，受刺激后动脉管腔发生痉挛、狭窄，导致组织缺血坏死。

二、梗死的病理变化

（一）梗死灶的形态特征

（1）多数器官如脾、肾等，血管呈锥形分布，梗死灶形状也呈锥体形，尖端朝向门部。

（2）肠管梗死灶多呈节段状。

（3）脑血管、冠脉血管走行不规则，故脑梗死、心肌梗死灶常呈不规则状（图3–14）。

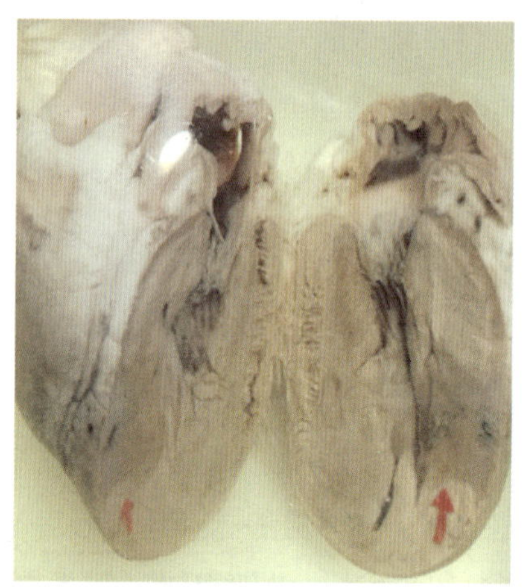

图 3–14 心肌梗死

（二）梗死的类型

1.贫血性梗死 常发生于组织结构致密、侧支循环不丰富的器官，如脾、肾、心脏等，梗死灶常呈灰白色或灰黄色（图3–15）。

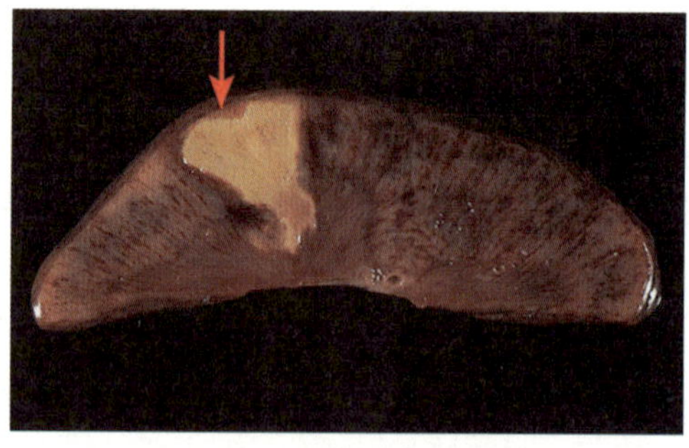

图 3–15 脾贫血性梗死

2. 出血性梗死 肺、肠等组织结构疏松，具有双重血供，在梗死发生后常伴较多的出血量、颜色暗红（图3–16、图3–17）。

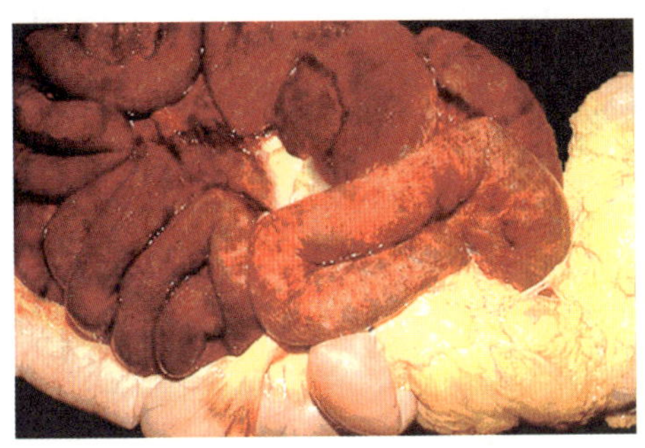

图3–16 肠出血性梗死

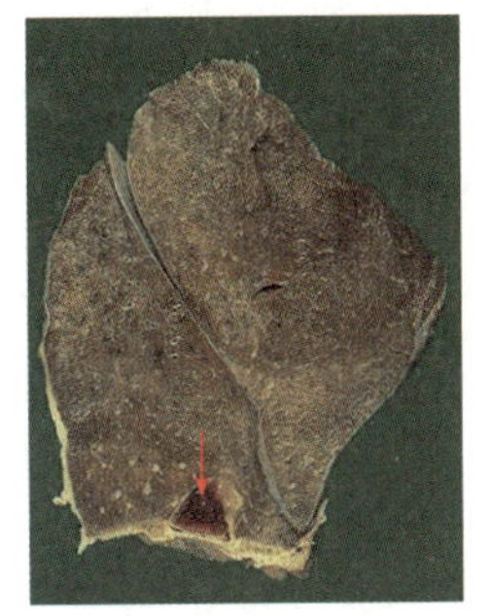

图3–17 肺出血性梗死

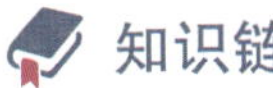

知识链接

你了解血栓吗

德国的鲁道夫·魏尔肖教授赋予了“血栓、栓塞、纤维蛋白原”的命名，并且于1856年提出血栓形成三大要素，即血管壁损伤、血流异常、血液成分异常。2014年3月，为了纪念鲁道夫·魏尔肖教授，国际血栓与止血学会（ISTH）宣布将他的生日10月13日作为“世界血栓日”；并且通过这一活动提高公众对血栓性疾病的认知，促进血栓性疾病的规范诊治，号召人类团结起来，共同面对血栓形成这一“隐形杀手”。

（吴 琼）

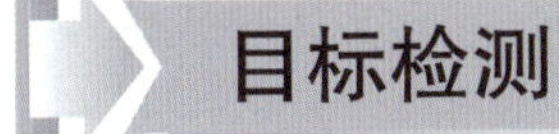

目标检测

答案解析

一、单选题

1. 淤血组织或器官的主要病变是（ ）

A. 体积增大，颜色暗红，切面湿润，温度降低

B. 体积增大，颜色鲜红，切面干燥，温度升高

C. 体积增大，颜色苍白，切面湿润，温度降低

D. 体积缩小，颜色暗红，切面湿润，温度降低

E. 体积增大，颜色苍白，切面干燥，温度升高

2. 心力衰竭细胞是指左心衰竭时出现的（　　）

A. 含脂褐素的心肌细胞

B. 脂肪变性的心肌细胞

C. 含有黑色素的巨噬细胞

D. 含有含铁血黄素的巨噬细胞

E. 含有尘埃的巨噬细胞

3. 左心衰引起淤血的器官是（　　）

A. 肺

B. 肝

C. 脾

D. 下肢

E. 胃肠道

4. 构成白色血栓的主要成分是（　　）

A. 白细胞

B. 纤维蛋白

C. 血小板

D. 红细胞

E. 纤维组织

5. 血栓形成是指（　　）

A. 在活体心血管内，血液成分凝集形成固体质块的过程

B. 血栓脱落后引起栓塞的现象

C. 血管破裂后形成的血凝块

D. 在活体心血管内，有固体质块物

E. 血液凝固

6. 血栓被肉芽组织取代的过程称（　　）

A. 血栓吸收

B. 血栓愈合

C. 血栓再通

D. 血栓软化

E. 血栓机化

7. 最常见的栓塞类型是（　　）

A. 血栓栓塞

B. 气体栓塞

C. 脂肪栓塞

D. 羊水栓塞

E. 瘤细胞栓塞

8. 股静脉血栓脱落后最终栓塞在（　　）

A. 肺动脉

B. 下肢静脉

C. 肾动脉

D. 肠系膜动脉

E. 脑内动脉

9. 出血性梗死常发生于（　　）

A. 脑、肺　　B. 肠、脾

C. 肾、心脏　　D. 肠、肺

E. 心脏、肺

10. 心肌梗死灶的形状常为（　　）

A. 锥体形　　B. 节段性

C. 不规则形　　D. 楔形

E. 圆形

二、简答题

1. 简述慢性肺淤血的病理变化特点。

2. 简述梗死的类型及病理变化特点。

书网融合……

重点回顾

习题

第四章　炎　症

PPT

学习目标

1. 重点把握炎症的概念和基本病理变化；炎细胞的种类和主要功能；急性炎症的类型和病理变化；肉芽肿性炎的概念和病变特点；炎症的结局。

2. 学会梳理炎症介质的概念和主要作用；炎症的局部临床表现与全身反应；渗出液与漏出液的区别；炎性息肉、炎性假瘤的概念。

3. 在临床治疗、护理工作中体现出实事求是的严谨作风和救死扶伤的精神。

岗位情景模拟

情景描述　患者，男性，22岁。右下腹持续性疼痛，伴左肩不适、疼痛，恶心、发热。查体：体温38.7℃，呼吸24次/分，血压100/70mmHg（13.33/10.67kPa），全腹压痛以右下腹麦氏点周围为著，无明显肌紧张，肠鸣音10~15次/分。辅助检查：血红蛋白（Hb）162g/L，白细胞（WBC）24.6×10^9L，中性分叶86%，杆状核8%。

讨论　1. 此患者初步诊断为何病？诊断依据是什么？

2. 此病的类型是什么？此病的病理变化是什么？

第一节　概　述

一、炎症的概念

炎症是指具有血管系统的活体组织对损伤因子所引起的局部损伤而发生的以防御为主的反应。其中心环节是血管反应，其主要特征是渗出。

炎症是重要的病理过程，人类的大多数疾病都与炎症反应有关，如新冠病毒感染、疖、痈、胃炎、肺炎、肝炎、阑尾炎、肾炎、风湿病、结核病、外伤感染等均属炎症性疾病。

在炎症过程中，具有损伤与抗损伤反应。一方面损伤因子可直接或间接破坏机体的组织、细胞；另一方面组织中出现一系列血管反应、渗出，发挥稀释、中和、杀伤和包围甚至达到清除致炎因子的抗损伤作用。所以，炎症是损伤与抗损伤两者矛盾的斗争过程，其本质是防御反应。但是，在炎症发挥其防御功能的同时，由于炎症介质的多样性作用可以出现一系列临床症状如疼痛、发热等。而机体若防御功能异常的情况下，炎症本身又可造成组织和细胞的损伤以及其他危害。例如，在机体对肝炎病毒发生强烈的免疫反应，会导致肝细胞的广泛坏死而危及生命；如果免疫功能低下，可使肝炎迁延不愈转为慢性。另外，炎症反应不当也会对机体产生不利影响，如重症新冠病毒感染引起炎症因子风暴而危及生命。

二、炎症的原因

凡是能引起组织和细胞损伤的因素都可引起炎症，常见的致炎因子如下。

（一）生物性因子

生物性因子是最常见的致炎因子，生物性因子本身及其分泌物、排泄物都可引起炎症反应。生物性因子包括细菌、病毒、支原体、立克次体、真菌、寄生虫等，其中以细菌和病毒最为多见。由病原微生物引起的炎症反应称为感染。

（二）物理性因子

高温、低温、机械性损伤、放射线、紫外线和微波等。

（三）化学性因子

外源性化学物质如强酸、强碱和腐蚀性物质及毒性物质等；内源性化学物质有病理状况下堆积在体内的代谢产物，如尿素、肌酐和酮体等。

（四）免疫反应

当机体免疫反应发生异常时，可引起多种炎症性疾病的发生，如获得性免疫缺陷综合征（AIDS）、肾小球肾炎、类风湿关节炎等。

（五）坏死组织

坏死组织既是异物又是有害物质，是潜在的致炎因子。

第二节　炎症的基本病理变化

炎症局部的基本病理变化包括变质、渗出和增生。三者之间联系紧密，互相影响，贯穿在炎症的整个过程。既可按一定的前后顺序发生发展，又可互相重叠，或以某种病变为主，并可互相转化，构成复杂的炎症反应过程。炎症早期一般以变质或渗出为主，后期以增生为主。变质是损伤性反应过程，而渗出和增生多是抗损伤和修复为主的反应过程。

一、变质

变质是指炎症局部组织发生的变性和坏死。变质多发生在实质细胞，常见的有细胞水肿、脂肪变性、凝固性坏死和液化性坏死等；也可发生在间质细胞，如粘液样变性、纤维蛋白样坏死等。变质主要由致炎因子的直接作用引起，也可由炎症局部血液循环障碍和炎症介质的间接作用所致。因此，变质的程度取决于致炎因子的性质和强度，以及机体的反应状态。

变质至细胞、组织坏死，会释放出细胞源性和血浆源性的炎症介质，其在炎症过程中的作用：

在致炎因子作用下，局部组织细胞或血浆产生和释放的参与或引起炎症反应的化学活性物质称为炎症介质。炎症介质的作用涉及整个炎症过程，特别与急性炎症反应关系最密切。根据来源可将炎症介质分为细胞源性和血浆源性两大类。细胞源性的炎症介质有组胺、白细胞三烯（LT）、5-羟色胺（5-HT）、前列腺素（PG）、溶酶体酶和细胞因子等；血浆源性的炎症介质有纤维蛋白多肽、纤维蛋白降解产物、缓激肽、补体成分等。其主要作用是使血管扩张、血管壁通透性增加，导致炎性充血和渗出，对炎细胞起趋化作用，有些还可以引起发热、疼痛和组织损伤等（见表4-1）。

表4-1　常见炎症介质及其主要作用

作用	炎症介质的种类
扩张血管	组胺、5-HT、缓激肽、PGE_2、PGE_1、PGD_2、PGI_2、NO
血管通透性增高	组胺、5-HT、缓激肽、C3a、C5a、LTC_4、LTD_4、LTE_4、PAF、活性氧代谢产物、P物质
趋化作用	C5a、LTB_4、细菌产物、中性粒细胞阳离子蛋白、细胞因子（IL-8和TNF等）、IL-1
发热	细胞因子（IL-1、IL-6和TNF等）、PG
疼痛	PGE_2、缓激肽
组织损伤	氧自由基、溶酶体酶、NO

二、渗出

炎症局部组织血管内的血液成分（血浆和血细胞）穿过血管壁进入组织间隙、体腔、体表和黏膜表面的过程叫渗出。其渗出的液体和细胞称为渗出液或渗出物。渗出是炎症局部以防御为主的特征性病变。渗出过程包括血流动力学改变、血管通透性增高和白细胞渗出三个方面。

（一）血流动力学改变

致炎因子引起组织损伤后，局部微循环迅速发生血流动力学的改变，一般按以下顺序发生。①细动脉短暂收缩：组织损伤即出现，持续几秒钟，主要由神经调节和化学介质引起；②血管扩张和血流加速：首先发生细动脉扩张，随后毛细血管扩张及开放的毛细血管增多，局部血流加快，形成炎性充血，使局部组织出现发红和发热，持续的时间因刺激的强弱而不同，短则十几分钟，长可达几个小时；③血流速度减慢：由于血管壁通透性增强，富含蛋白质的液体成分外渗到血管外，血管内血液浓缩和血液黏稠度增加，进而血流缓慢，形成淤血，严重者可出现血流停滞。血流停滞有利于白细胞黏附于血管内皮并渗出到血管外（图4–1）。炎症发生时细动脉短暂收缩后，血流加速、血管扩张，通透性增高、血流速度减慢白细胞附壁游出，继之红细胞漏出。

（二）血管通透性增高

炎症过程中富含蛋白质的液体渗出到血管外，聚集在组织间隙内称炎性水肿；若聚集于浆膜腔，称为炎性积液。造成炎性水肿的因素有：血管扩张和血流减慢引起血管内流体静脉压升高，继之血管通透性增高，使富含蛋白质的液体渗出至血管外，致血浆胶体渗透压降低，而组织液胶体渗透压升高。

1. 血管通透性增高的机制　微循环血管壁通透性的维持主要依赖于血管内皮细胞的完整性。在炎症过程中血管通透性增高与下列因素有关：①内皮细胞收缩，穿胞作用增强；②炎症介质直接引起内皮细胞损伤；③白细胞黏附于血管内皮细胞上引起内皮细胞损伤和脱落；④新生毛细血管壁的高通透性。

2. 液体渗出　炎症的渗出液与非炎症的漏出液，虽然都会引起水肿或体腔积液，但二者在发生机制和组成成分上有所不同。其主要区别在于渗出液的产生是血管通透性增高的结果，而漏出液的产生是血浆超滤的结果，并无血管通透性明显增加。所以临床上对体腔积液患者，首先应当鉴别其是渗出液还是漏出液（表4–2），以便进一步明确诊断、制定合理治疗方案。

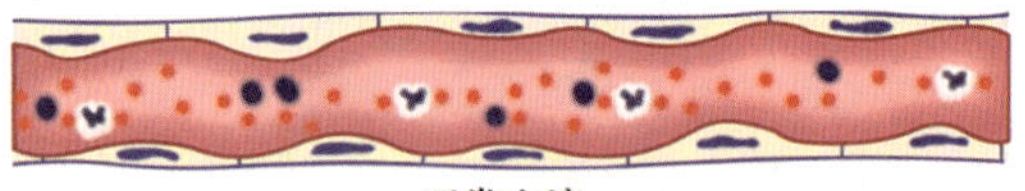

正常血流

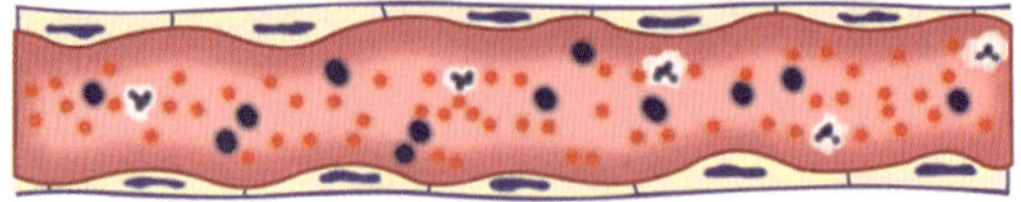

血管扩张，血流加快

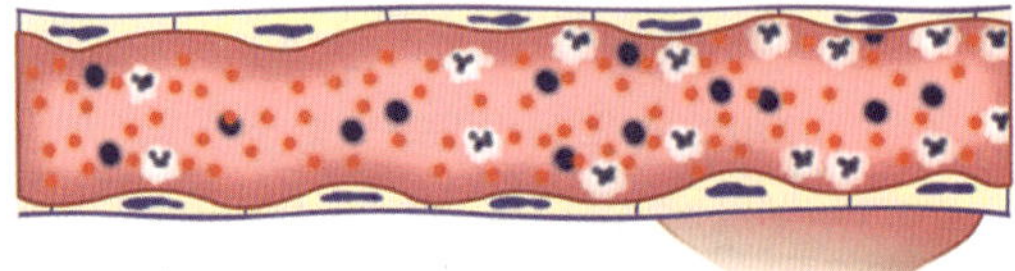

血管进一步扩张，血流开始变慢，血浆渗出

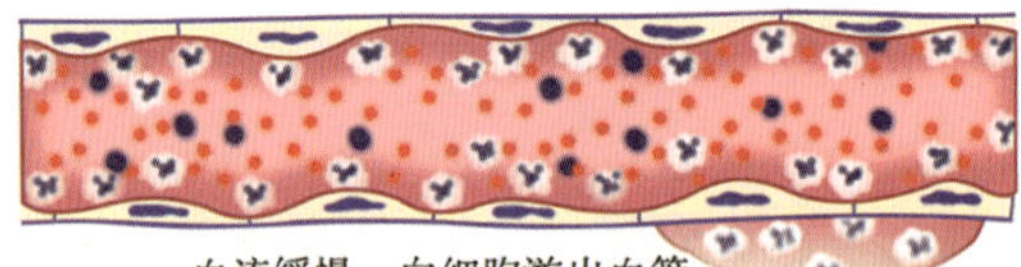

血流缓慢，白细胞游出血管

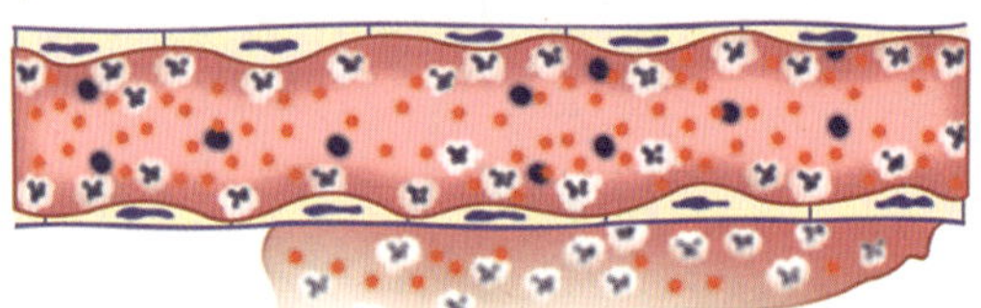

血流显著变慢，白细胞游出增多，红细胞漏出

图 4-1 炎症血管反应示意图

表 4-2 渗出液与漏出液的鉴别

	漏出液	渗出液
原因	非炎症	炎症
外观	澄清	浑浊
凝固性	不自凝	常自凝
蛋白质含量	<25g/L	>30g/L
细胞数	$<500\times10^6$/L	$>1000\times10^6$/L
相对密度	<1.018	>1.018
黏蛋白试验（Rivalta）	阴性	阳性

3. 渗出液的作用 渗出液具有重要的防御作用。①可稀释毒素及有害物质，以减轻对局部组织的损伤作用；②为炎症区域带来营养物质，运走有害物质；③渗出液含有抗体、补体，有利于消灭病原体；④渗出物中的纤维蛋白交织成网，可限制病原体扩散及有利于白细胞发挥表面吞噬作用；在炎症的后期纤维蛋白网架可成为修复的支架，有利于成纤维

细胞产生胶原纤维；⑤渗出物内病原微生物和毒素随淋巴液被带至局部淋巴结，可刺激机体产生体液免疫和细胞免疫。

但渗出液过多会产生压迫和阻塞作用。例如，严重的喉头水肿可引起窒息；大量心包积液或胸腔积液可压迫心脏或肺；纤维蛋白渗出过多，吸收不良可发生机化，引起组织和器官的粘连，如心包粘连和肠粘连等。

（三）白细胞渗出

炎症最重要的功能是白细胞渗出到炎症病灶，白细胞渗出是炎症反应最重要的特征。渗出的白细胞称为炎细胞，炎细胞在炎区聚集的现象称为炎细胞浸润。白细胞的渗出过程是复杂的连续过程，包括白细胞边集、附壁、游出、趋化和吞噬等。白细胞的吞噬作用是炎症防御的主要环节。

1. 白细胞渗出过程 炎症时血流变得缓慢或停滞，白细胞进入边流，黏附于内皮细胞，白细胞在内皮细胞连接处伸出伪足，整个白细胞以阿米巴运动的方式从内皮细胞缝隙中逸出到血管外。中性粒细胞游出最快，淋巴细胞最慢。游出血管的白细胞受趋化因子（能使白细胞作定向游走的化学物质）的吸引，沿组织间隙向着炎症灶定向游走，称为趋化作用。常见的趋化因子有细菌产物、补体成分（特别是C5a）、白细胞三烯、细胞因子（主要是IL–8）等。

急性炎症或炎症的早期，中性粒细胞首先到达炎症灶，48小时后，单核细胞渗出。中性粒细胞寿命短，多在24~48小时后死亡，而单核细胞寿命可长达几周至几个月。白细胞渗出的种类还与致炎因子有很大关系，化脓菌感染以中性粒细胞为主，病毒感染以淋巴细胞和单核细胞为主，过敏反应和寄生虫感染以嗜酸性粒细胞为主。局部渗出白细胞的种类与外周血白细胞升高的种类通常是一致的。

2. 白细胞在局部的作用 游出到炎症灶的白细胞，受病原体、坏死细胞产物、抗原抗体复合物和许多趋化因子激活后，发挥吞噬作用和免疫作用，还可对组织产生损伤作用。

（1）吞噬作用 是指白细胞到达炎症灶吞噬病原体和组织崩解碎片的过程。吞噬作用是白细胞除了释放溶酶体酶之外的另一种杀伤病原体的途径。发挥吞噬作用的细胞主要有中性粒细胞和巨噬细胞。吞噬过程大致分为识别和黏着、吞入、杀伤与降解三个阶段。吞噬细胞借助表面的Fc和C3b受体，能识别被抗体和补体包被的病原体并与之结合，使病原体黏着在吞噬细胞表面；吞噬细胞伸出伪足将病原体包围，形成吞噬体；吞噬体与初级溶酶体融合，形成吞噬溶酶体，病原体在溶酶体内被杀伤、降解。通过吞噬作用，大多数病原体被杀灭、降解，但有些细菌如结核杆菌、麻风杆菌、布氏杆菌等，被巨噬细胞吞噬后难以被全部杀灭，部分细菌可在细胞内处于静止状态，一旦机体抵抗力降低，这些细菌又会繁殖，并可随巨噬细胞的游走而造成播散。

（2）免疫作用　发挥免疫作用的细胞主要为巨噬细胞、淋巴细胞和浆细胞。巨噬细胞吞噬和处理抗原，再把抗原呈递给T淋巴细胞和B淋巴细胞，免疫活化的淋巴细胞分别产生淋巴因子和抗体，发挥杀伤病原体的作用。

（3）组织损伤作用　白细胞在趋化、激活和吞噬过程中不仅向吞噬溶酶体内释放产物，而且还将产物释放到细胞外间质中，中性粒细胞释放的产物有溶酶体酶、活性氧自由基、前列腺素和白细胞三烯等。这些产物可引起内皮细胞和组织损伤，加重原始致炎因子的损伤作用。单核–巨噬细胞还可产生组织损伤因子。

三、增生

增生是指在致炎因子、组织崩解产物等刺激下，炎症局部组织细胞增殖，数量增多。实质细胞增生，如慢性肝炎时的肝细胞增生；间质细胞增生包括内皮细胞、成纤维细胞和巨噬细胞增生。增生见于炎症后期或慢性炎症，增生的意义主要是修复。如增生的巨噬细胞可吞噬病原体和清除组织崩解产物；增生的血管内皮细胞、成纤维细胞和巨噬细胞可形成肉芽组织，参与炎症的修复。但过度增生会造成原有组织的破坏，影响器官的功能。如肝炎后肝硬化；大面积创伤时形成的瘢痕组织。

第三节　炎症的局部表现和全身反应

一、炎症的局部表现

1. 红　由于炎症早期动脉性充血，血液内氧合血红蛋白增多，局部呈鲜红色；后期由于淤血，血液中脱氧血红蛋白增多，局部呈暗红色。

2. 肿　急性炎症时由于局部充血、液体渗出导致局部明显的肿胀；慢性炎症时组织细胞增生导致局部肿胀。

3. 热　是由于动脉性充血、血流加快、组织代谢增强，产热增多。

4. 痛　主要是肿胀部位感觉神经末梢受压迫或牵拉，或某些炎症介质如PGE_2作用的结果。

5. 功能障碍　实质细胞变性、坏死，代谢障碍，渗出造成的机械性阻塞、压迫及局部疼痛均可导致炎症区域或受累组织器官的功能障碍。

二、炎症的全身反应

1. 发热 是下丘脑体温调节中枢在致热原的作用下，使体温调节中枢的调定点上移的结果。一定程度的发热可促进抗体和淋巴因子的形成，增强单核-巨噬细胞系统的功能，提高肝脏的解毒能力，具有积极的防御意义。但发热过高或长期发热可引起机体的消耗过度并影响重要器官的功能，特别是中枢神经系统功能紊乱，可出现谵语、惊厥、昏迷等表现。严重感染时若体温不升高，说明机体反应差，抵抗力低，是预后不良的征兆。

2. 外周血白细胞数目改变 急性炎症特别是化脓菌感染时，外周血白细胞计数常增多，血液中白细胞可达（15~20）$\times10^9$/L，若高达（40~100）$\times10^9$/L则称为类白血病反应。白细胞增多可加强炎症反应过程，具有防御意义。严重感染时，相对不成熟的杆状核中性粒细胞提前从骨髓释放入血，其所占比例增加（≥5%），称之为“核左移”。多数细菌感染引起中性粒细胞增多，寄生虫感染和过敏反应时嗜酸性粒细胞增多，一些病毒感染选择性地引起淋巴细胞增多，如腮腺炎、风疹等。但某些病毒（如肝炎病毒）、立克次体、原虫和细菌（如伤寒杆菌）感染时末梢血白细胞计数减少。抵抗力显著降低者，虽严重感染但末梢血白细胞可不增多，甚至减少，提示预后不良。

3. 单核-巨噬细胞系统增生 炎症灶中的病原体及其产物、组织崩解产物，可经淋巴管到达局部淋巴结或进入血流到达全身单核-巨噬细胞系统，引起单核-巨噬细胞系统的增生。临床上可表现为脾、局部淋巴结或肝大。在淋巴组织中还有T、B淋巴细胞增生，并产生淋巴因子和抗体，增强机体的免疫力。

另外，严重感染特别是败血症，可引起全身血管扩张、血浆外渗，有效循环血量减少和心功能下降而发生休克。如有凝血系统激活可引起DIC。

第四节 炎症的类型及病理变化

一、炎症的临床类型

根据炎症发生、发展和持续时间，临床上将炎症分为四种类型。超急性炎症，病程约数小时至数天；急性炎症，常为数天到一个月；慢性炎症，病程可达数月至数年；亚急性炎症，介于急性和慢性炎症之间。临床上以急性炎症和慢性炎症最常见。

二、炎症的病理学类型及其特点

根据炎症的基本病理变化将炎症分为变质性炎、渗出性炎和增生性炎。

1.变质性炎 变质性炎是指局部组织以变性和坏死为主，渗出和增生相对较轻的炎症。常见于心、脑、肝等实质器官的某些感染和中毒，如急性重型肝炎、流行性乙型脑炎等。

2.渗出性炎 渗出性炎根据其渗出的成分不同又可分为浆液性炎、纤维蛋白性炎、化脓性炎和出血性炎。

3.浆液性炎 以浆液渗出为主，渗出物的主要成分为血浆，含有3%~5%的蛋白质，以白蛋白为主，混有少量纤维蛋白及炎细胞。浆液性炎常发生于疏松结缔组织、黏膜和浆膜等处。局部充血、水肿明显，如蜂毒、蚊虫叮咬的局部炎性水肿；发生于表皮内及皮下可形成水疱，如皮肤Ⅱ度烧伤或烫伤（图4–2）；发生于浆膜时则形成炎性积液，如风湿性关节炎的关节腔积液；发生于黏膜的浆液性炎又称浆液性卡他性炎，如感冒初期流的清鼻涕。

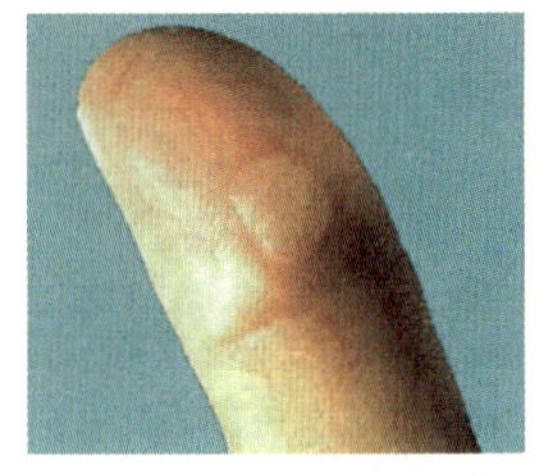

图4–2 浆液性炎

浆液性炎的病变一般较轻，易于消退。但浆液性渗出物过多也会产生不良影响，甚至后果严重，如急性喉炎引起的喉头水肿，大量的胸腔积液和心包腔积液等。另外，霍乱弧菌引起大肠黏膜的浆液性炎，患者腹泻严重，排出大量米泔样便，短时间内即可发生低血容量性休克和水、电解质紊乱及酸碱平衡失调而危及生命。

4.纤维素性炎 以大量纤维蛋白原渗出为主。渗出的纤维蛋白原在凝血酶的作用下变成纤维蛋白，HE染色呈红色的丝状、网状或凝聚成条索状，病理学称为纤维素。纤维素交织的网隙中常混有中性粒细胞。纤维素大量渗出说明血管壁损伤较重，通透性明显增高，多由某些细菌毒素（如肺炎球菌、痢疾杆菌、白喉杆菌的毒素）或某些内源性和外源性毒物（如尿毒症的尿素和汞中毒）引起。纤维素性炎主要发生于黏膜、浆膜和肺组织。发生在黏膜者，渗出的纤维素与坏死组织、中性粒细胞共同形成灰白色膜状物，又称为假膜性炎，如白喉、细菌性痢疾。发生于心包膜的纤维素性炎，由于心脏不停地搏动，使渗出于心包脏、壁两层表面的纤维素形成绒毛状物，称为“绒毛心”（图4–3），听诊时闻及心包摩擦音。同样，纤维素性胸膜炎则闻及胸膜摩擦音。发生在肺的纤维素性炎主要见于大叶性肺炎，病变肺叶的肺泡腔和支气管内充满以纤维素为主的渗出物，不含气体，称之为肺实变。

渗出的纤维蛋白可被中性粒细胞释放的蛋白水解酶分解，或被吞噬细胞搬运清除，病变组织修复。若纤维蛋白渗出过多，而中性粒细胞渗出过少，或组织内α_1–抗胰蛋白酶含量过多，均可致纤维蛋白清除障碍，从而发生机化，形成浆膜的纤维性粘连。

5.化脓性炎 是以中性粒细胞渗出为主，伴有不同程度的组织坏死和脓液形成为特征。化脓性炎多由金黄色葡萄球菌、溶血性链球菌、脑膜炎双球菌、大肠埃希菌等化脓菌感染引起，亦可由组织坏死继发感染引起。脓性渗出物称为脓液，是一种浑浊的凝乳状液体，呈灰黄色或黄绿色。脓液中的中性粒细胞大多数已变性、坏死，称为脓细胞。脓液由脓细胞、细菌、坏死组织碎屑和少量浆液组成。由金黄色葡萄球菌引起的脓液较浓稠，由溶血性链球菌引起的脓液则较稀薄。根据化脓性炎发生的原因和部位不同，可将其分为三种类型。

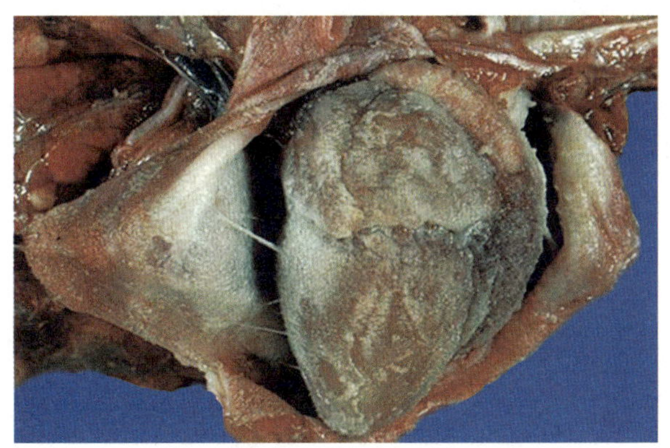

图 4–3 绒毛心

（1）脓肿　是一种局限性化脓性炎症，其主要特点是组织发生溶解坏死，形成充满脓液的腔。脓肿可发生在皮下或内脏，常由金黄色葡萄球菌引起。此菌可产生毒素造成局部组织坏死，大量中性粒细胞浸润并释放蛋白水解酶将坏死组织溶解液化，形成含有脓液的脓腔。金黄色葡萄球菌还可产生血浆凝固酶，使渗出的纤维蛋白原转变成纤维蛋白，使病变局限。小脓肿可以吸收消散愈合，较大的脓肿常需切开排脓或穿刺抽脓，由肉芽组织增生修复，形成瘢痕。发生在皮肤和黏膜的脓肿，可向表面破溃形成溃疡。深部脓肿如向体表或自然管道穿破，可形成窦道或瘘管。窦道是指只有一个开口的病理盲管。瘘管是指连接于体外或有腔器官之间或两个腔道之间的有两个或两个以上开口的病理性管道，如肛门周围组织的脓肿，脓液可向皮肤穿破形成脓性窦道；也可一侧向皮肤穿破又同时向肛管穿破形成脓性瘘管（图4–4）。

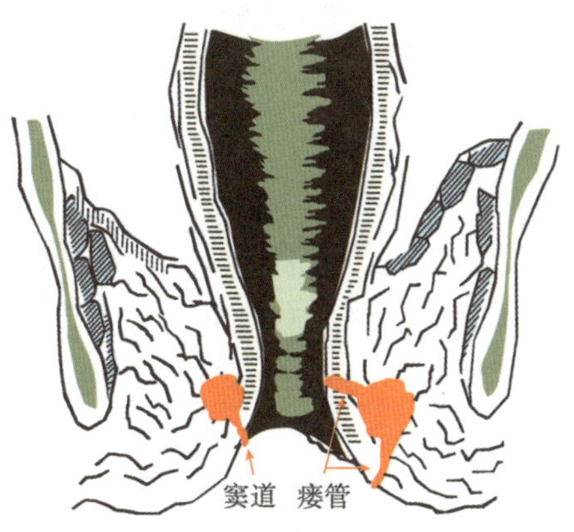

图 4–4 肛周脓肿窦道、瘘管

疖和痈是脓肿的特殊表现形式，好发于颈部、背部和腰部等毛囊及皮脂腺丰富的部位。疖是毛囊、皮脂腺及周围组织的脓肿，疖的中央部分液化后，脓液可以破溃流出。痈是多个疖的融合，在皮下脂肪、筋膜组织中形成许多相互沟通的脓腔，必须及时切开排脓，局部才能修复。

（2）蜂窝织炎　是疏松结缔组织发生的弥漫性化脓性炎（图4–5）。常见于皮下组织、黏膜下、肌肉和阑尾。主要由溶血性链球菌引起，其能分泌透明质酸酶，可分解结缔组织基质中的透明质酸；且能分泌链激酶，溶解纤维蛋白，因此细菌容易通过组织间隙和淋巴管蔓延扩散。炎区组织间隙有明显水肿和大量中性粒细胞浸润，与正常组织分界不清，脓液形成不明显。单纯的蜂窝织炎修复后一般不留痕迹。病变严重时，患者可出现全身中毒症状，常需切开引流。阑尾蜂窝织炎需要手术切除。

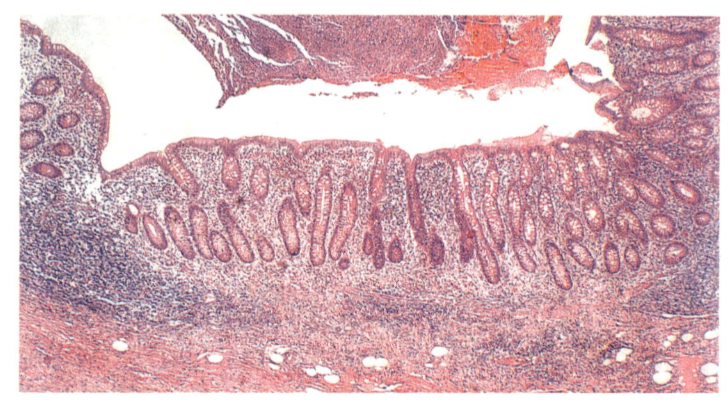

图 4–5　急性蜂窝织炎性阑尾炎（镜下观）

（3）表面化脓和积脓　表面化脓是指发生在黏膜或浆膜的化脓性炎。黏膜的化脓性炎又称脓性卡他性炎，中性粒细胞主要向表面渗出，深部组织没有明显的炎性细胞浸润。如化脓性尿道炎、化脓性支气管炎，渗出的脓液可沿尿道、支气管排出体外。发生于输卵管和胆囊的化脓性炎，因开口处粘连阻塞，脓液可积存在输卵管和胆囊内，称为积脓。

4. 出血性炎　由于血管壁损伤严重，红细胞大量漏出，使渗出物中含有大量红细胞。常与其他类型的炎症混合出现，如浆液出血性炎、纤维素出血性炎、化脓性出血性炎等。常见于流行性出血热、钩端螺旋体病和鼠疫等。

上述各种类型的炎症可单独发生，亦可合并存在，如浆液性纤维蛋白性炎、纤维蛋白性化脓性炎。在炎症的发展过程中，可由一种炎症转变为另一种炎症，如感冒早期引起的浆液性卡他性炎，随后可转变为黏液性卡他性炎或脓性卡他性炎。

（三）增生性炎

以局部组织细胞增生为主，而变质、渗出较轻。增生性炎症以慢性炎症多见，但有些急性炎症也以增生为主，如急性弥漫性增生性肾小球炎和伤寒等。根据增生的病理特点，可分为一般非特异性增生性炎和特异性增生性炎（肉芽肿性炎）两大类。

1. 一般非特异性增生性炎 主要病变特点有：①炎症灶内浸润的炎细胞主要为淋巴细胞、浆细胞和单核–巨噬细胞，反映了机体对损伤的持续反应；②主要由炎细胞引起的组织破坏在不断发生；③常有明显的纤维组织、血管以及上皮细胞、腺体或其他实质细胞的增生，以替代和修复损伤的组织。发生在黏膜组织的慢性炎症，由于致炎因子长期刺激，局部黏膜上皮、腺体和肉芽组织同时增生，形成突出黏膜表面的带蒂肿物，称为炎性息肉。常见的有肠息肉、子宫颈息肉和鼻息肉等。大小为数毫米到数厘米不等。局部组织的炎性增生形成境界清楚的肿瘤样团块，肉眼和X线观察与肿瘤外形相似，称为炎性假瘤。常见于肺和眼眶，直径从数厘米到数十厘米，临床上需与肿瘤相鉴别。

2. 特异性增生性炎（肉芽肿性炎） 肉芽肿是局部以巨噬细胞及其演变的细胞增生为主，形成境界清楚的结节状病灶。肉芽肿的直径一般为0.5~2mm。以肉芽肿形成为基本特点的炎症，称为肉芽肿性炎。不同的病因可形成不同形态结构的肉芽肿，因此病理医生可根据肉芽肿的形态特点做出疾病诊断，如见到结核肉芽肿即诊断为结核病。

根据病因不同，肉芽肿一般分为感染性肉芽肿和异物性肉芽肿两类。

（1）感染性肉芽肿 常由结核杆菌、麻风杆菌、伤寒杆菌、梅毒螺旋体、血吸虫等引起，形成具有特殊形态结构的巨噬细胞性结节，如结核肉芽肿（结核结节）、伤寒肉芽肿（伤寒小结）、梅毒的树胶样肿等。其中结核性肉芽肿最具代表性。典型的结核结节中央为干酪样坏死，周围有放射状排列的上皮样细胞，并见朗格汉斯巨细胞，外围有较多的淋巴细胞浸润，还可见纤维结缔组织包绕。

（2）异物性肉芽肿 由手术缝线、纱布、石棉和滑石粉等引起。其形态特点是由数量不等的巨噬细胞、上皮样细胞、异物巨细胞和成纤维细胞包绕而形成结节状病灶。异物巨细胞的细胞核杂乱无章地分布于胞质内，可作为鉴别的依据之一。

第五节 炎症的结局

大多数急性炎症经过适当治疗能够痊愈，少数可迁延为慢性炎症，极少数可蔓延扩散到全身。

一、痊愈

在炎症过程中病因被清除，若少量的坏死组织和炎性渗出物被溶解吸收，通过同种细胞的再生，可以完全恢复原来的组织结构和功能，称为痊愈；若坏死灶较大，渗出物较多，则通过机化形成纤维性修复，局部留有瘢痕，称为不完全痊愈。这两种方式均可实现临床痊愈。

二、迁延不愈

当机体抵抗力低下或治疗不彻底，致炎因子在短期内不能清除，在机体内持续存在或反复作用，且不断损伤组织，造成炎症迁延不愈，使急性炎症转变成慢性炎症，病情可时轻时重。

三、蔓延扩散

在机体抵抗力低下，或病原体毒力强、数量多的情况下，病原体可不断繁殖，炎症可沿组织间隙或脉管系统向周围组织和全身器官扩散。

1.局部蔓延 炎症局部的病原微生物通过组织间隙或自然管道向邻近组织器官蔓延。如肺结核时，结核杆菌随干酪样坏死物可经支气管向周围的肺组织蔓延播散。

2.淋巴道播散 病原体浸入局部淋巴管内，随淋巴液到达局部淋巴结，引起淋巴管炎和淋巴结炎。如足趾的化脓性炎可引起下肢淋巴管炎（皮肤可见一条红线）和腹股沟淋巴结化脓性炎（淋巴结肿大、疼痛）。若病原体进一步通过淋巴液吸收入血，可引起血道播散。

3.血道（行）播散 病原体从炎症灶直接或通过淋巴路径侵入血液循环，或其毒性产物入血，可引起菌血症、毒血症、败血症或脓毒败血症，严重者可危及生命。

（1）菌血症 细菌由炎症灶入血，全身无中毒症状，但血液中可查到细菌，称为菌血症。一些感染性疾病的早期可存在菌血症，如大叶性肺炎、流行性脑脊髓膜炎等。

（2）毒血症 细菌的毒素或毒性产物入血称为毒血症。血细菌培养阴性，临床出现寒战、高热等中毒症状，常有心、肝、肾等实质细胞的变性及坏死，重者可发生中毒性休克。

（3）败血症 细菌由炎症灶入血后，大量繁殖并产生毒素，引起全身中毒症状和病理变化，称为败血症。血细菌培养阳性。败血症除有毒血症的临床表现外，还常出现皮肤和黏膜的多发性出血点、脾脏和淋巴结肿大等。

（4）脓毒败血症 在败血症的基础上，化脓菌随血液循环播散至全身引起栓塞，可在相应脏器中出现多发性小脓肿，脓肿中央常见细菌团，称为脓毒败血症。

（张小红）

目标检测

答案解析

一、单选题

1.寄生虫感染时，病灶内最多见的炎细胞是（　　）

A.中性粒细胞　　B.嗜酸性粒细胞

C.淋巴细胞　　D.浆细胞

E.单核细胞

2.慢性炎症时，炎区浸润的细胞主要是（　　）

A.嗜中性粒细胞及巨噬细胞　　B.嗜酸性粒细胞

C.嗜酸性粒细胞和巨噬细胞　　D.淋巴细胞及浆细胞

E.嗜中性粒细胞和淋巴细胞

3.炎症局部的基本病变是（　　）

A.红、肿、热、痛、功能障碍　　B.变质、渗出、增生

C.组织细胞的变性坏死　　D.组织的炎性充血和水肿

E.周围血液中白细胞增多和体温升高

4.急性炎症时，局部肿胀的主要原因是（　　）

A.炎性充血　　B.炎细浸润

C.充血和炎性水肿　　D.局部组织增生

E.血流加快

5.下述炎症改变中最有防御意义的是（　　）

A.白细胞渗出　　B.分解代谢增强

C.液体渗出　　D.组织增生

E.炎症介质形成

6.某患者腹腔抽出的液体具有如下特征：高比重，静置时凝固，混浊呈黄色。最有可能是下列（　　）引起

A.门静脉高压　　B.右心衰竭

C.腹膜炎　　D.饥饿或蛋白丧失

E.以上都不是

7.金黄色葡萄球菌感染最常引起（　　）

A.蜂窝织炎　　B.纤维蛋白性炎

C.脓肿　　D.出血性炎

E. 假膜性炎

8. 下列疾病的病变以变质性炎为主的是（　　）

A. 慢性阑尾炎　　B. 肾小球肾炎

C. 急性重型肝炎　　D. 大叶性肺炎

E. 蜂窝织炎

9. 血液中查到细菌，全身中毒症状明显且许多器官出现小脓肿，应诊断为（　　）

A. 菌血症　　B. 毒血症

C. 败血症　　D. 恶病质

E. 脓毒败血症

10. 下列不属于渗出性炎的是（　　）

A. 浆液性炎　　B. 纤维蛋白性炎

C. 化脓性炎　　D. 出血性炎

E. 肉芽肿性炎

二、简答题

1. 请列表区别渗出液和漏出液。

2. 如何区别脓肿和蜂窝织炎？

书网融合……

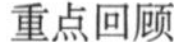

重点回顾

习题

第五章 肿 瘤

PPT

学习目标

1. 重点把握肿瘤的概念、组织结构、异型性；肿瘤的生长方式与扩散方式；肿瘤对机体的影响；良恶性肿瘤的区别；癌与肉瘤的区别；癌前病变、非典型增生和原位癌、上皮内瘤变的概念。

2. 学会区分肿瘤的形态特征、命名原则、常见肿瘤的类型及形态特点。了解肿瘤的分级和分期、肿瘤的病因及发病机制、肿瘤的防护原则。

3. 在医疗工作中体现出实事求是的严谨作风，弘扬“敬佑生命、救死扶伤、甘于奉献、大爱无疆”的医者精神，给予患者人文关怀。

岗位情景模拟

情景描述 患者，男，58岁，广东人。半年前无意中发现双侧颈部肿大包块各1个。曾就诊予以抗炎治疗，疗效欠佳。近2个月来开始出现耳鸣、鼻塞流涕、涕中带血、头部胀痛、睡眠欠佳，颈部包块数目增多。患者消瘦，面容憔悴，精神不佳。颈部磁共振示：右侧鼻咽部占位并双侧颈部多发肿大淋巴结。

讨论 1. 可能的临床诊断是什么？

2. 确诊需要进一步做什么检查？

肿瘤是严重危害人类健康和生命的常见病、多发病。根据世界卫生组织国际癌症研究机构发布的2020年全球最新癌症负担数据，中国已经成为了名副其实的“癌症大国”。2020年中国癌症新发病例457万例，新发病例数前十的癌症是：肺癌、结直肠癌、胃癌、乳腺癌、肝癌、食管癌、甲状腺癌、胰腺癌、前列腺癌、宫颈癌，这十种癌症占新发癌症数的78%。2020年中国癌症死亡人数前十的癌症是：肺癌、肝癌、胃癌、食管癌、结直肠癌、胰腺癌、乳腺癌、神经系统癌症、白血病、宫颈癌，这十种癌症占癌症死亡总数的83%。因此，肿瘤的防治是医疗卫生行业要攻克的一大难关。

第一节 概 述

一、肿瘤的概念

1. 肿瘤 机体局部正常细胞在致瘤因子作用下，在基因水平上失去对细胞生长的正常调控，导致异常增生而形成的新生物。这种新生物常表现为局部肿块。

2. 肿瘤性增生 指肿瘤发生过程中的异常增生。

二、肿瘤性增生与非肿瘤性增生的区别

肿瘤性增生与非肿瘤性增生的区别见表5–1。

表5–1 肿瘤性增生与非肿瘤性增生的区别

区别要点	肿瘤性增生	非肿瘤性增生
病因	环境或内在致瘤因素	炎症或组织损伤
细胞亲缘	克隆性	多克隆性
分化程度	不同程度地失去了分化成熟的能力	具有正常的形态结构和功能
调节控制	不受机体控制，致瘤因素消除后仍继续生长	受机体调控，原因消除后即停止增生
机体影响	与机体不协调，对机体有害无益	与机体协调，符合机体需要

第二节 肿瘤的特性

一、肿瘤的一般形态与结构

（一）肿瘤的大体形态

肿瘤的大体形态各异，有助于判断肿瘤的类型及良恶性。

1. 大小 可大可小，与肿瘤的性质、生长部位和生长时间等有关。

（1）小者 如甲状腺微小癌，仅能在显微镜下观察到。

（2）大者 如腹腔内的卵巢黏液性囊腺瘤，可重达数十千克。

2. 形状 形状各异，与肿瘤的生长部位、组织来源、生长方式和肿瘤的性质有关。

（1）在脏器表面或腔面 常呈息肉状、乳头状、菜花状、绒毛状、溃疡状等（图5–1）。

（2）在实质脏器内部 常呈结节状、分叶状、囊状、树根状、浸润性包块状（蟹足状）等。树根状和蟹足状常见于恶性肿瘤（图5–1）。

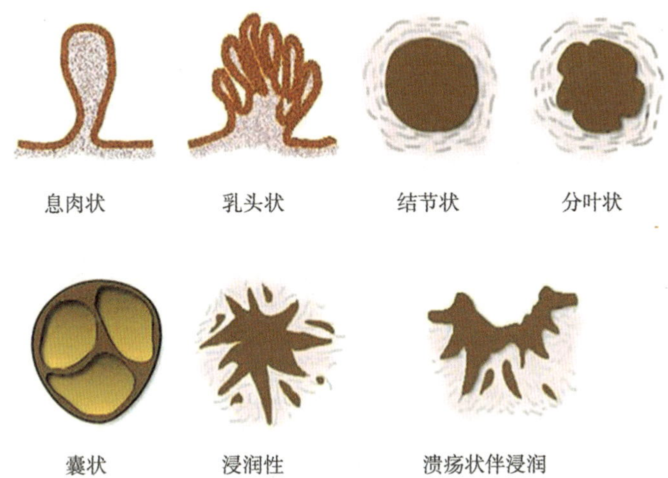

图 5-1 肿瘤常见大体形态

3.数目 多为单个，少数两个或多个，如子宫多发性平滑肌瘤。

4.颜色 与组织来源、间质血管是否丰富和有无继发性改变（出血、坏死、感染、钙化）等相关。

（1）良性瘤或癌一般为灰白色，肉瘤一般为灰红色。

（2）纤维来源的呈灰白色，脂肪来源的呈黄色，血管来源的呈暗红色。

（3）若继发坏死、出血时，可使肿瘤原有颜色发生改变，呈多彩状。

5.质地 与肿瘤的组织来源、肿瘤的实质与间质的比例及有无变性、坏死有关。

（1）较软的有 实质多的肿瘤，脂肪瘤，伴有坏死的瘤组织等。

（2）较硬的有 间质多的肿瘤，骨瘤，钙化或骨化的肿瘤等。

6.包膜与边界 良性肿瘤多有完整包膜，与周围组织界限清楚，恶性肿瘤无包膜或包膜不完整，与正常组织界限不清。

（二）肿瘤的组织结构

1.肿瘤的实质 即肿瘤细胞（图5-2）。

（1）肿瘤的特异性成分 大多由一种，少数（如癌肉瘤、畸胎瘤）由多种构成。组织来源不同的肿瘤实质各不相同。

（2）肿瘤实质决定肿瘤的组织来源、命名与分类、生长方式、形态结构等。

2.肿瘤的间质 由纤维结缔组织和血管组成，散在免疫细胞（图5-2）。

（1）为肿瘤的非特异性成分，不同肿瘤的间质成分是相似的。

（2）对肿瘤实质起支持和营养作用。

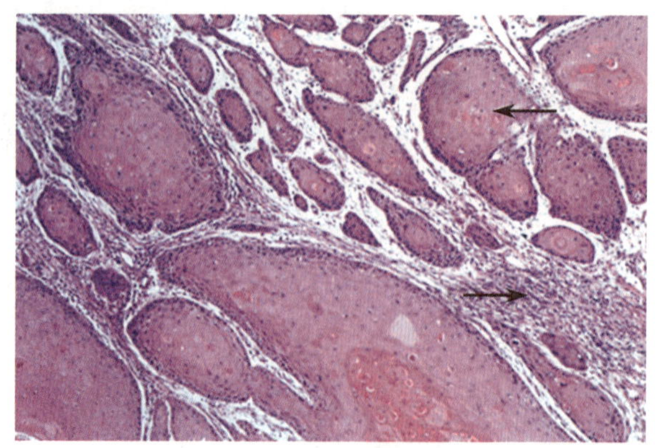

图 5-2 肿瘤的实质和间质（鳞状细胞癌）

左箭头：实质；右箭头：间质

二、肿瘤的异型性

（一）概念

肿瘤的异型性：指肿瘤组织与其起源组织在细胞形态和组织结构上的不同程度的差异。能够反映肿瘤分化成熟的程度，是确定良恶性肿瘤的主要组织学依据。

肿瘤的分化：指肿瘤组织与其起源的正常组织在形态和功能上的相似之处。相似的程度称为分化程度。若两者缺乏相似之处，则称之为未分化。

肿瘤组织与其起源的正常组织相似程度越大，表明肿瘤分化程度越高（分化越成熟或分化好），异型性越小。

（二）异型性表现

1.肿瘤细胞的异型性 良性肿瘤：异型性小，与起源正常细胞相似。

恶性肿瘤：异型性明显（图5-3），主要表现为：

（1）细胞的多形性 大小形态不一，有时可见瘤巨细胞。个别肿瘤如肺小细胞癌，分化差，其瘤细胞大小、形态反而表现为一致性。

（2）细胞核的多形性

a.核体积增大，大小形状不一，可出现双核、多核、巨核。

b.核质比例增大，可达1∶1［正常为（1∶4~1∶6）］。

c.核染色深，染色质呈粗颗粒状，分布不均匀，常堆积在核膜下。

d.核仁明显，数目可增多。

e.核分裂象增多，可出现病理性核分裂象（不对称性、多极性及顿挫型等）（图5-3）。病理性核分裂象的出现对诊断恶性肿瘤具有重要意义。

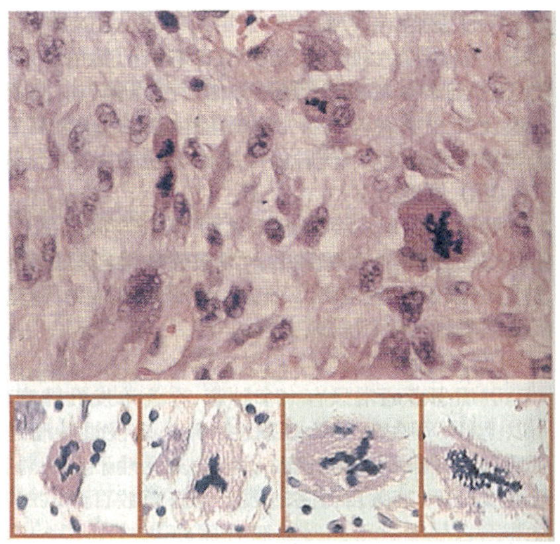

图 5–3 恶性肿瘤的细胞异型性及病理性核分裂象

细胞大小形状不一，可见瘤巨细胞，核大深染，可见病理性核分裂象；
下方自左至右分别为：不对称、3 极、4 极、顿挫型病理性核分裂象

2. 肿瘤组织结构的异型性 肿瘤组织结构的异型性指肿瘤组织在空间排列形式上，与其起源的正常组织的差异。

（1）良性肿瘤 异型性小。仅有组织结构的异型性是良性肿瘤诊断的主要依据。例如，平滑肌瘤细胞的形态与正常平滑肌细胞很相似，但排列与正常平滑肌细胞排列不同，呈编织状或旋涡状。

（2）恶性肿瘤 异型性大。瘤细胞排列紊乱，失去正常的结构和层次，如腺癌中肿瘤细胞排列呈不规则腺样结构（图5–4）。

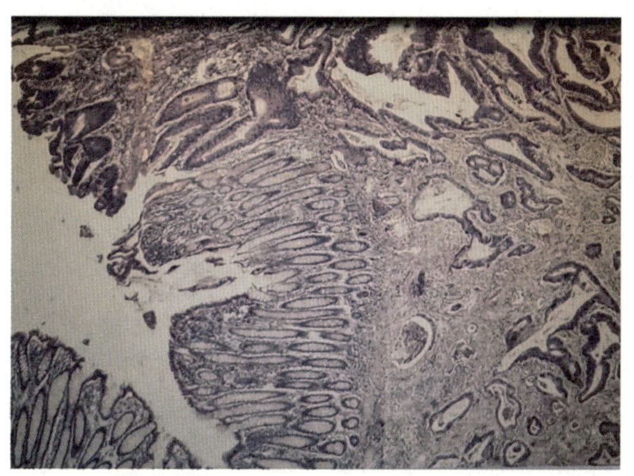

图 5–4 肿瘤组织结构异型性的表现（肠腺癌）

左下角可见正常腺上皮规则排列呈管状，右下角癌细胞排列呈不规则腺样结构，
部分腺体成角或呈筛状

三、肿瘤的生长与扩散

（一）肿瘤的生长

1.肿瘤的生长速度 与肿瘤细胞分化程度的高低、营养状态等有关。

（1）恶性肿瘤分化程度低，生长速度快。

（2）良性肿瘤分化程度高，生长速度慢，可长达几十年。如果良性肿瘤短期内生长加快，应考虑恶变可能。

2.肿瘤的生长方式 与肿瘤的生长部位和良恶性等因素有关，生长方式有三种。

（1）膨胀性生长 大多数良性肿瘤的生长方式。大多形成纤维包膜，与周围组织分界清楚（图5–5）。位于皮下者，可推动，易切除，术后不易复发。

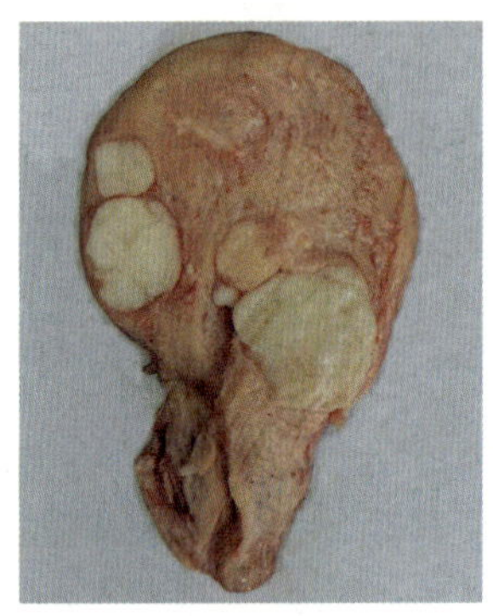

图5–5 良性肿瘤的膨胀性生长（多发性子宫平滑肌瘤）

（2）浸润性生长 大多数恶性肿瘤的生长方式，常呈树根状浸润，与周围组织分界不清，无完整包膜（图5–6）。活动度小，不易切除干净，术后易复发。

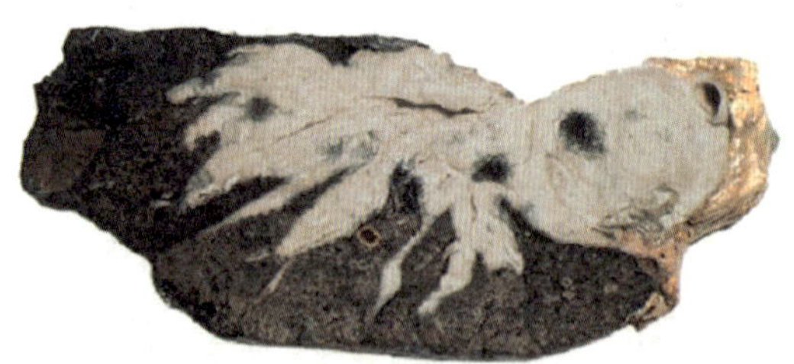

图5–6 恶性肿瘤的浸润性生长（肺癌）

（3）外生性生长 指肿瘤向体表、体腔或管道器官表面生长，呈乳头状、息肉状、蕈状、菜花状等。良、恶性肿瘤都可呈外生性生长，良性肿瘤如皮肤鳞状上皮乳头状瘤。但恶性肿瘤同时还向深部浸润性生长，而表面肿瘤组织常因生长迅速供血不足而坏死脱落呈溃疡状，如溃疡型胃癌。

（二）肿瘤的扩散

恶性肿瘤的特征之一，扩散方式有两种。

1. 直接蔓延 恶性肿瘤由原发部位沿着组织间隙、淋巴管、血管或神经束衣侵袭，破坏邻近的组织、器官并继续生长，称为直接蔓延。例如晚期子宫颈癌蔓延到膀胱和直肠等。

2. 转移 恶性肿瘤细胞从原发部位侵入血管、淋巴管或体腔等，迁徙到其他部位并继续生长，形成与原发瘤同样类型的肿瘤，此过程称为转移。所形成的肿瘤称为转移瘤。转移是恶性肿瘤最重要的生物学特征。转移途径有：

（1）淋巴道转移 癌最常见的转移途径。瘤细胞侵入淋巴管后，可随淋巴引流到达局部淋巴结，并在其内生长繁殖形成转移瘤（图5-7、图5-8）。如肺癌首先转移到肺门淋巴结，乳腺癌转移到同侧腋窝淋巴结等。受累淋巴结增大、变硬。瘤细胞最后可经淋巴导管进入血循环而继发血道转移。

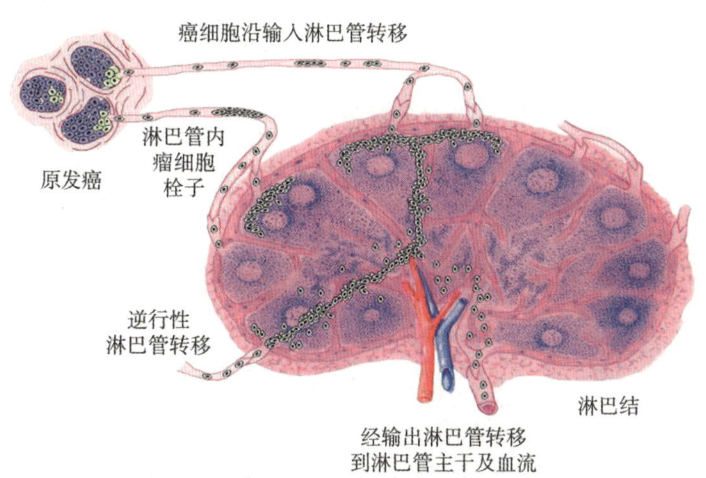

图 5-7 癌的淋巴道转移模式图

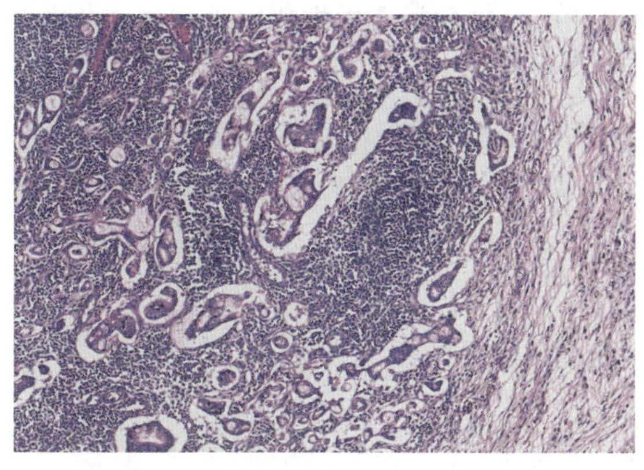

图 5-8 腺癌转移至淋巴结（镜下观）

（2）血道转移　肉瘤最常见的转移途径，癌晚期也可发生血道转移。恶性肿瘤细胞侵入血管后可随血流到达远处器官继续生长形成转移瘤（图5–9、图5–10）。

转移瘤特点：常多个散在分布，边界清楚，多靠近器官的表面。癌细胞多经静脉入血。最常转移部位是肺，其次是肝，再次是骨（图5–11）。

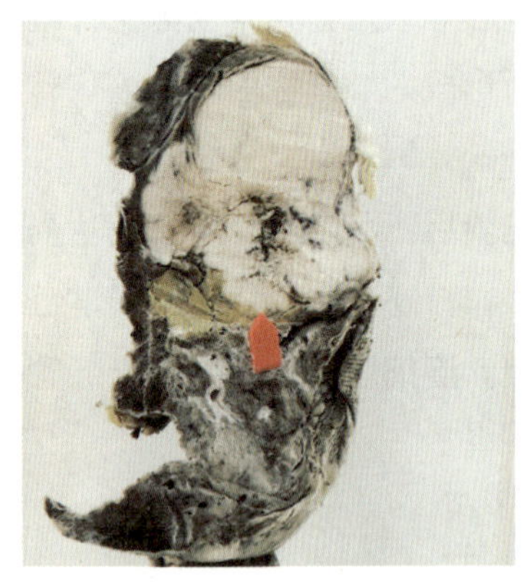

图5–9　肝癌肺转移

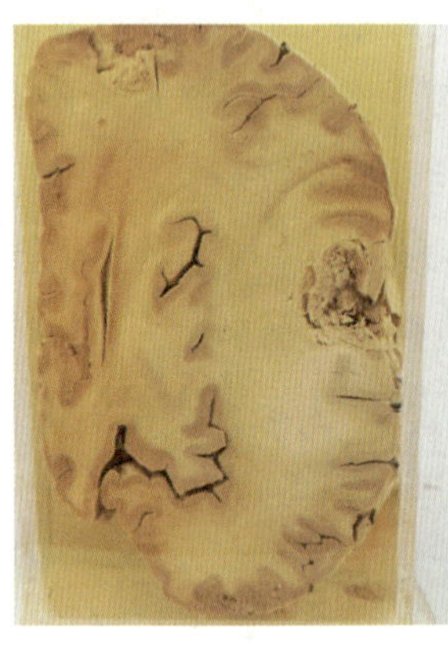

图5–10　肺癌脑转移

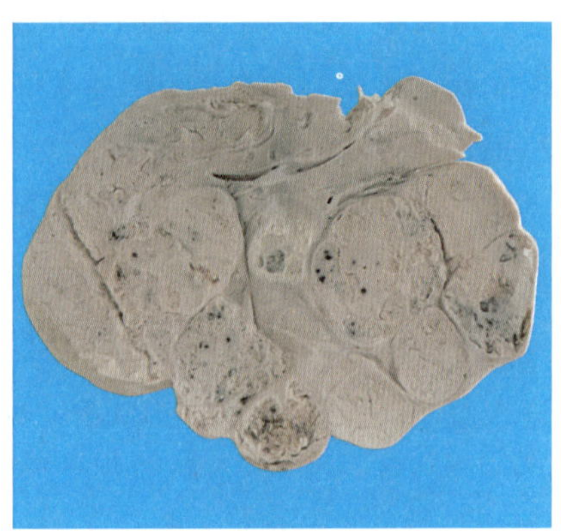

图5–11　肝脏多发转移瘤

（3）种植性转移　体腔内器官的恶性肿瘤浸润至器官表面时，瘤细胞可脱落，像播种一样种植在体腔内各器官的表面，继续生长形成多个转移瘤。如卵巢库肯勃瘤是胃癌突破浆膜种植在卵巢表面形成的转移瘤。

另外，有些肿瘤转移表现出嗜器官性，如前列腺癌好发骨转移。

四、肿瘤的分级与分期

一般用于恶性肿瘤，有助于临床确定诊疗方案、判断预后。

1. 分级　根据恶性肿瘤的分化程度、异型性及核分裂象的数目等对其进行分级。一般分为三级。即Ⅰ级为高分化，低度恶性；Ⅱ级为中分化，中度恶性；Ⅲ级为低分化，高度恶性。

2. 分期　指病程发展的早晚或阶段。根据恶性肿瘤的生长范围及转移等情况进行分期，国际上广泛采用TNM分期系统。

T指原发瘤的大小和范围，随着肿瘤体积的增加和浸润范围的扩大，分别用T_1~T_4表示；N指淋巴结转移情况，未发生淋巴结转移时用N_0表示，随着受累淋巴结程度与范围的增加，分别用N_1~N_3表示；M指血道转移情况，M_0表示无血道转移，M_1表示已发生血道转移。

五、肿瘤对机体的影响

（一）良性肿瘤对机体的影响

1. 局部　主要造成局部压迫和阻塞。如脑膜瘤可压迫脑组织。

2. 全身 主要为内分泌腺来源的良性肿瘤可出现相应激素过多的临床表现，如胰岛细胞瘤分泌胰岛素过多而引起阵发性低血糖。

（二）恶性肿瘤对机体的影响

1. 局部

（1）局部压迫和阻塞。

（2）破坏组织结构 可引起溃疡或空腔器官穿孔。

（3）出血、感染及病理性骨折。如骨肉瘤引起病理性骨折等。

（4）疼痛 压迫或侵犯神经，引起顽固性疼痛。如鼻咽癌侵犯三叉神经引起头痛；晚期肝癌侵犯包膜末梢神经引起肝区剧烈疼痛。

2. 全身

（1）发热 常因继发感染等。

（2）恶病质 指恶性肿瘤晚期患者严重消瘦、乏力、贫血和全身衰竭的状态。

（3）异位内分泌综合征 肿瘤分泌激素引起。

第三节 良性肿瘤与恶性肿瘤的区别

一、主要区别

良性肿瘤与恶性肿瘤的主要区别见表5–2。

表 5–2 良性肿瘤与恶性肿瘤的区别

	良性肿瘤	恶性肿瘤
分化程度	分化好，异型性小	分化差，异型性大
核分裂象	无或稀少，无病理性核分裂象	多见，可见病理性核分裂象
生长速度	缓慢	较快
生成方式	膨胀性生长或外生性生长	浸润性生长或外生性生长
继发性改变	较少发生坏死、出血	常发生坏死、出血、溃疡
转 移	不转移	常有转移
复 发	很少复发	易复发
对机体影响	较小，主要为局部压迫或阻塞	较大，除压迫或阻塞外，还破坏组织器官，并发出血、感染、恶病质等
对机体的影响	较小，主要为局部压迫或阻塞	较大，除压迫阻塞外，可破坏局部组织、合并出血、坏死、感染、恶病质等

二、良恶性肿瘤鉴别的注意事项

（1）相对性　良恶性肿瘤的区别是相对的，需综合生物学行为等才能作出正确判断。如血管瘤虽为良性肿瘤，但呈浸润性生长，与周围边界不清。基底细胞癌归为恶性肿瘤，但很少转移。

（2）可变性　有些良性肿瘤可发生恶性转化，如结肠息肉状腺瘤增生过程中可恶变为腺癌。

（3）存在交界性肿瘤　其组织学形态和（或）生物学行为介于良恶性之间，如卵巢交界性浆液性乳头状囊腺瘤。

第四节　肿瘤的命名与分类

一、肿瘤的命名原则

一般可根据其组织或细胞类型及生物学行为来命名。

（一）良性肿瘤的命名

命名原则：组织来源+“瘤”。

例如：脂肪组织来源的良性肿瘤称为脂肪瘤；腺上皮来源的称为腺瘤。

有时结合肿瘤形态特点，如皮肤鳞状上皮乳头状瘤。

（二）恶性肿瘤的命名

“癌症”泛指所有的恶性肿瘤，包括上皮组织源性和间叶组织源性。

1. 上皮组织的恶性肿瘤　统称为癌。

命名原则：组织来源+“癌”。

例如：鳞状上皮的恶性肿瘤称为鳞状细胞癌；腺上皮的恶性肿瘤称为腺癌。也可结合形态特点命名，如卵巢黏液性囊腺癌。

2. 间叶组织的恶性肿瘤　统称为肉瘤。

命名原则：组织来源+“肉瘤”。

间叶组织包括纤维、脂肪、肌肉、骨、软骨、血管和淋巴管等组织。

例如：纤维肉瘤、脂肪肉瘤等。

3. 同时具有癌和肉瘤两种成分，称为癌肉瘤。

癌与肉瘤的区别主要有（表5-3）。

表 5–3 癌与肉瘤的区别

	癌	肉瘤
组织来源	上皮组织	间叶组织
发病率	较常见，约为肉瘤的9倍，多发生在40岁以上成人	较少见，多发生于青少年
大体特点	灰白色，质较硬、较干燥	灰红色，质较软、湿润、鱼肉状
镜下特点	多形成癌巢，实质与间质分界清楚，纤维组织常有增生	肉瘤细胞多弥散分布，实质与间质分界不清，间质内血管丰富，纤维组织少
网状纤维	见于癌巢周围，癌细胞间多无网状纤维	肉瘤细胞间有丰富的网状纤维
转移	多经淋巴道转移	多经血道转移
免疫组化	细胞角蛋白常阳性	波纹蛋白常阳性

（三）肿瘤的特殊命名

少数肿瘤存在特殊命名，不完全依照上述原则。

1. 母细胞瘤 这些肿瘤的形态类似发育过程中的某种幼稚细胞或组织。

恶性肿瘤占多数，如肾母细胞瘤、神经母细胞瘤、胶质母细胞瘤。

良性肿瘤占少数，如骨母细胞瘤、软骨母细胞瘤。

2. 冠以“恶性”二字的肿瘤 如恶性黑色素瘤、恶性畸胎瘤等。

3. 称为“瘤”或“病”的恶性肿瘤 如精原细胞瘤、多发性骨髓瘤、白血病等。

4. 以人名命名的肿瘤 如尤文肉瘤、霍奇金淋巴瘤等。

5. 以肿瘤细胞的形态命名的肿瘤 如燕麦细胞癌、透明细胞肉瘤等。

6. 后缀“瘤病”的肿瘤 表示肿瘤的多发性，如神经纤维瘤病。

二、肿瘤的分类

主要依据肿瘤实质细胞的类型和生物学行为进行分类，正确分类有利于制定诊疗方案和判断预后。临床广泛使用世界卫生组织制定的WHO肿瘤分类。常见肿瘤的简单分类如下（表5–4）。

表 5–4 常见肿瘤的分类

	良性肿瘤	恶性肿瘤
一、上皮组织		
鳞状细胞	鳞状细胞乳头状瘤	鳞状细胞癌
基底细胞		基底细胞癌
腺上皮细胞	腺瘤	腺癌
尿路上皮（移行细胞）	尿路上皮乳头状瘤	尿路上皮癌

续表

	良性肿瘤	恶性肿瘤
二、间叶组织		
纤维组织	纤维瘤	纤维肉瘤
脂肪	脂肪瘤	脂肪肉瘤
平滑肌	平滑肌瘤	平滑肌肉瘤
横纹肌	横纹肌瘤	横纹肌肉瘤
血管	血管瘤	血管肉瘤
淋巴管	淋巴管瘤	淋巴管肉瘤
软骨	软骨瘤	软骨肉瘤
骨		骨肉瘤
滑膜		滑膜肉瘤
间皮		恶性间皮瘤
三、淋巴造血组织		
淋巴组织		淋巴瘤
造血组织		白血病
四、神经组织和脑脊膜		
胶质细胞	胶质瘤	恶性胶质瘤
神经细胞	节细胞神经瘤	神经母细胞瘤、髓母细胞瘤
脑脊膜	脑膜瘤	恶性脑膜瘤
神经鞘细胞	神经鞘瘤	恶性神经鞘瘤
五、其他		
黑色素细胞		恶性黑色素瘤
胎盘滋养叶细胞	葡萄胎	恶性葡萄胎、绒毛膜上皮癌
生殖细胞		精原细胞瘤
		无性细胞瘤
		胚胎性癌
性腺或胚胎剩件中的全能细胞	畸胎瘤	恶性畸胎瘤

第五节　癌前病变、上皮内瘤变

一、癌前病变

癌前病变（癌前疾病）指某些具有转变为恶性肿瘤潜在可能性的良性病变或疾病。常见的癌前病变有以下几种。

1.黏膜白斑 常发生在口腔、子宫颈、外阴等处黏膜。大体呈白色斑块，镜下可见鳞状上皮过度增生、角化，可出现异型性。长期不愈有可能转变为鳞状细胞癌。

2.纤维囊性增生病 常见于40岁左右的妇女，主要表现为乳腺小叶和导管上皮细胞增生，导管囊性扩张。伴有导管上皮乳头状增生者发生癌变的概率升高。

3.慢性宫颈炎伴宫颈糜烂 宫颈外口处鳞状上皮被子宫颈管内膜柱状上皮取代，伴慢性炎症细胞浸润。

4.慢性萎缩性胃炎及胃溃疡 胃黏膜上皮发生肠上皮化生或不典型增生，在其慢性发展过程中可进展为胃癌。与幽门螺杆菌感染关系密切。慢性胃溃疡边缘增生易癌变。

5.结直肠多发性息肉状腺瘤 较常见，往往有家族史，与遗传因素相关，易癌变。因此，应早发现、早诊断、早治疗。

6.皮肤慢性溃疡 经久不愈的皮肤溃疡，其鳞状上皮细胞增生和非典型增生，可能发展为鳞状细胞癌。

7.其他 肝硬化、非典型痣等。

二、上皮内瘤变

上皮内瘤变（含非典型增生及原位癌）用来描述上皮从非典型增生到原位癌这一连续的过程，用IN表示。可分为上皮内瘤变Ⅰ、Ⅱ、Ⅲ级（图5-12）。

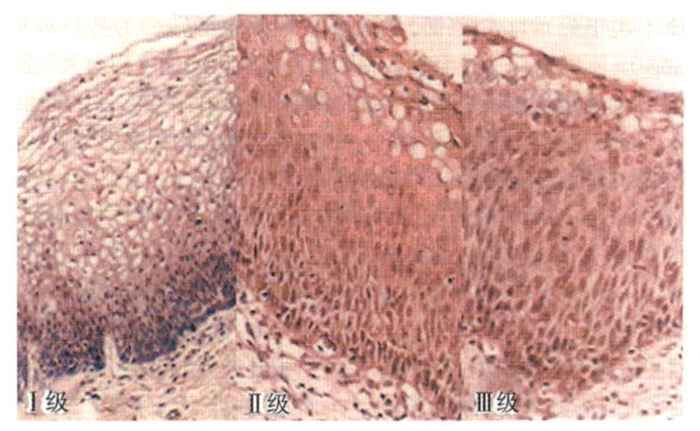

图5-12 宫颈上皮内瘤变

上皮内瘤变Ⅰ级：相当于轻度非典型增生。

上皮内瘤变Ⅱ级：相当于中度非典型增生。

上皮内瘤变Ⅲ级：相当于重度非典型增生和原位癌。

因为重度非典型增生和原位癌在病理切片上有时难以截然划分，但治疗原则基本一致，均归类为上皮内瘤变Ⅲ级后，有利于提高病理诊断的重复性和临床处理一致性。

（一）非典型增生

非典型增生（又称异型增生）是指上皮细胞增生并出现异型性，但还不足以诊断为癌。增生的上皮细胞排列紊乱，出现一定异型性，但一般不见病理性核分裂象。

根据异型性大小和累及范围，可分为轻、中、重度。

轻度非典型增生：异型性小，累及上皮层的下1/3。

中度非典型增生：异型性中等，累及上皮层的下2/3。

重度非典型增生：异型性较大，累及上皮层2/3以上但未达到全层，可进展为原位癌。

（二）原位癌

原位癌是指异型增生的细胞累及上皮的全层，尚未突破基底膜向下浸润。常发生在子宫颈、食管、皮肤等处。原位癌是最早期的癌，尚未发生转移，如能及时发现并治疗，可防止其进展为浸润癌。浸润癌是指癌细胞突破基底膜向下浸润，早期浸润癌是指其浸润深度不超过5mm者。

第六节　肿瘤的原因和发病机制

一、肿瘤的原因

肿瘤的发病原因主要有环境致癌因素和机体内在因素两个方面。

（一）环境致癌因素

1. 化学致癌物　可分为直接致癌物和间接致癌物，多数能诱发体内DNA发生突变，激发肿瘤的形成。现已明确知道的有1000多种，主要的有以下几类。

（1）直接致癌物　较少，是不需在体内进行代谢活化即可致癌的化学物。

1）烷化剂和酰化剂：如环磷酰胺，当其长期应用于抗肿瘤治疗后，可诱发白血病。

2）某些金属元素：如铬可致肺癌，镍可致鼻咽癌和肺癌等。

3）一些非金属元素和有机化合物：如苯可致白血病，氯乙烯可致肝血管肉瘤等。

（2）间接致癌物　多见，是需要在体内（主要是肝脏）代谢活化后才致癌的化学物质。

1）多环芳烃类：存在于石油、煤焦油、工业废气和烟草烟雾中。致癌性较强的是3，4–苯并芘等。肺癌的高发生率与大气污染和吸烟有密切关系。此外，烟熏和烧烤的鱼、肉制品中也含有多环芳烃，长期摄入与胃癌有相关性。

2）芳香胺类和氨基偶氮染料：多存在于染料中。致癌的芳香胺类有乙萘胺等，印染工人长期吸入可致膀胱癌。奶油黄、猩红等氨基偶氮染料，与肝癌、膀胱癌有关。

3）亚硝胺类：致癌性强、致癌谱广，可诱发多器官肿瘤，如食管癌、胃癌、肝癌、肺癌和鼻咽癌等。食品保存剂和着色剂、腌制肉制品及变质食品中含亚硝酸盐。我国河南林县食管癌高发、广东鼻咽癌高发，与食物中的亚硝胺含量高有一定相关性。

4）真菌霉素：黄曲霉素广泛存在于霉变食品中，其中黄曲霉素B_1致癌性最强，通过肝脏代谢产生致癌性强的环氧化物而诱发肝细胞癌。

2. 物理致癌物 主要有紫外线和电离辐射（包括X射线、γ射线和粒子辐射等）等。长期接触X射线和放射性元素且防护不当，可诱发皮肤癌、白血病、肺癌和骨肉瘤等。长期照射紫外线，也可引起皮肤鳞状细胞癌、基底细胞癌和恶性黑色素瘤。

3. 生物致癌物

（1）细菌 如幽门螺杆菌（HP）与慢性胃炎、胃癌和胃黏膜B细胞淋巴瘤有关。

（2）病毒 如人类乳头状瘤病毒（HPV）感染与子宫颈等处的鳞状细胞癌及乳腺癌有关；疱疹病毒、EB病毒感染与白血病、乳腺癌、霍奇金淋巴瘤、鼻咽癌等有关；乙型肝炎患者发生肝癌的概率明显升高。

（3）寄生虫 如日本血吸虫病与结肠癌的发生有关，华支睾吸虫病与肝癌的发生有关。

（二）内在因素

1. 遗传因素 主要表现为对致癌因素的易感性或倾向性，少数肿瘤才可直接遗传。

（1）呈常染色体显性遗传的肿瘤 如结肠多发性息肉状腺瘤、视网膜母细胞瘤等。遗传因素在这些肿瘤中起决定作用，故有明显的家族病史。

（2）呈常染色体隐性遗传的肿瘤 如着色性干皮病患者易患皮肤癌、毛细血管扩张性共济失调症患者易患白血病、淋巴瘤等。

（3）遗传因素与环境因素协同作用 如乳腺癌、胃肠癌、食管癌、肝癌、鼻咽癌、白血病、子宫内膜癌、前列腺癌、恶性黑色素瘤等具有遗传倾向性和易感性，即遗传因素和致癌因素协同作用，导致肿瘤发生。

2. 免疫因素 当机体免疫力降低，如长期使用免疫抑制剂、大量应用放化疗、患免疫缺陷疾病（如艾滋病）等，恶性肿瘤的发病率显著升高。

3. 种族因素 如白种人易患乳腺癌，非洲黑人易患皮肤癌等。我国广东省、广西壮族自治区好发鼻咽癌。

4. 性别、年龄因素 乳腺癌、胆囊癌等好发于女性患者；肺癌、肝癌、鼻咽癌等好发于男性患者。视网膜母细胞瘤、肾母细胞瘤多见于儿童；骨肉瘤多见于青少年；而大部分癌则多见于老年人。

5. 激素因素 如子宫内膜癌、乳腺癌等与雌激素分泌过多有关。

二、肿瘤的发病机制

肿瘤的发病机制一直是医学研究的难点和热点，其发病机制尚未研究透彻。

目前认为，肿瘤的发生发展是机体细胞受多因素影响、多基因参与、多步骤、长期逐步演变的过程。各种环境致癌因素和内在致癌因素引起组织细胞非致死性DNA损害，从而激活原癌基因和（或）灭活肿瘤抑制基因，凋亡调节基因、DNA修复基因等发生改变，使细胞发生恶性转化，克隆性增殖并获得浸润和转移的能力，肿瘤形成。

目前，分子生物学技术（核酸分子杂交、重组DNA技术、聚合酶链式反应、DNA测序技术与生物芯片技术等）在肿瘤基因分析和基因诊断等领域的研究应用，对肿瘤的靶向治疗等起到重大作用。

第七节　肿瘤的防护原则

一、预防致癌因素的作用

针对已知致癌因素，普及防癌知识，选择宜居环境，做好职业防护。戒除吸烟、酗酒等不良习惯，不吃霉变食物等。

二、增强机体的免疫力

选择健康生活方式，合理营养、健康膳食，适当运动，愉悦身心。诊治过程中保持积极健康心态。

三、早发现、早诊断、早治疗

定期体检，定时肿瘤筛查，接种疫苗等。例如，注射人乳头状瘤病毒疫苗可有效预防宫颈癌，适当处理慢性宫颈炎及宫颈柱状上皮细胞异位等癌前病变，通过宫颈脱落细胞学检查筛查出上皮内瘤变甚至癌，尽早治疗，对宫颈癌的防治非常有利。

第八节　常见肿瘤举例

一、上皮组织肿瘤

最常见，来源包括被覆上皮（鳞状上皮、移行上皮等）和腺上皮。

（一）上皮组织良性肿瘤

1. 乳头状瘤

来源：被覆上皮，多见于体表皮肤、膀胱。

肉眼观：乳头状，外生性生长，常有蒂与正常组织相连（图5–13）。

镜下观：乳头的轴心由血管和结缔组织等构成，表面覆盖增生上皮（肿瘤细胞）（图5–14）。

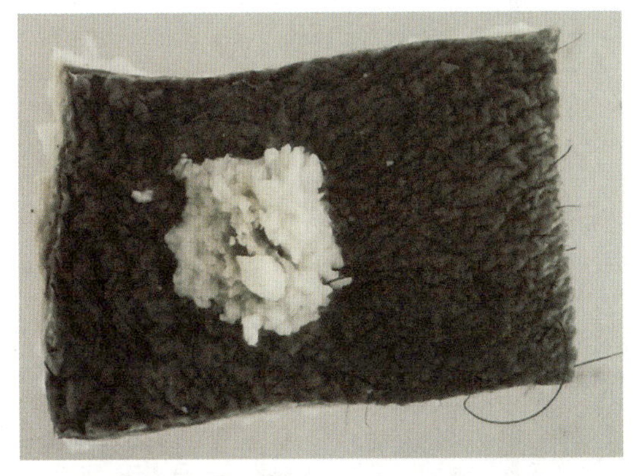

图 5–13 皮肤鳞状上皮乳头状瘤（肉眼观）

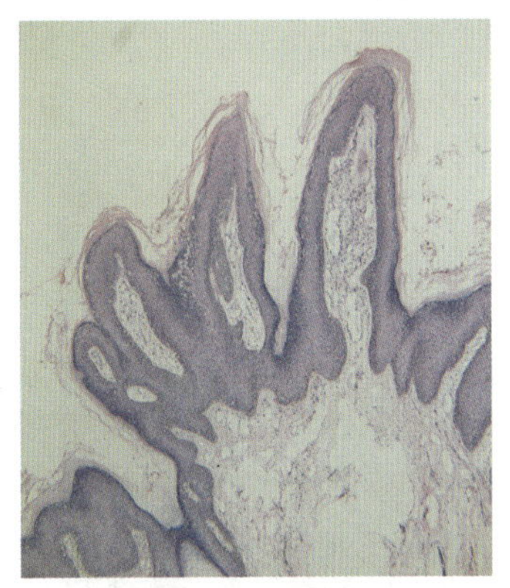

图 5–14 皮肤鳞状上皮乳头状瘤（镜下观）

2. 腺瘤

来源：腺上皮，多见于甲状腺、卵巢、乳腺、涎腺和肠黏膜等。

肉眼观：外生性生长呈息肉状（图5–15）；膨胀性生长呈结节状，常有包膜。

镜下观：典型腺瘤细胞异型性不明显，但腺体数量明显增多，腺体大小形态不一，如肠腺瘤（图5–16）。若腺瘤伴有大量的纤维结缔组织增生，称纤维腺瘤，常见于乳腺；若腺瘤分泌物过多使腺腔扩大成囊状，称囊腺瘤，常见于卵巢。

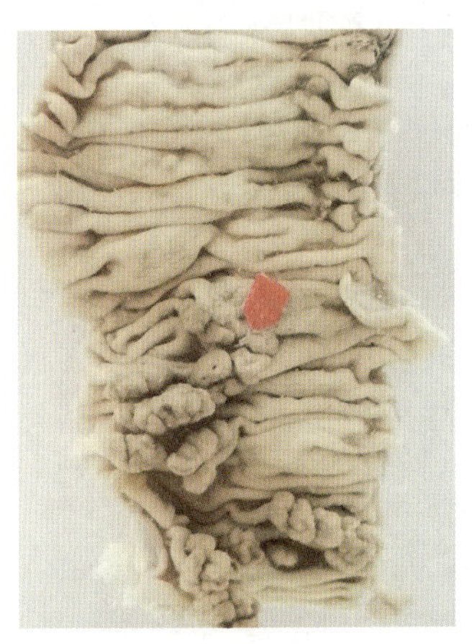

图 5–15 结肠多发性息肉状腺瘤（肉眼观）

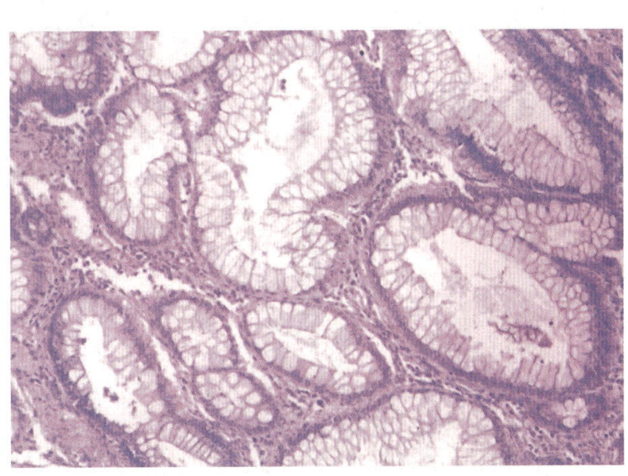

图 5–16 结肠息肉状腺瘤（镜下观）

（二）上皮组织恶性肿瘤

1. 鳞状细胞癌

来源：鳞状上皮，多见于皮肤、口腔、食管、子宫颈、阴道等部位；也可见于鳞状上皮化生的部位，如支气管、胆囊等。

肉眼观：灰白色，质硬，常呈菜花状，可伴出血坏死、溃疡形成（图5-17）。

镜下观：形成癌巢，与间质分界清楚，高分化鳞癌癌细胞间可见细胞间桥，癌巢中央可出现红染层状角化物，称为角化珠或癌珠（图5-18）。低分化鳞癌无角化珠形成，细胞间桥少或无。

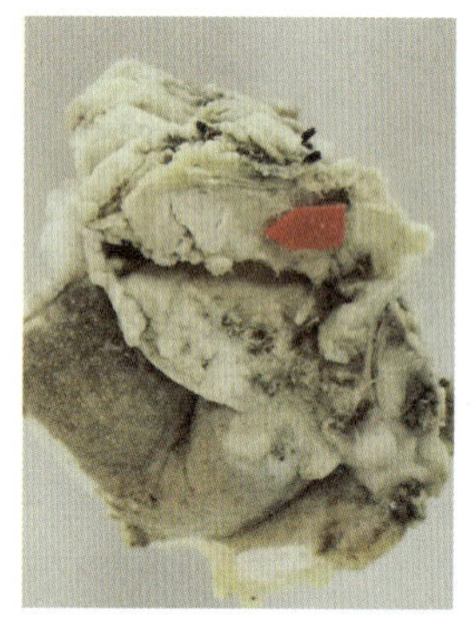

图 5-17　皮肤鳞状细胞癌（肉眼观）

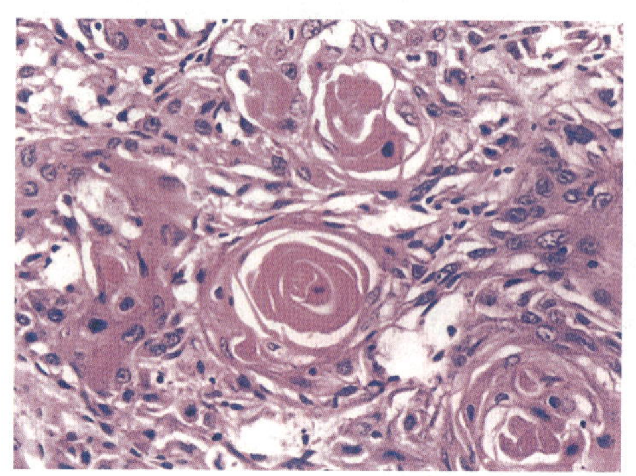

图 5-18　高分化鳞状细胞癌（镜下观）

2. 腺癌

来源：腺上皮，常见于胃肠道、肺、乳腺、甲状腺等。

肉眼观：多呈息肉状、结节状或溃疡状（图5-19）。

镜下观：癌细胞形成大小不等、形状不一、排列不规则的异型腺体（图5-20）。高分化腺癌的异型腺体较多；低分化腺癌常呈弥漫实性片状分布，异型腺体较少。当腺癌伴有大量乳头状结构时称为乳头状腺癌；腺腔高度扩张呈囊状时称为囊腺癌。

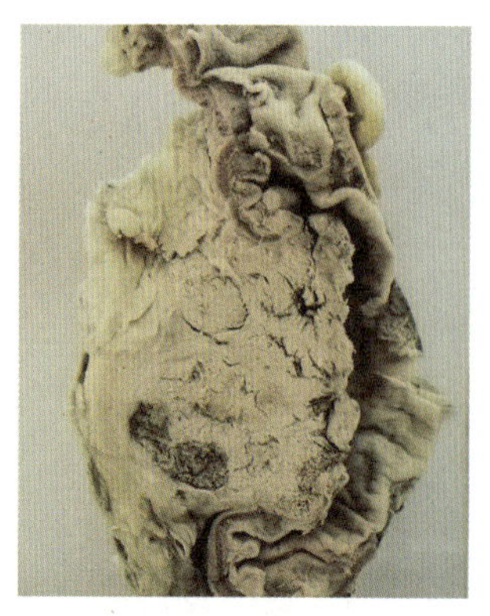

图 5-19　结肠腺癌（肉眼观）

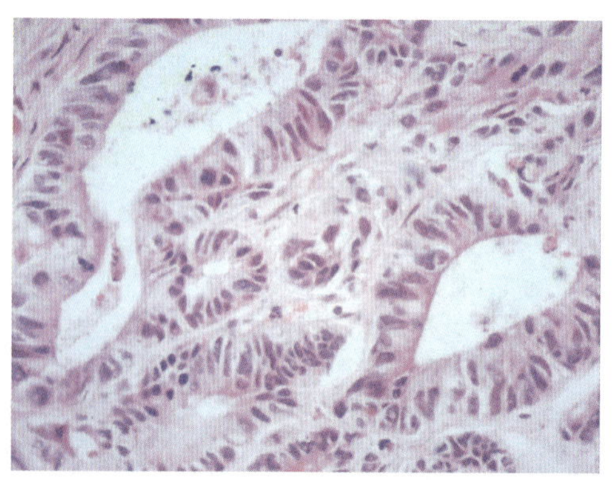

图 5-20　肠腺癌（镜下观）

特殊：分泌大量黏液的腺癌称为黏液癌，又称为胶样癌，常见于胃和大肠。大体上呈灰白色，湿润，半透明如胶冻样。镜下可见腺腔扩张，含大量黏液（图5–21）。有时黏液聚集在癌细胞内，将核挤向一侧，使癌细胞呈印戒状，称之为印戒细胞。以印戒细胞为主要成分的癌称为印戒细胞癌。

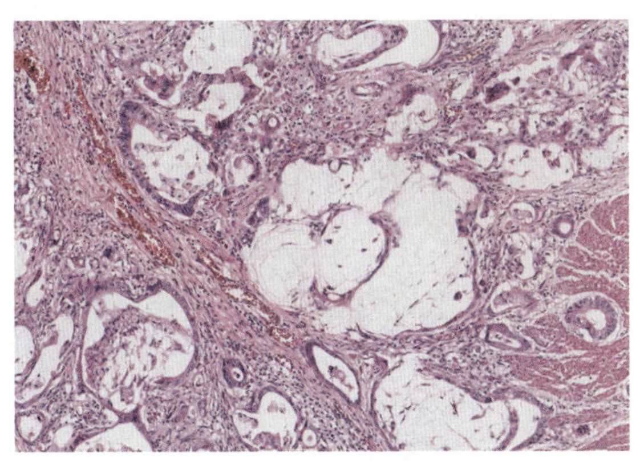

图 5–21 黏液腺癌（镜下观）

3.基底细胞癌

来源：表皮基底细胞。多见于老年人面部如眼睑、颊及鼻翼等。

肉眼观：常呈溃疡状。

镜下观：癌巢由深染的基底细胞样癌细胞构成。此癌低度恶性，生长缓慢，表面常形成溃疡，浸润破坏深层组织，但很少发生转移，对放射治疗敏感。

4.移行细胞癌

来源：移行上皮。发生于膀胱、肾盂、输尿管等部位。临床主要表现为无痛性血尿，术后易复发。

肉眼观：常多发，乳头状或菜花状，可形成溃疡或浸润深部组织。

镜下观：癌细胞似移行上皮，呈多层排列，异型性明显。

二、间叶组织肿瘤

种类较多，良性肿瘤较常见，恶性肿瘤不常见。

（一）间叶组织良性肿瘤

1.脂肪瘤

来源：脂肪组织，常见于背、肩、颈及四肢近端的皮下组织。是最常见的良性软组织肿瘤。

肉眼观：分叶状，有包膜，质地柔软，切面呈黄色，有油腻感。肿瘤体积大小不一，常单发，可多发（图5–22）。

镜下观：肿瘤细胞与正常的脂肪细胞相似，有包膜和纤维间隔（图5–23）。手术易切除。极少恶变。

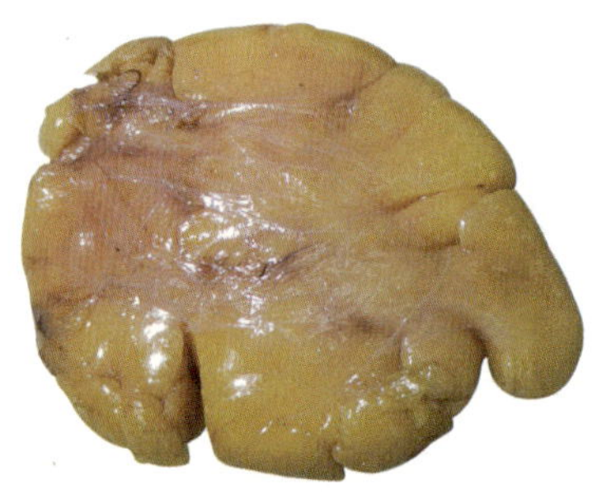

图5–22 脂肪瘤（肉眼观）

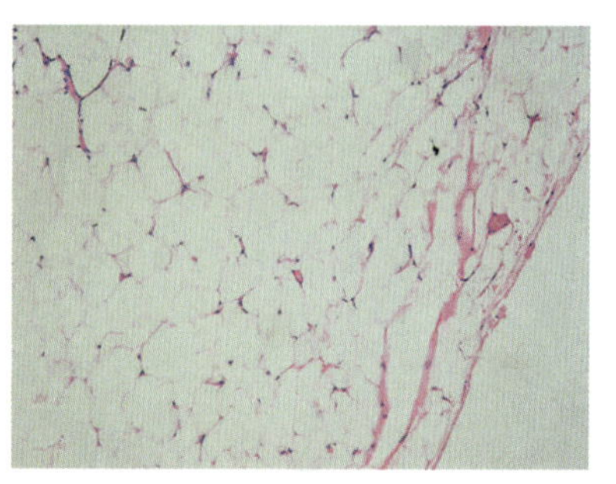

图5–23 脂肪瘤（镜下观）

2. 纤维瘤

来源：纤维细胞，常见于四肢及躯干皮下。此瘤生长缓慢，术后不易复发。

肉眼观：结节状，包膜完整，质地硬韧，切面灰白色，编织状（图5–24）。

镜下观：肿瘤细胞与正常的纤维细胞相似，纤维排列成束状、编织状（图5–25）。

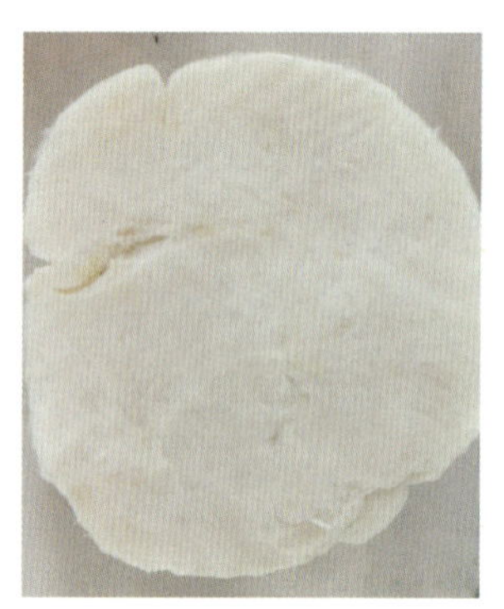

图5–24 纤维瘤

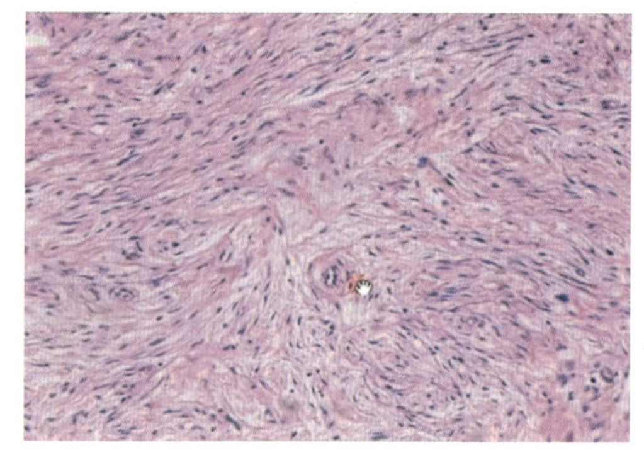

图5–25 纤维瘤（镜下观）

3. 脉管瘤 分为血管瘤和淋巴管瘤，其中以血管瘤最为常见。

来源：脉管先天性错构，常见于儿童。多见于皮肤、面、颈、唇、舌等部位。

（1）血管瘤 可随生长发育而增大，成年后一般停止进展或自然消退。

肉眼观：平坦或隆起斑块，紫红色或淡红色；在器官内的多呈结节状。

镜下观：血管增生，呈浸润性生长，无包膜，界限不清。可分3种类型，即毛细血管瘤、海绵状血管瘤和两者并存的混合型血管瘤。

（2）淋巴管瘤

肉眼观：淋巴管可呈囊性扩大并互相融合，又称囊状水瘤，多见于小儿。

镜下观：由增生的淋巴管构成，内含淋巴液。

4. 平滑肌瘤

来源：平滑肌细胞，常见于子宫、胃肠道等部位。

肉眼观：结节状，境界清楚，质地坚韧，切面灰白色，编织状或漩涡状（图5–26）。

镜下观：瘤细胞似正常平滑肌细胞，核呈长杆状，两端钝圆。排列成不规则束状或编织状（图5–27）。

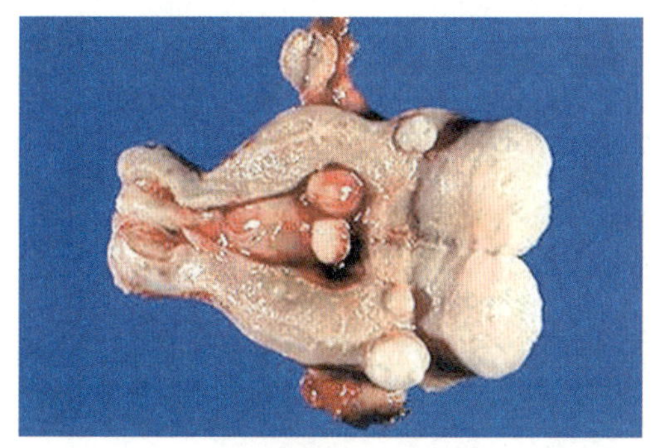

图5–26 子宫多发性平滑肌瘤（肉眼观）

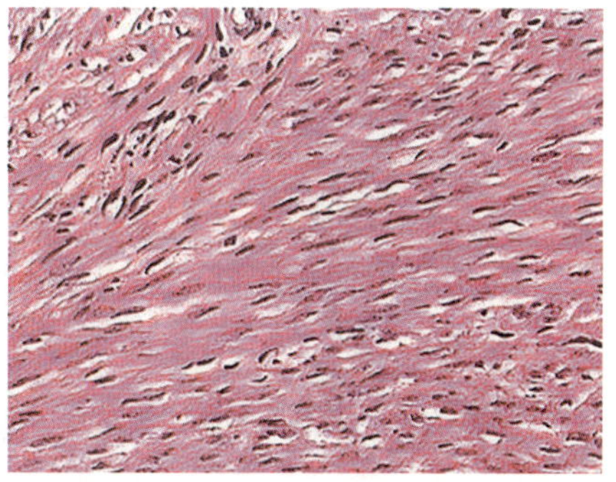

图5–27 子宫平滑肌瘤（镜下观）

（二）间叶组织恶性肿瘤

1. 脂肪肉瘤

来源：原始间叶组织。常发生在大腿及腹膜后的深部软组织。多见于40岁以上的成年人。

肉眼观：多呈结节状或分叶状，黄红色，有油腻感，有时可呈鱼肉状或黏液样。

镜下观：肿瘤细胞形态多种多样，以出现异型性明显和多样性的脂肪母细胞为特点，胞质内可见多少不等、大小不一的脂质空泡，脂肪空泡挤压深染异型的胞核，形成压迹（图5–28）。

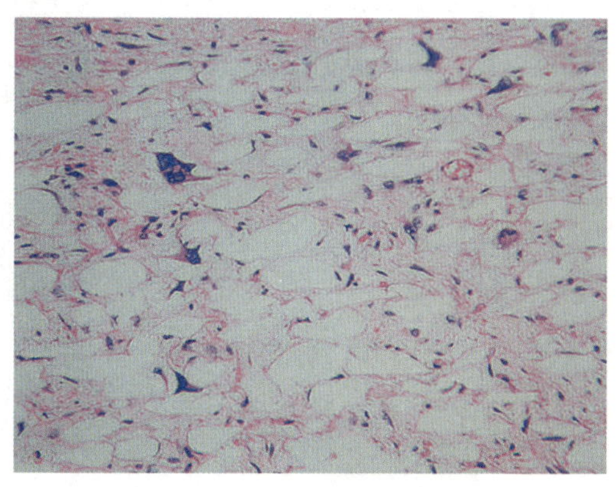

图5–28 脂肪肉瘤（镜下观）

2. 纤维肉瘤

来源：成纤维细胞。好发于四肢皮下组织。

肉眼观：结节状，可有假包膜。切面呈灰白色，鱼肉状，常伴出血、坏死（图5-29）。

镜下观：肿瘤细胞呈梭形或椭圆形，具有不同程度的异型性，排列成束状、编织状或明显紊乱（图5-30）。

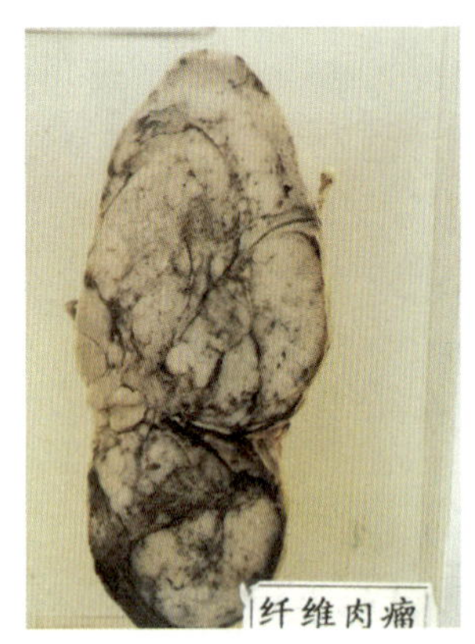

图5-29　纤维肉瘤（肉眼观）

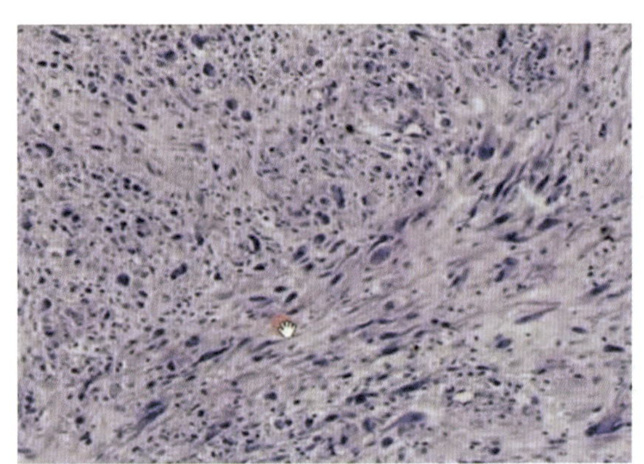

图5-30　纤维肉瘤（镜下观）

3. 平滑肌肉瘤

来源：平滑肌细胞。多见于子宫及胃肠道等。中老年人多见。

肉眼观：多呈不规则的结节状，切面呈灰白色或灰红色，常并发出血、坏死、囊性变。

镜下观：肉瘤细胞多呈梭形，核大异型，常出现病理性核分裂象。排列成束状、编织状或明显紊乱。

4. 骨肉瘤

来源：骨组织。好发于四肢长骨，多见于股骨下端和胫骨上端。青少年多见。骨肉瘤为最常见的骨恶性肿瘤。骨肉瘤恶性程度很高，生长迅速，发现时常已发生血道转移。

肉眼观：肿瘤既向骨髓腔生长，也向外长成骨膜下肿块，切面灰白色，鱼肉状，常伴有出血、坏死，骨质破坏（图5-31）。肿瘤表面的骨外膜常被瘤组织掀起。肿瘤上下两端的骨皮质和掀起的骨外膜之间形成三角形隆起，在X线检查中称为Codman三角，具有诊断意义。

镜下观：骨肉瘤细胞呈梭形或多边形，异型性明显，可直接形成肿瘤性骨样组织或骨组织。这是诊断骨肉瘤最重要的组织学依据。

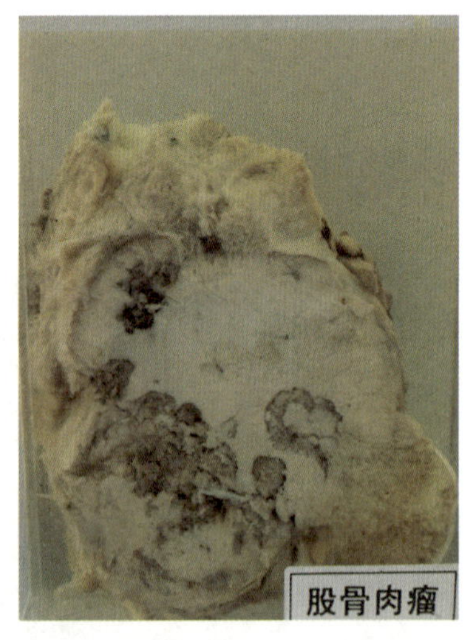

图5-31　股骨骨肉瘤（肉眼观）

三、神经外胚叶源性肿瘤

1. 中枢神经系统肿瘤 以胶质细胞瘤和脑膜瘤最常见。胶质细胞瘤中以星形细胞瘤占多数，其次为脑膜瘤。无论肿瘤分化程度如何，都可引起明显症状。

2. 周围神经系统肿瘤 均起源于神经鞘细胞，主要有神经纤维瘤与神经鞘瘤。

3. 视网膜母细胞瘤 来源：视网膜胚基的恶性肿瘤。绝大多数属常染色体显性遗传性疾病，发生于3岁以内儿童。

肉眼观：灰白色或黄色的结节状肿物，切面有明显的出血或坏死，并可见钙化点。

镜下观：肿瘤由小圆形细胞构成，核圆形深染，胞质少。有的瘤细胞围成一个空腔，作放射状排列，称为“菊形团”。

四、黑痣与黑色素瘤

1. 黑痣（色素痣）

来源：皮肤的黑色素细胞，为良性增生性病变。

肉眼观：隆起或扁平的黑色斑块，有或无毛发。

镜下观：由含黑色素的痣细胞构成。可分为皮内痣、交界痣和两者兼有的混合痣。交界痣的痣细胞位于表皮与真皮交界处，痣恶变者多为此型。

2. 黑色素瘤

来源：皮肤的黑色素细胞，高度恶性肿瘤，可由痣恶变而来，或一开始即为恶性。除皮肤外，也见于眼、肛门等处。早期即可发生广泛的淋巴道、血道转移，对放疗不敏感，预后差。

肉眼观：常为黑色肿块（图5–32）。

镜下观：瘤细胞质内常有黑色素。不含黑色素者称无色素性黑色素瘤。

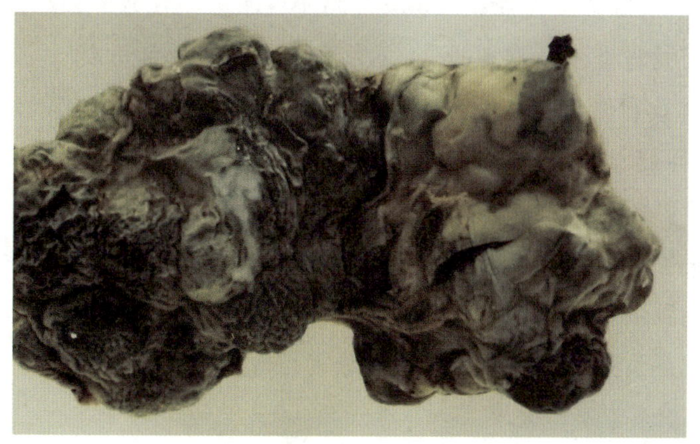

图 5–32 恶性黑色素瘤（肉眼观）

五、多种组织构成的肿瘤

（一）畸胎瘤

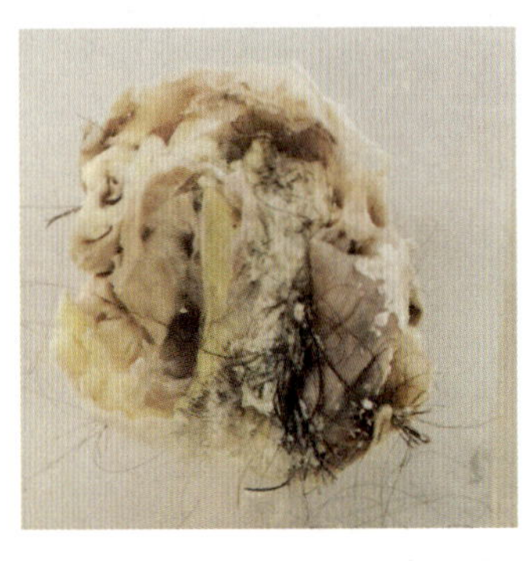
图 5–33　卵巢成熟型畸胎瘤

由3个胚层来源的组织构成。常见于卵巢、睾丸。

1. 良性（成熟型）畸胎瘤　是畸胎瘤较常见类型，分化成熟，多形成囊腔。瘤的成分以外胚叶衍化物为主，如皮肤及其附件和牙齿等。囊腔内可有大量角质、毛发和皮脂，多见于卵巢（图5–33）。

2. 恶性（未成熟型）畸胎瘤　常见于睾丸。镜下见3个胚叶成分的衍化物，分化成熟程度不一。

（二）肾母细胞瘤（Wilms瘤）

来源：肾内残留的胚胎组织。多见于5岁以下儿童。腹部一侧肿块是最常见症状，肿瘤除局部浸润外，可早期转移至肺、肝等。

肉眼观：常累及单肾，可大如小儿头，球形、界清、软，可见出血、坏死。

镜下观：瘤细胞成分多样，瘤细胞呈梭形，有肾小球样、肾小管样结构，也可见横纹肌、平滑肌、软骨、骨组织等。

（三）癌肉瘤

指同一肿瘤中既有癌成分又有肉瘤成分。通常含癌和肉瘤的成分各一种。

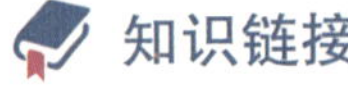
知识链接

防治肿瘤，人人有责

《中共中央关于制定国民经济和社会发展第十四个五年规划和二〇三五年远景目标的建议》提出“全面推进健康中国建设”，要求坚持预防为主的方针。习近平总书记指出，预防是最经济最有效的健康策略。2018年全球癌症新发病例达1810万，每年的4月15日为中国抗癌日。4月15日~21日是全国肿瘤防治宣传周，防治肿瘤与我们的生活息息相关。医学生不仅要做医学知识的应用者，还要做医学知识的传播者。

我们不仅要关注肿瘤患者身体上的疾病，还要加强对患者的人文关怀。“每个人的心里都有这样一束温暖的阳光，你给予别人的越多，自己得到的也越多。”我们要学会换位思考，帮助患者疏导负面情绪，树立积极健康的信念，通过医疗技术与人文关怀相结合，提升医疗效果，维护患者身心健康。

众多医务工作者和科学家致力于肿瘤防治的研究工作。例如马丁院士致力于人乳头状瘤病毒检测和疫苗国产化领域的研究，为国人提供便宜有效的国产疫苗，自2022年始各地陆续为适龄女生开展人乳头状瘤病毒疫苗的免费接种，对宫颈癌的防治非常有利，这激励我们要不断探索创新，造福社会。

（吴敏燕）

目标检测

答案解析

一、单选题

1. 肿瘤分化程度高是指（　　）

A. 高度恶性的肿瘤　　B. 有明显的异型性

C. 肿瘤间质有淋巴细胞浸润　　D. 不容易引起器官的破坏

E. 与起源组织相似

2. 肿瘤性增生与炎症性增生的根本区别在于（　　）

A. 形成肿块　　B. 细胞分化不成熟

C. 生长速度快　　D. 细胞增殖活跃

E. 有核分裂象

3. 不属于癌前病变的是（　　）

A. 慢性萎缩性胃炎　　B. 肝硬化

C. 肝囊肿　　D. 乳腺纤维囊性病

E. 慢性宫颈炎

4. 原位癌与浸润癌的主要区别在于（　　）

A. 是否突破基底膜　　B. 边界清晰程度

C. 肿瘤大小　　D. 有无转移

E. 淋巴管有无癌栓

5. 判断肿瘤的良性与恶性，最有诊断意义的是（　　）

A. 生长速度　　B. 对机体影响

C. 肿瘤的异型性　　D. 生长方式

E. 出血和坏死

6. 癌与肉瘤的主要区别是（　　）

A. 浸润性生长　　B. 异型性明显

C. 经血道转移　　D. 组织来源

E. 肿瘤大小

7. 下列关于肉瘤的说法，下列错误的是（　　）

A. 瘤细胞弥漫分布　　B. 生长迅速

C. 起源于上皮组织　　D. 血管丰富

E. 鱼肉样

8. 下列不属于癌的特点的是（　　）

A. 肿瘤细胞排列成巢　　B. 肿瘤细胞弥漫分布

C. 灰白质硬　　D. 常经淋巴道转移

E. 来源于上皮组织

9. 下列肿瘤为恶性的是（　　）

A. 乳头状瘤　　B. 纤维瘤

C. 腺瘤　　D. 毛细血管瘤

E. 黑色素瘤

10. 以下肿瘤与人乳头状瘤病毒关系密切的是（　　）

A. 前列腺癌　　B. 宫颈癌

C. 鼻咽癌　　D. 胃癌

E. 大肠癌

二、简答题

1. 简述良性肿瘤与恶性肿瘤的区别。

2. 简述癌与肉瘤的区别。

书网融合……

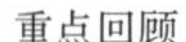

重点回顾

习题

第六章　水、电解质代谢紊乱

PPT

学习目标

1. 重点掌握各种类型脱水的概念及其对机体的影响；水肿的概念及发病机制；低钾血症和高钾血症的概念及其对机体的影响。

2. 学会通过病史和实验室检查对水、电解质代谢紊乱进行判断，学会分析水、电解质代谢紊乱的基本机制。

3. 培养在临床治疗、护理工作中的逻辑思维能力、实事求是的医学态度和认真严谨的医学作风。

岗位情景模拟

情景描述　患儿，男，6岁，呕吐、腹泻2天。每日腹泻10余次，为水样便。呕吐5~6次，感觉口渴，饮水较多，尿少。在当地卫生院就诊，给予抗生素和葡萄糖溶液静脉滴注治疗，尿量逐渐增多，无口渴感。2天后出现眼窝凹陷、皮肤弹性极差、头晕、脉搏细速、尿量显著减少。

讨论　患儿就诊前和就诊后出现了哪种类型的脱水？运用所学病理学知识，解释所发生脱水类型的原因和发病机制。

体液包括水和溶解于其中的溶质，广泛分布于细胞内外。成人的体液总量约占体重的60%，其中细胞内液约占40%，细胞外液约占20%（包括5%的血浆和15%的组织液）。体液中的主要溶质有钠、钾、钙、镁、磷等无机物和葡萄糖、尿素、蛋白质等有机物，其中的无机盐、酸和碱等成分是以离子形式存在的，统称电解质。细胞外液的主要阳离子是钠离子，血清钠浓度的正常值是130~150mmol/L，血浆渗透压的正常值是280~310mmol/L。细胞内液的主要阳离子是钾离子，血清钾浓度的正常值是3.5~5.5mmol/L。体液的相对恒定对维持细胞的正常功能、机体的新陈代谢等生命活动非常重要。许多疾病和外界环境的剧烈变化常引起水、电解质平衡的紊乱，如不能及时纠正，将引起严重后果，甚至危及生命。

因此，正确掌握水、电解质代谢紊乱的发病机制、演变规律和纠正措施，对疾病的防治非常重要。

第一节 水、钠代谢紊乱

水、钠代谢紊乱往往同时或先后发生，并相互影响。根据水、钠在体内减少或增多分为两大类：水钠在体内减少的为脱水；水钠在体内增多的有水中毒、水肿和盐中毒。

一、脱水

脱水是指体液容量明显减少并出现一系列功能、代谢紊乱的病理过程。按细胞外液渗透压的不同，分为高渗性脱水、低渗性脱水和等渗性脱水。

（一）高渗性脱水

失水多于失钠，血清钠浓度>150mmol/L，血浆渗透压>310mmol/L，称高渗性脱水，又称低容量性高钠血症。

1.原因和发病机制

（1）失水过多 ①经皮肤失水：高热、大量出汗和甲状腺功能亢进时，可通过皮肤丢失大量低渗液体。②经消化道失水：严重呕吐、腹泻等可引起等渗或含钠量低的消化液大量丢失。③经肾失水：中枢性尿崩症时因抗利尿激素（ADH）产生和释放不足，或肾性尿崩症时因远曲小管和集合管对ADH的反应性降低，均导致肾脏排出大量水分，其中只含很少量的钠；反复静脉输入甘露醇、尿素、高渗葡萄糖，可因肾小管液渗透压升高而引起渗透性利尿，排水多于排钠。④经呼吸道失水：各种原因引起的过度通气，如癔病和代谢性酸中毒，通过呼吸道丢失大量水分。

（2）饮水不足 ①水源断绝：如沙漠迷路。②不能饮水：如昏迷或频繁呕吐的患者。③渴感障碍：如下丘脑口渴中枢损害等。

2.对机体的影响

（1）口渴 因失水多于失钠，细胞外液渗透压升高，刺激口渴中枢，产生口渴感觉。

（2）少尿 由于细胞外液渗透压升高，刺激下丘脑渗透压感受器，ADH分泌增多，肾脏对水的重吸收增多，使尿量减少而尿比重升高。

（3）细胞脱水 由于细胞外液渗透压升高，水分从渗透压相对较低的细胞内向细胞外转移而引起细胞内脱水，因而高渗性脱水时细胞内、外液都减少。由于脑细胞脱水可引起中枢神经系统功能障碍，患者可出现幻觉、嗜睡、抽搐、昏迷，甚至死亡。脑体积因脱水而显著缩小时，硬脑膜与脑皮质之间的血管受到牵拉，可导致静脉破裂而出现局部脑出血或蛛网膜下腔出血。

（4）脱水热　脱水严重的病例，尤其是小儿，由于从皮肤蒸发的水分减少，散热减少，可发生脱水热。

3. 防治原则

（1）去除病因，积极防治原发疾病。

（2）补充水分为主，不能口服者静脉输入5%～10%葡萄糖溶液。患者也有钠的丢失，还应补充一定量的含钠溶液，以免发生低渗性脱水。

（二）低渗性脱水

失钠多于失水，血清钠浓度<130mmol/L，血浆渗透压<280mmol/L，称低渗性脱水，又称低容量性低钠血症。

1. 原因和发病机制　任何原因引起的体液丢失过多，只补充水分而未适当补充钠盐，均可导致低渗性脱水。

（1）肾性原因　长期使用呋塞米等排钠利尿剂、醛固酮分泌不足或肾小管对醛固酮反应性下降，使肾小管重吸收钠减少，钠随尿排出过多，如果只补充水分而未适当补充钠盐，可导致低渗性脱水。

（2）肾外性原因　严重的呕吐、腹泻、胃肠引流和大面积烧伤、大量出汗等只补充水分而未适当补充钠盐。

2. 对机体的影响

（1）无口渴　因失钠多于失水，细胞外液渗透压降低，抑制口渴中枢，早期无口渴感。

（2）低渗尿　细胞外液渗透压降低使ADH分泌减少，肾脏对水的重吸收减少，早期出现低渗尿，但尿量减少不明显，晚期尿量可明显减少。

（3）细胞水肿　由于细胞外液渗透压降低，水分从细胞外向细胞内转移，造成细胞内水肿，因而低渗性脱水时细胞内液增多而细胞外液减少。脑细胞水肿可引起颅内高压，肺水肿可引起呼吸困难。

（4）脱水征　由于组织液的减少比血浆的减少更明显。患者可出现皮肤弹性减退甚至丧失、眼窝凹陷、婴儿囟门凹陷和体重下降等脱水征。

（5）低血容量性休克　低渗性脱水患者，血容量明显减少，导致心输出量降低、血压下降，易发生低血容量性休克。

3. 防治原则

（1）去除病因，积极防治原发疾病。

（2）对轻症低渗性脱水患者，一般给予生理盐水即可。对重症低渗性脱水患者可给予少量高渗盐水。

（3）如患者发生休克，按抗休克的处理方法积极抢救。

（三）等渗性脱水

水钠按其在正常血浆中的含量等比例丢失，血清钠浓度维持在130~150mmol/L，血浆渗透压保持在280~310mmol/L，称等渗性脱水。

1. 原因和发病机制 任何原因引起的等渗体液在短期内大量丢失所造成的脱水，均属于等渗性脱水。其原因有大面积烧伤、大量抽放胸水和腹水、频繁呕吐和腹泻等。

2. 对机体的影响 等渗性脱水主要是细胞外液丢失，血浆及组织液均减少，由于渗透压在正常范围，细胞内液量无明显变化。血容量减少可通过醛固酮和ADH的分泌增多而使肾对钠、水的重吸收增加，因而细胞外液得到一定的补充。如血容量迅速大量减少，患者也可发生休克。如处理不及时，可通过不感蒸发继续丧失水分而转变为高渗性脱水；如处理不当，只补充水分而未适当补充钠盐，又可转变为低渗性脱水。

3. 防治原则

（1）去除病因，积极防治原发疾病。

（2）补充偏低渗的氯化钠溶液。

三种脱水的比较，见表6-1。

表 6-1 三种脱水的比较

	高渗性脱水	低渗性脱水	等渗性脱水
发病原因	失水过多或饮水不足	体液丢失过多只补水	水和钠等比例丢失
血清钠浓度	>150mmol/L	<130mmol/L	130~150mmol/L
血浆渗透压	>310mmol/L	<280mmol/L	280~310mmol/L
细胞内、外液变化特点	细胞内、外液均丢失，细胞内液丢失为主	细胞外液丢失为主，细胞内液增多	细胞内、外液均有丢失
对机体的影响	口渴、尿少、脑细胞脱水	脱水征、脑细胞水肿、休克	口渴、尿少、脱水征、休克

二、水中毒

水中毒指体内钠总量正常或增多，但血钠和血浆渗透压低于正常，患者细胞内、外液量均增多的病理状态，又称高容量性低钠血症。主要原因是水的摄入过多或（和）水的排出减少。在肾功能良好的状态下，一般不易发生水中毒，故水中毒常见于急性肾功能不全少尿期饮水或输液过多的患者。对机体的影响与水肿对机体的影响基本相似。但急性水中毒患者脑部症状出现早且突出，脑细胞水肿引起头痛、嗜睡等中枢神经系统症状，严重导致脑疝，甚至死亡。

三、水肿

过多的液体积聚在组织间隙或体腔中，称为水肿。过多的液体积聚在体腔则称为积水或积液，如胸腔积液（胸水）、心包积液、腹腔积液（腹水）等。水肿不是一种独立的疾病，而是多种疾病常见的一种病理过程。水肿液为等渗液，一般无细胞内液增多，因此与细胞水肿的概念不同。

水肿按发生的原因，可分为心性水肿、肝性水肿、肾性水肿、过敏性水肿、营养不良性水肿和特发性水肿等；按水肿发生的部位，可分为皮下水肿、肺水肿、脑水肿、喉头水肿等；按水肿发生波及的范围，可分为局部性水肿和全身性水肿。

（一）原因和发病机制

正常人的体液容量和组织液容量是相对恒定的，这有赖于血管内外的液体交换和体内外的液体交换保持动态平衡。如果这种平衡被破坏，使组织液的生成大于回流和（或）机体的钠、水摄入量大于排出量，就会发生水肿。

1.血管内外液体交换失衡——组织液生成大于回流　正常情况下，组织液和血浆之间不断进行液体交换（图6–1），组织液的生成和回流保持着动态平衡。这种平衡取决于两种力量的对比，一种是促使组织液生成的力量（毛细血管血压和组织液胶体渗透压）；另一种是促使组织液回流的力量（血浆胶体渗透压和组织液静水压），这两种力量之差称为有效滤过压。有效滤过压=（毛细血管血压+组织液胶体渗透压）–（血浆胶体渗透压+组织液静水压）。在毛细血管动脉端有效滤过压为正值，组织液生成；静脉端有效滤过压为负值，组织液重吸收。正常组织液在动脉端的生成略大于静脉端的回流，剩余部分形成淋巴液，通过淋巴系统回流到血液循环，保持组织液生成与回流的动态平衡。

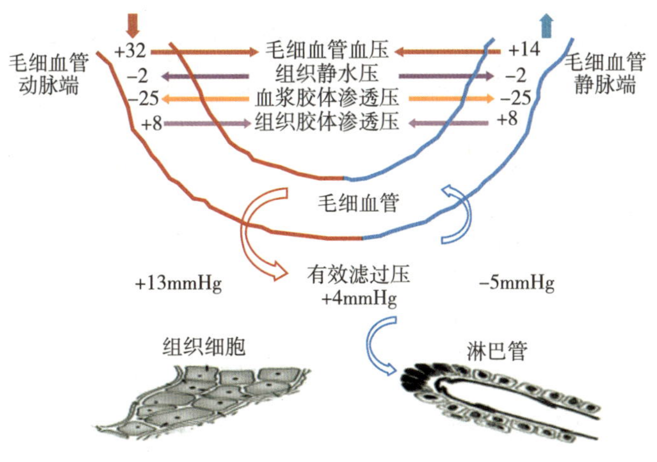

图 6–1　组织液的生成与回流示意图

此外，由于淋巴管壁的通透性较高，蛋白质易于通过，不仅能及时将多生成的组织液送回体循环，防止组织间隙内的液体积聚；而且，还同时运走了从毛细血管漏出的蛋白质和大分子物质，有效地避免了组织液胶体渗透压的升高，维持了组织液的正常回流。上述因素一个或一个以上同时或相继失调，均可导致水肿的发生。

（1）毛细血管血压升高　毛细血管血压升高时，组织液生成的力量增强，生成大于回流，引起水肿。毛细血管血压升高的原因主要是静脉回流受阻，使静脉压升高。常见的病因有：①右心衰竭引起体循环静脉压升高，导致全身性水肿；②左心衰竭引起肺静脉压升高，主要导致肺水肿；③肝硬化引起门静脉高压，导致腹腔器官血液回流受阻，引起腹水；④静脉受压或阻塞，如静脉血栓形成、肿瘤等压迫血管可使静脉回流受阻，引起局部水肿。

（2）血浆胶体渗透压降低　血浆胶体渗透压降低，组织液回流的力量减弱，组织液生成大于回流，引起水肿。血浆胶体渗透压主要取决于血浆蛋白，特别是白蛋白的含量。引起血浆白蛋白减少的常见原因如下。①蛋白质摄入不足：见于禁食或胃肠道疾病。②蛋白质合成减少：见于肝硬化、严重营养不良。③蛋白质丢失过多：见于肾病综合征等疾病大量蛋白质从尿中排出。④蛋白质消耗过多：见于恶性肿瘤、结核病等慢性消耗性疾病。

（3）微血管壁通透性升高　微血管壁由血管内皮细胞、细胞间连接及基底膜构成。正常情况下水分、晶体分子及极少量小分子蛋白质可自由通过，所以血浆胶体渗透压远远大于组织液胶体渗透压。当微血管壁通透性升高时，血浆白蛋白滤出增多，会使血浆胶体渗透压降低而组织液胶体渗透压升高，组织液回流的力量减弱而生成的力量增强，组织液生成大于回流，产生水肿。常见于炎症、过敏性疾病、缺氧、酸中毒等。此类水肿液中蛋白质含量较高，可达25g/L。

（4）淋巴回流受阻　当淋巴回流受阻时，含蛋白质的水肿液在组织间隙中积聚，形成淋巴性水肿。如果水肿液长期不能吸收，积聚的蛋白质可刺激周围纤维组织增生，导致组织肥厚。常见的原因有：①恶性肿瘤细胞转移到淋巴结并阻塞淋巴管，引起局部组织水肿。②进行乳腺癌根治术时，手术摘除淋巴结可致局部组织水肿。③丝虫病时淋巴管被成虫和虫卵堵塞，引起阴囊、下肢等部位的水肿，称为“象皮肿”。

2. 体内外液体交换失衡——钠、水潴留　正常情况下，钠、水的摄入量与排出量保持动态平衡，从而使细胞外液容量保持恒定。其中，肾脏对钠、水的调节起重要作用。肾小球滤过的钠、水99%~99.5%由肾小管重吸收。若肾小管的重吸收功能不能与肾小球的滤过率保持平衡（球-管失衡）时，导致钠、水潴留和全身性水肿。

（1）肾小球滤过率降低　①肾小球病变：如急性肾小球肾炎，因肾小球毛细血管内皮细胞及系膜细胞增生、肿胀和炎性渗出物阻塞，使肾小球滤过率降低；慢性肾小球肾炎因大量肾单位破坏，使肾小球滤过膜面积明显减少，肾小球滤过率降低，导致钠、水潴留。②有效循环血量减少：见于充血性心力衰竭、肾病综合征、肝硬化伴腹水等疾病时，由于有效循环血量减少，肾小球滤过率降低，导致钠、水潴留。

（2）肾小管对钠、水的重吸收增多　①肾血流重分布：当有效循环血量减少时，可发生肾血流重分布的现象。其机制是：有效循环血量减少时，交感–肾上腺髓质系统兴奋和肾素–血管紧张素系统激活，肾素含量增多形成血管紧张素也增多，同时肾皮质血管对儿茶酚胺比较敏感。所以皮质肾单位血管发生强烈收缩，血流量相对减少，而近髓肾单位血管收缩较轻，血流量相对增多。结果使肾小管钠、水重吸收增加。②肾小球滤过分数增加：肾小球滤过分数=肾小球滤过率/肾血浆流量。正常时约20%的肾血浆经肾小球滤过。充血性心力衰竭、肾病综合征时，滤过分数增加，近曲小管重吸收钠、水增加。③心房肽分泌减少：心房肽又称利钠激素，具有很强的利尿、利钠的作用。有效循环血量减少时，可抑制心房肽的分泌与释放，使近曲小管重吸收钠、水增加，促进水肿的发生。④醛固酮分泌增多：醛固酮具有促进远端小管重吸收钠的作用，当其分泌增多时可引起钠、水潴留。⑤抗利尿激素分泌增加：抗利尿激素具有促进远端小管和集合管对水重吸收的作用，也是引起钠、水潴留的重要原因。

总之，水肿是一个复杂的过程，有许多因素参与。对于临床常见的水肿，通常是多种因素先后或同时发挥作用的结果。同一因素在不同类型水肿发病机制中所处地位也不同。因此，在临床实践中必须具体问题具体分析，方能正确选择适当的处理措施。

（二）常见的水肿类型与特点

1.心性水肿　指右心衰竭引起的全身性水肿。

（1）临床特点　因重力作用，水肿最早出现在身体下垂部位。起床活动者以脚、踝内侧和胫前比较明显，仰卧者表现为骶部水肿，然后波及全身，严重时可出现胸水、腹水和心包腔积液。

（2）发病机制　①毛细血管血压升高：静脉淤血所致。②血浆胶体渗透压下降：胃肠道淤血导致蛋白质摄入不足；肝淤血导致肝脏合成白蛋白减少。③淋巴回流受阻：体静脉压升高所致。④钠、水潴留：心输出量减少，有效循环血量减少导致肾小球滤过率减少和醛固酮、ADH分泌增多；肝淤血导致醛固酮和ADH灭活减少（图6–2）。

2.肝性水肿　指由肝硬化、重型病毒性肝炎、慢性肝炎等引起的水肿。

（1）临床特点　腹水形成。

（2）发病机制　①肝静脉回流受阻。②门静脉高压。③血浆胶体渗透降低。④钠、水潴留。

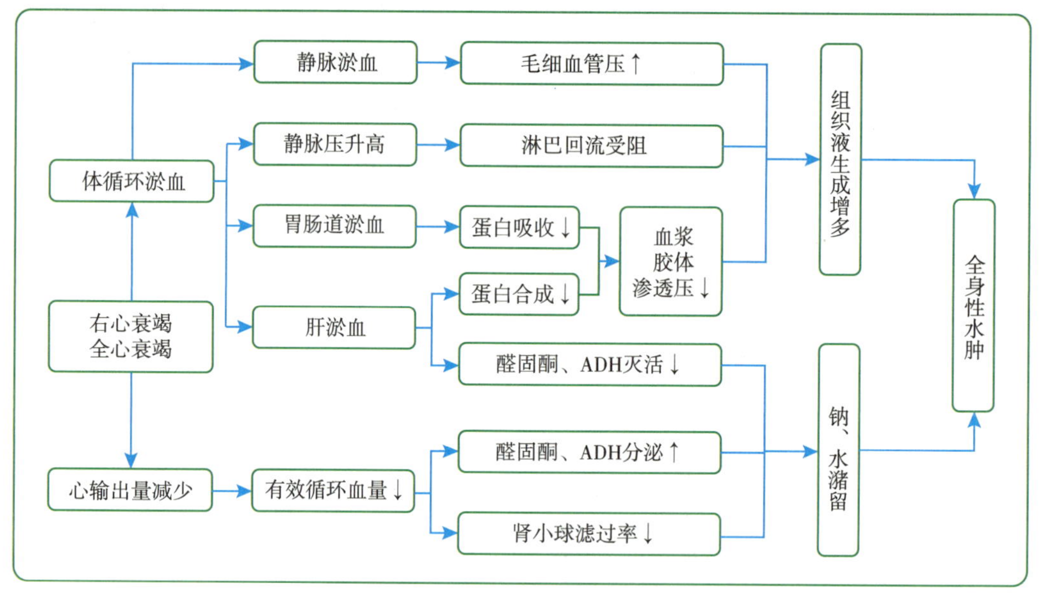

图 6-2　心性水肿的发生机制

3. 肾性水肿　常见于肾病综合征和肾小球肾炎。

（1）临床特点　肾性水肿首先出现在眼睑和面部等组织疏松部位，严重者可发生全身性水肿，胸、腹腔积液。

（2）发病机制　①血浆胶体渗透压降低：大量蛋白尿所致。②肾小球滤过率降低：肾小球的炎性病变使肾小球滤过率降低，但肾小管重吸收钠、水并未相应减少，甚至可因肾血流量减少引起肾素-血管紧张素系统激活，醛固酮增多，使肾小管重吸收钠、水增多，导致钠、水潴留。

（三）水肿的病变特点及对机体的影响

水肿的组织或器官体积增大、重量增加、颜色苍白、弹性降低，剖开时有液体流出。皮下水肿是水肿的重要体征，水肿的皮肤肿胀、光亮、弹性差、皱纹变浅，用手指按压会出现凹陷，称为凹陷性水肿，又称显性水肿。全身水肿患者在出现凹陷性水肿之前已有组织间液增多，甚至可达原体重的10%，这种情况称隐性水肿。因此，动态测量患者体重的增减，是判断水肿消长最有价值的方法。

炎性水肿液可稀释毒素，运送抗炎物质，促进炎症的痊愈。水肿对器官组织功能的影响取决于水肿发生的部位、程度、速度。急性水肿引起的功能障碍比慢性水肿严重；水肿发生在四肢和体表的影响较小；发生在重要器官的水肿，危害较大，后果严重，如喉头水肿可引起窒息；脑水肿可引起颅内压升高和脑功能障碍，甚至形成脑疝，压迫脑干血管供血，造成患者的快速死亡。

第二节 钾代谢紊乱

钾是体内重要的阳离子之一，正常成人钾含量约为50mmol/L，其中98%存在于细胞内液，2%存在于细胞外液，细胞内液和细胞外液的钾浓度分别为140~160mmol/L和3.5~5.5mmol/L。正常钾的摄入和排出处于动态平衡。钾的主要来源是食物，进入体内的钾90%由肠道吸收（这部分钾先转移至细胞内，随后主要经肾脏从尿中排出，肾排钾特点是“多吃多排、少吃少排、不吃也排”，此外汗液也可排出少量钾），10%由肠道排出。钾具有维持细胞新陈代谢、维持神经肌肉和心肌的正常兴奋性、调节细胞内外的渗透压及酸碱平衡等多种生理功能。

钾代谢紊乱，包括低钾血症和高钾血症，主要指细胞外液中钾离子浓度的异常变化。

一、低钾血症

血清钾浓度低于3.5mmol/L称为低钾血症。

（一）原因

1.钾摄入不足 正常情况下，每日钾的排泄量为10mmol以上，机体不摄入钾也照常排钾。不能进食或不愿进食如消化道梗阻、术后禁食、神经性厌食等患者，钾摄入不足，如未及时补充，容易发生低钾血症。

2.钾丢失过多 是临床上常见的缺钾原因。

（1）经消化道丢失 这是小儿失钾最主要的原因。消化液中含有丰富的钾，严重腹泻、呕吐等伴有大量消化液丢失的患者，会导致钾大量丢失发生低钾血症。

（2）经肾脏丢失 这是成人失钾最主要的原因。长期大量使用排钾利尿剂（如呋塞米），肾功能不全的多尿期，均可发生钾的丢失过多。

（3）经皮肤丢失 高温环境大量出汗时也能丢失较多的钾，若未及时补充可引发低钾血症。

3.细胞外钾向细胞内转移 细胞外钾向细胞内转移时，可导致低钾血症，但此时机体内钾的总量并不减少。常见于：①碱中毒：碱中毒时，细胞内H^+移至细胞外起代偿作用，同时细胞外K^+进入细胞内，所以碱中毒常伴发低钾血症。②胰岛素过量：胰岛素促进细胞糖原合成，而糖原的合成需要K^+进入细胞内。临床上应用胰岛素治疗糖尿病时，血清K^+随葡萄糖进入细胞内以合成糖原，引起血钾浓度下降。③周期性麻痹：是一种少见的常染色体显性遗传病，发作时K^+突然移入细胞内使血钾浓度降低。

（二）对机体的影响

低钾血症对机体的影响取决于血清钾降低的速度、程度和持续时间。一般来说，血清钾降低越快、浓度越低，对机体影响越大。最主要的影响是引起骨骼肌弛缓性麻痹、心律失常和酸碱平衡紊乱。

1.对神经-肌肉的影响 低钾血症使肌肉电生理发生变化，引起神经-肌肉兴奋性降低，轻者可无症状或有倦怠和全身软弱无力，重者可出现肌肉松弛无力甚至弛缓性麻痹，常常从下肢开始，逐步向上发展。患者肌张力降低，腱反射减弱或消失；呼吸肌麻痹时可致死；胃肠运动减弱，出现腹胀、肠鸣音减弱或消失，严重时发生麻痹性肠梗阻。

2.对心脏的影响 ①对心肌电生理影响：兴奋性升高，自律性升高，传导性降低，收缩性增强。②心电图变化：S-T段压低，T波低平、增宽，U波增高，Q-T间期延长，QRS波群增宽，并可出现心律失常（图6-3）。

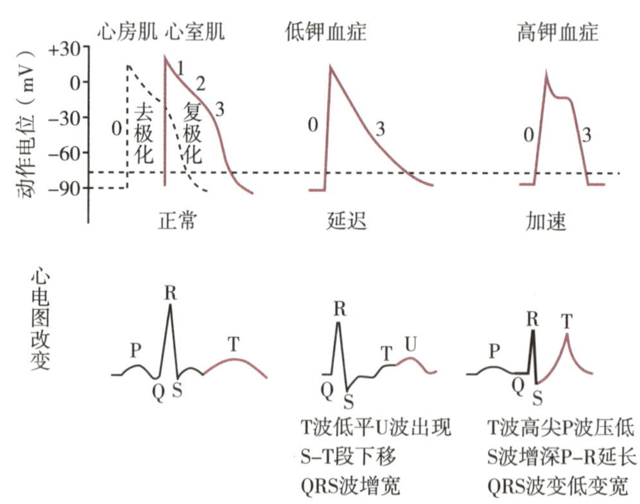

图6-3 钾代谢紊乱对心肌细胞膜电位及心电图的影响

3.对酸碱平衡的影响 低钾血症可引起代谢性碱中毒，同时出现反常性酸性尿。其发病机制是：①细胞内外K^+-H^+交换：血钾降低，细胞内K^+外流而细胞外H^+内流，使细胞外H^+浓度降低，发生碱中毒。②肾小管上皮细胞泌H^+增多：低钾血症时，肾小管上皮细胞内K^+浓度降低，H^+浓度升高，肾小管K^+-Na^+交换减少而H^+-Na^+交换增多，结果血浆H^+浓度下降，发生碱中毒。此时，尿液因排出的H^+增加而呈酸性，称为反常性酸性尿。

（三）防治原则

1.防治原发疾病，去除引起缺钾的原因。

2.补钾　补钾最好口服，不能口服者静脉滴注。为防止高钾血症，严禁静脉推注钾溶液。静脉补钾必须遵守“补钾不宜过量、浓度不宜过高、滴速不宜过快、见尿补钾”的原则。

二、高钾血症

血清钾浓度高于5.5mmol/L称为高钾血症。

（一）原因和机制

1.钾摄入过多　主要见于处理不当，如缺钾患者静脉补钾量过多、速度过快或输入大量库存过久的血液。

2.钾排出减少　主要是肾脏排钾减少，这是引起高钾血症的主要原因。肾排钾减少可见于：①肾功能衰竭：急性肾功能衰竭少尿期或慢性肾功能衰竭晚期，因肾小球滤过率减少，肾脏排钾功能障碍，引起高钾血症。②醛固酮缺乏：如肾上腺皮质功能减退时，醛固酮分泌减少，肾小管保钠排钾功能减弱，引起高钾血症。③长期应用保钾利尿剂：螺内酯能抵消醛固酮的保钠排钾作用，氨苯蝶啶具有抑制肾小管泌钾的作用，故长期大量应用可引起钾在体内潴留。

3.细胞内钾向细胞外转移　细胞内钾转移到细胞外，可导致血钾升高。见于：①酸中毒：酸中毒时细胞外液H^+浓度升高，H^+进入细胞内而细胞内K^+转移到细胞外，所以酸中毒常伴发高钾血症。②组织损伤：大量溶血、大面积烧伤或挤压综合征等使组织细胞大量破坏，细胞内K^+释放到细胞外而引起高钾血症。③其他：高钾性周期性麻痹、高血糖合并胰岛素不足、缺氧致Na^+–K^+运转失灵等。

（二）对机体的影响

高钾血症对机体的影响取决于血清钾升高的速度和程度，急性重症者表现明显。

1.对神经–肌肉的影响

（1）急性轻度高钾血症（血清钾浓度为5.5~7.0 mmol/L）时，神经–肌肉兴奋性升高，表现为感觉异常、疼痛、轻度肌肉震颤等症状。

（2）急性重度高钾血症（血清钾浓度为7.0~9.0 mmol/L）时，神经–肌肉兴奋性降低，引起四肢软弱无力，甚至弛缓性麻痹。

2.对心脏的影响　高钾血症对心脏的影响是致命的。在骨骼肌完全麻痹以前，高钾血症可引发心律失常或心搏骤停，是高钾血症最主要的死亡原因。

（1）对心肌电生理影响　轻度高钾血症时，心肌兴奋性升高；急性重度高钾血症时，心肌兴奋性降低、自律性降低、传导性降低、收缩性减弱，可引起心律失常，严重时可发生心脏传导阻滞或心室纤颤，心脏停跳于舒张期。

（2）心电图变化　QRS波群增宽、P波低平、增宽或消失、T波高耸、Q–T间期轻度缩短、P–R间期延长（图6–3）。

3.对酸碱平衡的影响　高钾血症可引起代谢性酸中毒和反常性碱性尿。其发病机制是：①细胞内外K^+–H^+交换：高钾血症时，细胞外K^+移到细胞内，而细胞内H^+移到细胞外，引起细胞外液酸中毒。②肾小管上皮细胞泌H^+减少：高血钾使肾小管上皮细胞内K^+浓度升高，H^+浓度降低，肾小管H^+–Na^+交换减弱而K^+–Na^+交换增强，结果血浆H^+浓度降低，发生酸中毒。此时，尿液因排出的H^+浓度降低而呈碱性，称为反常性碱性尿。

（三）防治原则

1.防治原发疾病，去除引起高钾血症的原因。

2.降低血钾

（1）使钾向细胞内转移　葡萄糖和胰岛素同时静脉内注射，可使细胞外钾向细胞内转移。

（2）使钾排出体外　阳离子交换树脂聚苯乙烯磺酸钠经口服或灌肠应用后，能在胃肠道内进行Na^+–K^+交换而促进钾排出。对于严重高钾血症患者，可用腹膜透析或血液透析来移除体内过多的钾。

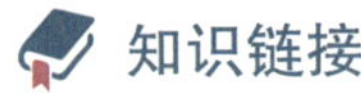

血吸虫病防治

血吸虫病，俗称“肚包病”，血吸虫的成虫寄生于人类的门静脉系统血管之中，引发周围组织坏死，带来发热、腹泻等症状，如果得不到及时救治，则会进一步引发肝硬化、肝腹水等疾病，让患者丧失劳动能力和生育能力，甚至会导致患者死亡。中华人民共和国成立以前，我国曾出现“千村薜荔人遗矢，万户萧疏鬼唱歌”的人间惨状。我国寄生虫学家毛守白，在血吸虫病的实验研究技术、免疫诊断以及发展抗血吸虫新药等方面进行了大量开拓性和创造性的研究，为防治血吸虫倾尽一生。他高度近视却寸步不离显微镜，在农舍旁为村民查病；在病重住院期间，仍念念不忘寄生虫病的防治工作，并用放大镜审阅其主编的学术期刊；在生命垂危之际，立下遗嘱将遗体捐献给祖国医学研究事业。世界卫生大会为表彰他在血吸虫病防治上的贡献，授予“里昂·伯尔纳”基金奖。

（王　宁）

目标检测

答案解析

一、单选题

1.高热患者易发生（　　）

A.高渗性脱水　　B.低渗性脱水

C.等渗性脱水　　D.水中毒

E.水肿

2.盛暑行军大量出汗时，只大量饮水可发生（　　）

A.高渗性脱水　　B.等渗性脱水

C.低渗性脱水　　D.水中毒

E.水肿

3.下列水电解质代谢紊乱早期易发生休克的是（　　）

A.高渗性脱水　　B.低渗性脱水

C.等渗性脱水　　D.水中毒

E.水肿

4.低渗性脱水，体液丢失的主要部位是（　　）

A.细胞外液　　B.细胞内液

C.血液　　D.体液

E.以上都是

5.等渗性脱水如未及时处理可转变为（　　）

A.低渗性脱水　　B.高渗性脱水

C.低钠血症　　D.低钾血症

E.水中毒

6.体循环静脉压升高的常见原因是（　　）

A.血栓阻塞静脉腔　　B.肿瘤转移到静脉

C.瘢痕压迫静脉壁　　D.右心衰竭

E.左心衰竭

7.下列不是引起组织液生成增多的因素的是（　　）

A.毛细血管血压升高　　B.血浆胶体渗透压升高

C.组织液胶体渗透压升高　　D.微血管壁通透性升高

E.淋巴回流受阻

8. 成人低钾血症的最重要原因是（　　）

A. 钾摄入不足　　B. 经肾失钾过多

C. 经皮肤失钾过多　　D. 经胃肠道大量丢失消化液而失钾过多

E. 钾跨膜向细胞内转移过多

9. 某女性糖尿病患者，因使用胰岛素过量而出现四肢肌肉无力、疼痛、恶心、呕吐及腹胀、血压下降、心律正常。该患者可能发生了（　　）

A. 低钾血症　　B. 高钾血症

C. 低钠血症　　D. 高钠血症

E. 低钙血症

10. 高钾血症对机体的主要危害在于（　　）

A. 引起肌肉瘫痪　　B. 引起严重的肾功能损害

C. 引起血压降低　　D. 引起严重的心律紊乱

E. 引起酸碱平衡紊乱

二、简答题

1. 比较三型脱水的不同特点。
2. 简述心性水肿发生的基本机制。

书网融合……

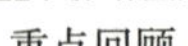
重点回顾

习题

第七章　酸碱平衡紊乱

PPT

学习目标

1. 重点把握四种单纯型酸碱平衡紊乱的概念、代偿调节特点、病因及对机体的影响；熟悉四种单纯型酸碱平衡紊乱的主要血气分析变化特点；了解混合型酸碱平衡紊乱的特点。

2. 学会根据实验室检查结果和临床表现，初步判断和分析四种单纯型酸碱平衡紊乱。

3. 在临床工作中对酸碱平衡紊乱类型的判断要认真、细致。

岗位情景模拟

情景描述　患者，男，20岁，因手指僵硬呈鸡爪状入院。经问询得知该患者与女朋友发生争吵，情绪激动、大口喘气。血气分析结果显示：pH升高，$PaCO_2$、AB、SB、BB均降低，BE–加大。诊断为：过度通气综合征。

讨论　1. 该患者发生了哪种类型的酸碱平衡紊乱？

2. 该患者手指为什么僵硬呈鸡爪状？

机体生存的内环境具有一定的酸碱度才能维持机体正常的代谢和功能。作为维持内环境稳定的重要成员之一，体液的酸碱度须相对恒定。生理状态下，机体不断地摄入酸性和（或）碱性食物，代谢过程中机体亦会不断产生酸性或碱性物质。但由于机体强大的缓冲和调节酸碱的能力，使得体液pH总能维持在7.35~7.45这一狭窄的变动范围内，其平均值为7.40，这种总是维持pH相对稳定的过程称为酸碱平衡。

某些病因引起的病理状态下，可因酸碱负荷过度、严重不足或调节机制障碍而导致体液酸碱稳定性被破坏，称为酸碱平衡紊乱。随着血气分析仪在临床上越来越多的应用，对于酸碱平衡的判断也成为了诊疗的基本手段，能够在临床日常工作中及时和准确的判断酸碱失衡成为了治疗的关键。

第一节　酸碱物质的来源和调节

一、酸碱的概念

机体内，凡是能给出H^+的物质称为酸，如H_2SO_4、NH_4^+等。凡是能接受H^+的物质称为碱，如NH_3、OH^-等。酸给出H^+的同时会生成碱，称为共轭碱。同理，碱接受H^+的同时生成酸，酸总是与相应的碱形成共轭体。

$$H_2CO_3 \rightleftharpoons H^+ + HCO_3^-$$

$$H_2PO_4^- \rightleftharpoons H^+ + HPO_4^{2-}$$

二、酸碱物质的来源

酸碱物质均可以来自自身细胞代谢，也可从体外摄取少量。

（一）酸性物质

酸性物质主要由代谢产生。

1. 挥发酸　三大营养糖、脂肪、蛋白质在体内分解代谢分解，氧化的最终产物是H_2O和CO_2，这两者在体内经碳酸酐酶的催化作用下生成碳酸，碳酸是机体代谢产生最多的酸性物质。碳酸可以给予H^+，形成CO_2，后者经肺排出体外，故称为挥发酸。

$$CO_2 + H_2O \rightleftharpoons H_2CO_3 \rightleftharpoons H^+HCO_3^-$$

碳酸酐酶分布在红细胞、肺泡上皮细胞、胃黏膜上皮细胞、肾小管上皮细胞等细胞中。

正常成年人安静状态下每天可产300~400L的CO_2，全部生成碳酸可释放出13~15mmol H^+。代谢增强、运动时，CO_2和H^+还会增多。经肺呼出CO_2的量可以调节酸碱，这种调节称为呼吸性调节。

2. 固定酸　指不能生成气体经肺排出体外，只能通过肾脏随尿排出的酸性物质。体内的固定酸大多来源于三大营养物质糖、脂肪、蛋白质的代谢过程。如糖酵解过程中产生的乳酸、丙酮酸、甘油酸；脂肪分解代谢产成的乙酰乙酸、β–羟丁酸等。正常成年人每天固定酸释放出50~100mmol H^+，明显少于挥发酸。固定酸通过肾脏进行调节，称为肾性调节。

3. 食物或药物　也是酸性物质的来源，如摄入酸性食物、酸性药物（水杨酸）。这一来源的酸性物质量比较少。

（二）碱性物质

碱性物质主要来源于食物。体内碱性食物主要来源于水果、蔬菜，其含有有机酸盐如苹果酸盐、草酸盐等，这些有机酸盐进入机体后可与H^+结合生成苹果酸、草酸等。另外，氨基酸代谢也会产生碱性的NH_3。

三、酸碱平衡的调节

生理状态下，机体在不断产生酸性物质和碱性物质，但血液pH总能维持在恒定范围内，即7.35~7.45，均值为7.40。这有赖于机体内的酸碱平衡调节，保持了酸碱平衡的稳态。

（一）血液缓冲系统

血液中共有五种缓冲系统，均由弱酸及其对应的弱酸盐组成。

表7–1　血液的缓冲对成分及占比

缓冲酸	缓冲碱	占全血系统（%）
H_2CO_3	$H^++HCO_3^-$	53（血浆35，红细胞18）
$H_2PO_4^-$	$H^++HPO_4^{2-}$	5
HPr	H^++Pr^-	7
HHb	H^++Hb^-	35（包含Hb和HbO_2）
$HHbO_2$	H^++HbO_2	

1.碳酸氢盐缓冲系统　该缓冲系统是血液中最主要的缓冲系统，能够缓冲固定酸和碱，具有以下特点：①只能缓冲固定酸；②开放式调节：碳酸可转变成二氧化碳，后者可通过肺排出体外，因此该系统把血液缓冲与肺的调节联系在一起，同时碳酸氢盐可以通过肾脏调节，也能与肾脏调节联系在一起；③缓冲能力强：该系统占全血系统的53%，含量最高。

2.血液缓冲系统调节特点　血液缓冲即刻就能发挥作用，但缓冲对总量有限。因此作用不持久，仅能减轻酸碱的明显变化。

（二）肺的调节

肺主要是通过改变呼吸节律即通气量来调节CO_2的排出量，进而维持HCO_3^-/H_2CO_3比值在20∶1，保持血浆pH得相对稳定。肺的呼吸节律调节受延髓呼吸中枢的控制，中枢化学感受器和外周化学感受器的刺激会作用于呼吸中枢。

动脉血二氧化碳分压的改变作用于中枢化学感受器，若$PaCO_2$增高时，肺通气量则可增加，从而使CO_2排出量增加，血浆中$PaCO_2$和碳酸浓度降低，实现调节。

缺氧、H^+浓度的改变则会刺激外周化学感受器。当PaO_2下降低于60mmHg时，刺激外周化学感受器，兴奋呼吸中枢，呼吸加深加快，肺通气量增加。

（三）肾脏的调节

正常情况下，机体代谢会产生大量的酸性物质，这些酸性物质会消耗血液中的HCO_3^-及其他碱性物质，需要机体及时补充碱性物质的同时持续排出多余的酸性物质。其中，固定酸的调节主要依赖肾脏。除此之外，肾脏还具有保碱能力，其通过肾小管上皮细胞不断分泌H^+，同时将原尿中的$NaHCO_3$重新吸收入血。肾脏的调节对呼吸性和代谢性酸碱紊乱均能发挥作用。$NaHCO_3$的重吸收过程见图7–1，肾小管泌氨过程见图7–2。

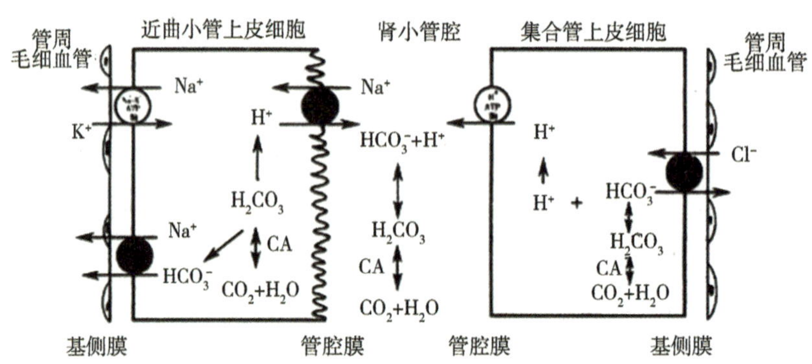

图 7–1　$NaHCO_3$ 的重吸收过程

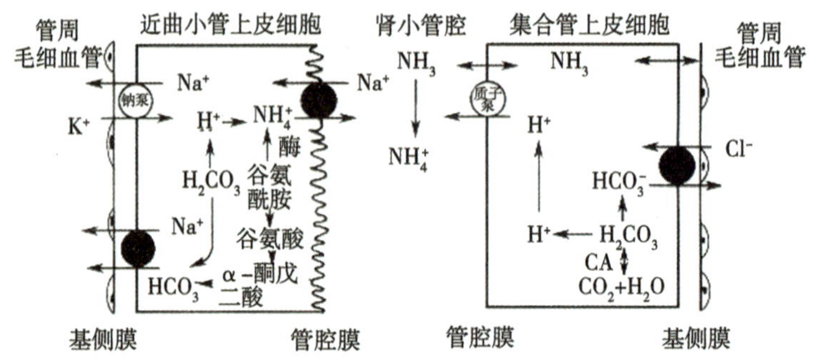

图 7–2　肾小管泌氨过程

（四）组织细胞的调节

细胞的调节主要是通过离子交换进行的，如H^+–K^+、Cl^-–HCO_3^-等。酸中毒时，细胞外液H^+顺浓度差转移入细胞内，细胞内K^+则移出细胞外，缓冲了细胞外的H^+，但往往会发生高钾血症；碱中毒时恰恰相反。

第二节 检测血液酸碱平衡状况的常用指标及其意义

一、pH

pH为H^+浓度的负对数。血液中H^+浓度非常低，因此用其负对数来反映血液的酸碱度。正常成年人血液pH值为7.35~7.45，平均值为7.40。pH低于正常值提示发生了失代偿性酸中毒，pH高于正常值提示失代偿性碱中毒。但不能判断发生了何种类型的酸碱平衡紊乱。

二、$PaCO_2$

$PaCO_2$是指物理状态溶于动脉血浆的CO_2所产生的张力。正常值为33~46mmHg，平均值为40mmHg。该指标能够反映肺泡通气量。与肺泡通气量成反比，$PaCO_2$增加，说明肺通气不足；$PaCO_2$降低，说明肺过度通气，是反映呼吸性因素的指标，该指标原发性改变引发的酸碱平衡紊乱称为呼吸性酸碱平衡紊乱。

三、标准碳酸氢盐和实际碳酸氢盐

标准碳酸氢盐（SB）是在标准状态下测得的血浆中HCO_3^-的浓度。正常值为22~27mmol/L，平均值为24mmol/L。标准状态指血液温度38℃，$PaCO_2$值为40mmHg，血氧饱和度100%时，就排除了呼吸因素的影响，该指标反映酸碱平衡的代谢性因素。

实际碳酸氢盐（AB）是隔绝空气的实际体温、$PaCO_2$、血氧饱和度情况下测得的血浆HCO_3^-的浓度。正常情况下，SB与AB相等。AB受呼吸和代谢的影响。

SB和AB降低，说明有代谢性酸中毒；SB和AB增高，说明有代谢性碱中毒。两者的差值反映了呼吸因素对酸碱平衡的影响。

四、缓冲碱

缓冲碱（BB）是指血液中一切具有缓冲作用的阴离子总和。正常值为44~52mmol/L，平均为48mmol/L。该指标反映了代谢性因素对酸碱平衡的影响。BB增高时，表明发生代谢性碱中毒；BB降低时，说明发生代谢性酸中毒。

五、碱剩余

碱剩余（BE）是指在标准状态下，把1L血液滴定到pH7.4时所需要的酸或碱的量。若需要用酸来滴定则说明被测血液碱多，BE为正值；反之，需要用碱来滴定说明被测血液酸过多，BE为负值。BE正值范围为（0~3）mmol/L。该指标不受呼吸因素的影响，与代谢有关。BE正值增大时，说明发生了代谢性碱中毒；BE负值加大时，说明发生了代谢性酸中毒。

六、阴离子间隙

阴离子间隙（AG）是指血液中所有未测定的阴离子（UC）与未测定的阳离子（UA）之间的差值。正常情况下，阴离子与阳离子总和是相等的，即$Na^+ + UA = HCO_3^- + Cl^- + UC$，$AG = UC - UA = Na^+ - HCO_3^- - Cl^-$。正常值范围为（12±2）mmol/L。AG是用来反映血液中固定酸含量的，一般用来区分代谢性酸中毒的类型及混合型酸碱平衡紊乱。

第三节　单纯型酸碱平衡紊乱

病理状态下，可因酸碱负荷过度、严重不足或调节机制障碍而导致体液酸碱稳定性被破坏，称为酸碱平衡紊乱。超过了机体代偿范围后，pH则跟着发生异常。临床上，造成酸碱平衡紊乱的因素可以是代谢性因素和呼吸性因素，也可以是一种或两种以上的酸碱失衡同时存在。单纯型的酸碱平衡紊乱分为代谢性酸中毒、代谢性碱中毒、呼吸性酸中毒、呼吸性碱中毒。混合型的酸碱平衡紊乱包含双重酸碱平衡紊乱和三重酸碱平衡紊乱。

一、代谢性酸中毒

（一）概述

血浆中HCO_3^-浓度原发性减少导致pH下降的酸碱平衡紊乱称为代谢性酸中毒，是临床上最常见的酸碱平衡紊乱类型。根据AG是否发生改变，临床上分为AG增大型代谢性酸中毒和AG正常型代谢性酸中毒。

（二）原因和机制

1.固定酸过多　内源性固定酸产生增多如缺氧导致糖酵解产生的乳酸堆积；重度饥饿、糖尿病等原因造成脂肪大量动员，机体大量酮体（乙酰乙酸、β-羟丁酸酸性物质）生成，超出了机体排泄能力发生酮症酸中毒。外源性摄入增多如大量服用阿司匹林、甲醇中毒、含氯的成酸盐摄入过多。以上这些因素均会造成AG增大型代谢性酸中毒。

2.肾脏排固定酸减少　肾衰竭时，肾小球滤过率（GFR）降低，排酸减少，体内固定酸增多，引起AG增大型代谢性酸中毒。

3. 碱过少　消化液如肠液、胰液、胆汁的丢失，严重腹泻、倡导瘘管及引流等造成HCO_3^-大量丢失。肾脏疾病如近端肾小管酸中毒、大量使用碳酸酐酶（CA）抑制剂会使肾重吸收HCO_3^-能力下降，HCO_3^-随尿液丢失。快速大量输葡萄糖水或者生理盐水等不含HCO_3^-的液体时，血浆中的HCO_3^-浓度会被稀释，引起稀释性代谢性酸中毒。

4. 高钾血症　高钾血症时，H^+–K^+交换会造成代谢性酸中毒。

（三）分类

依据AG值是否增高分为AG增大型代谢性酸中毒和AG正常型代谢性酸中毒。AG增大型代谢性酸中毒指固定酸（含氯除外）血浆浓度增高时的代谢性酸中毒，例如缺氧引起的乳酸酸中毒、糖尿病引发的酮症酸中毒、水杨酸中毒等。这些固定酸的H^+会缓冲掉HCO_3^-，导致其酸根浓度增高，血氯可正常。AG正常型代谢性酸中毒一般是指HCO_3^-直接丢失，其浓度降低，而Cl^-浓度代偿性增高，常见于肠液丢失（腹泻、肠引流术、肠瘘等）、肾功能衰竭引起的泌氢减少、碳酸酐酶抑制剂使用、高钾血症、含氯药物摄入过多、大量输液造成的稀释性酸中毒等。

（四）机体的调节

代谢性酸中毒时，无论是固定酸增多导致HCO_3^-减少，还是HCO_3^-原发性减少，血液发挥缓冲作用，细胞内外离子也能进行交换调节。呼吸调节是其最主要的缓冲方式，但如因肾脏疾病导致的HCO_3^-减少时，肾脏不能参与调节。

1. 血液的缓冲调节　代谢性酸中毒时，血液中增多的H^+会立即被血液中的HCO_3^-缓冲掉，因此HCO_3^-不断被消耗掉。该方式可引起高钾血症。

2. 呼吸的调节　血液中氢离子浓度增高通过刺激主动脉化学感受器和颈动脉化学感受器引起呼吸中枢兴奋，使呼吸加深加快，增加通气量。呼吸加深加快被称为酸中毒Kussmal深大呼吸，其是代谢性酸中毒的主要临床表现。

3. 肾脏的调节　发生酸中毒时，肾脏泌H^+、泌NH_4^+增加，同时加强HCO_3^-的重吸收，从而使细胞外液HCO_3^-的浓度增加。肾脏代偿慢，3~5天才能达高峰。

代偿后，机体的血气分析指标改变如下：pH正常（代偿性）或降低（失代偿性），AB、SB、BB降低，BE负值增大；呼吸加深加快，$PaCO_2$下降，AB<SB。

（五）对机体的影响

代谢性酸中毒时，会影响心血管系统及神经系统的功能，导致发生功能障碍。慢性代谢性酸中毒时，还会影响骨骼系统，使骨骼发生改变。

1. 代谢性酸中毒对心血管系统的影响

（1）室性心律失常　代谢性酸中毒引起的室性心律失常往往与酸中毒引起的钾离子浓

度升高有关。当细胞外H^+浓度升高时，H^+会转移到细胞内，K^+则从细胞内转移到细胞外。酸中毒时肾脏的肾小管上皮细胞泌H^+增加，但排K^+减少，也会引起血液中钾离子浓度升高。对心脏的影响主要是高钾血症引发的，如发生重度的高钾血症，则会发生致死性的心律失常和心脏骤停。

（2）心肌收缩力减弱　血浆中H^+浓度增高，影响细胞能量代谢，ATP合成减少；H^+跟Ca^{2+}具有竞争关系，影响钙内流，使钙内流减少；H^+增高时肌浆网释放钙离子减少，同时抑制钙离子与肌钙蛋白结合，使兴奋–收缩偶连障碍，以上这些均会导致心肌收缩力减弱。酸中毒时心血管对儿茶酚胺的反应性下降，但肾上腺素（肾上腺髓质分泌）分泌增多，因此只有在pH<7.2时才会出现心排出量减少的情况。

（3）心血管对儿茶酚胺的反应性下降　酸中毒时，H^+浓度增高可降低血管平滑肌对儿茶酚胺的反应性，使血管舒张，血压下降。毛细血管前括约肌舒张表现最为明显，因此不断地扩大血管容量，血压下降。

2. 代谢性酸中毒对中枢神经系统的影响　代谢性酸中毒时，H^+浓度增高，H^+通过抑制生物氧化酶类活性减弱氧化磷酸化过程，进而使ATP合成减少，导致大脑能量不足。酸中毒时，脑内谷氨酸脱羧酶活性增高，γ–氨基丁酸（抑制类神经递质）合成增多；GABA转氨酶活性下降，GABA合成增多、转化障碍，进而使脑内大量GABA增加。综上，神经系统多为抑制表现，如疲乏、肌肉无力、感觉迟钝、萎靡不振，甚至出现意识障碍、昏迷。

3. 慢性代谢性酸中毒对骨骼系统的影响　由慢性肾衰竭引起的慢性代谢性酸中毒，需要不断从骨骼中释放钙盐缓冲H^+，进而影响骨骼发育，造成小儿发育生长延迟、肾性佝偻病、纤维性骨炎；成年人则会发生骨软化病，因骨质疏松发生骨折等。

4. 酸中毒会引起高钾血症　高钾血症与酸中毒互为因果，高钾血症会引起酸中毒，反之，酸中毒也会引发高钾血症。这种关系因细胞内外H^+–K^+交换而形成。此外，酸中毒造成肾脏泌H^+增强，泌K^+减少引起钾离子在体内堆积造成高钾血症。

（六）代谢性酸中毒的病理生理学防治

1. 防治原发病　去除病因，预防和治疗原发病是代谢性酸中毒治疗的基本原则。不同病因治疗方法不同，如用胰岛素治疗因糖尿病发生的酮症酸中毒；用抗生素治疗因肠炎导致严重腹泻引发的代谢性酸中毒。

2. 纠酸治疗　$NaHCO_3$是首选的碱性药物。该药物可以直接快速地补充血浆HCO_3^-。

3. 低钾血症和低血钙的防治　严重腹泻引起的酸中毒，除了高钾血症外，也会因肠液大量丢失导致钾离子的丢失引起低钾血症。此外，酸中毒时，血中游离钙增加。在纠酸治疗后，K^+会重新返回细胞内，这时钙会以结合钙的形式存在，导致低血钾和低血钙的发生。因此，在治疗酸中毒时，要注意预防低血钾和低血钙的发生。

二、呼吸性酸中毒

（一）概述

呼吸性酸中毒是指$PaCO_2$或血浆中H_2CO_3浓度原发性增高引起pH降低的酸碱平衡紊乱。

（二）原因和机制

1.通气障碍导致CO_2排出过少 如脑血管意外、脑炎、呼吸中枢抑制剂（如吗啡）、麻醉剂过量、酒精中毒、颅脑损伤等导致的呼吸中枢受抑制；呼吸肌麻痹如重症肌无力、低钾血症、急性脊髓灰质炎、脊神经根炎、有机磷中毒等因呼吸肌失去动力导致CO_2排出减少；可造成通气功能障碍的胸部创伤、气胸、胸腔积液、胸廓畸形；异物堵塞气管、喉头水肿、溺水等可引起急性呼吸性酸中毒，慢性阻塞性肺疾病、支气管哮喘等则可引起慢性呼吸性酸中毒。另外，肺部疾病如肺部广泛性炎症或肺大部纤维化、急性呼吸窘迫综合征、肺气肿、心源性急性肺气肿等也会造成呼吸性酸中毒，因为这些疾病会造成通气功能障碍。

2.通风不良导致CO_2吸入过多 在通风不良的环境下，如矿井、墓室等，可因CO_2吸入过多导致呼吸性酸中毒。呼吸机使用不当可因通气量过小而引起呼吸性酸中毒。

（三）分类

根据病程实践长短，分为急性呼吸性酸中毒和慢性呼吸性酸中毒。

1.急性呼吸性酸中毒 指不超过24小时的$PaCO_2$急剧升高的呼吸性酸中毒，一般见于急性呼吸窘迫综合征、急性气道阻塞、急性心源性肺气肿、呼吸肌麻痹和中枢引起的呼吸暂停等。

2.慢性呼吸性酸中毒 指超过24小时的$PaCO_2$高浓度持续存在，一般见于肺部慢性炎症引起的COPD或者广泛纤维化、肺不张等。

（四）机体的调节

因呼吸性酸中毒基本都是由通气功能障碍引起的，因此前文提到的四种主要调节方式中的肺不再参与调节。血浆中的碳酸氢盐缓冲系统也不能再发挥作用。

1.急性呼吸性酸中毒调节 因为肾脏代偿缓慢，所以在急性呼吸性酸中毒时几乎不发挥作用。血浆中除了碳酸氢盐缓冲系统的其他缓冲系统缓冲H_2CO_2效能不大。因此，急性呼吸性酸中毒主要依赖细胞内外离子交换及细胞内缓冲作用来进行代偿调节。细胞内外的H^+–K^+交换。细胞内的缓冲过程是：血浆中的CO_2弥散进入细胞内，在红细胞内的碳酸酐酶作用下，和水生成H_2CO_3，后者又可分解为H^+和HCO_3^-，其中H^+可被细胞内的血红蛋白、氧合血红蛋白缓冲，HCO_3^-则可与细胞外的Cl^-交换，进而补充血浆中的HCO_3^-浓度。

2. 慢性呼吸性酸中毒主要依赖肾脏调节 肾脏强大的代偿功能，慢性呼吸性酸中毒有可能表现为代偿性的。当血浆中H^+、$PaCO_2$浓度持续升高24小时以上后，肾小管上皮细胞内的碳酸酐酶、线粒体内的谷氨酰胺酶活性均可受到刺激得以提高，肾小管泌H^+和NH_4^+增强，同时保HCO_3^-增强。但是肾脏调节一般需要3~5天才能完成，故而肾脏调节主要在慢性呼吸性酸中毒发挥作用。

代偿后，机体的血气分析指标改变如下：pH降低，$PaCO_2$原发性增高，SB、AB、BB、BE（BE负值增大）代偿性增高，AB>SB。

（五）对机体的影响

同为酸中毒，呼吸性酸中毒与代谢性酸中毒对机体影响大致相同。血浆中CO_2高浓度可刺激血管运动中枢，引起血管收缩，这种血管收缩效应高于CO_2引起的扩血管效应。但大脑血管缺乏血管运动中枢的α受体，因此呼吸性酸中毒时，进入大脑的CO_2不再发挥缩血管效应，直接表现为血管扩张、大脑血流量增加，患者会由夜间和晨起较为明显的持续性头痛。当$PaCO_2$增高超过80mmHg时，患者可出现明显的神经系统功能异常，如头痛、焦虑不安，可进一步发展为震颤、精神错乱、嗜睡甚至昏迷，这种现象称为CO_2麻醉。

（六）呼吸性酸中毒的病理生理学防治

1. 防治原发病 去除病因，呼吸性酸中毒多因呼吸系统疾病引发，因此可去除呼吸道梗阻、解除痉挛，考虑使用呼吸中枢兴奋剂及人工呼吸器等。慢性呼吸性酸中毒病因如COPD可采用抗生素治疗，同时解除痉挛、祛痰。

2. 改善通气功能 对于呼吸性酸中毒来说，使$PaCO_2$降低是治疗的关键，因此要改善通气功能使$PaCO_2$逐步下降。但慢性呼吸性酸中毒时，因肾脏代偿使得代谢性指标增高，这时就不能过早过急使用人工呼吸器，如果使用不当会引发代谢性碱中毒（肾脏反应慢，对HCO_3^-升高来不及反应）。同时还应避免过度使用人工呼吸器，否则会因过度通气发生呼吸性碱中毒。

3. 慎重补碱 呼吸性酸中毒，尤其是慢性呼吸性酸中毒，主要依赖肾脏强大的保碱能力，因此是否补碱要慎重，如果患者BE值为正值加大状态，此时不可补碱。通气功能改善后，BE为负值时可补碱，慎重选择不选钠的有机碱—三羟甲基氨基甲烷（THAM），此药可迅速降低血浆中的$PaCO_2$浓度、H^+浓度，但大量快速的滴入会发生呼吸中枢抑制、低血压，因此临床上输液速度不可过快过量。

$$(CH_2OH)_3-C-NH_3+H_2CO_3 \rightleftharpoons (CH_2OH)_3-C-NH_4^++HCO_3^-$$

三、代谢性碱中毒

（一）概述

血浆中HCO_3^-浓度原发性增高导致pH升高的酸碱平衡紊乱称为代谢性碱中毒。

（二）原因和机制

1. H^+丢失过多　这也是代谢性碱中毒最主要的原因。如患有消化系统疾病，患者剧烈呕吐，或者进行胃液引流治疗均会使富含HCl的胃液大量丢失。生理状态下，胃黏膜壁细胞的碳酸酐酶将CO_2和H_2O催化生成H_2CO_3，后者又分解成H^+和HCO_3^-（反应式如下），其中H^+和Cl^-生成HCl，HCO_3^-通过与Cl^-交换进入血浆使血浆中HCO_3^-一过性的增高，称为“餐后碱潮”。十二指肠上皮细胞和胰腺在酸性食糜带来的H^+刺激下会分泌释放HCO_3^-，等量的H^+会反流入血液中，进而使酸碱平衡维持正常pH。

$$CO_2 + H_2O \rightleftharpoons H_2CO_3 \rightleftharpoons H^+ + HCO_3^-$$

病理状态下，引发代谢性碱中毒的机制如下：胃液中的H^+丢失，会使消化液中的HCO_3^-无法中和导致血浆中HCO_3^-浓度升高。胃液中的Cl^-丢失，导致跟HCO_3^-交换减弱，引起低氯性碱中毒。胃液中的K^+丢失，发生低钾性碱中毒。大量胃液丢失会引起循环血量减少，引发的醛固酮增多导致发生代谢性碱中毒。

同时应用利尿剂、肾上腺皮质激素过多导致H^+经肾丢失，引起代谢性碱中毒。

2. HCO_3^-负荷增加　大多为医源性的。酸中毒时过量补碱或者胃溃疡过量服用小苏打均为引起代谢性碱中毒。另外，大量输入库存血也会发生代谢性碱中毒。

此外，低钾血症、肝功能衰竭也能引发代谢性碱中毒。

（三）机体的调节

1.血液缓冲　碱中毒时，OH^-浓度升高，可与血液中弱酸（如H_2CO_3、HHb等）缓冲，HCO_3^-其他缓冲碱浓度增加。血液中的H^+浓度降低，细胞内的H^+移出补充血浆浓度，细胞内外的H^+–K^+交换导致产生低钾血症。

2.呼吸调节　碱中毒时，H^+浓度降低抑制呼吸中枢，呼吸变浅慢，血液中CO_2增多，$PaCO_2$增高，缓解pH增高。

3.细胞调节　血液中的H^+浓度降低，细胞内的H^+移出，K^+进入细胞内，碱中毒往往伴随低钾血症。

4.肾脏调节　碱中毒时，抑制肾小管上皮细胞的碳酸酐酶和谷氨酰胺酶活性，肾脏排酸保碱能力下降。随尿液排出的酸少碱多，尿液呈碱性。

代偿后，机体的血气分析指标改变如下：pH升高，SB、AB、BB升高，BE正值加大。AB>SB，$PaCO_2$继发性增高。

（四）对机体的影响

轻度代谢性碱中毒可无症状，也可能会出现与碱中毒无直接关系的症状，如低钾血症引起的无力，细胞外液量减少引起的多尿、口渴等。严重的代谢性碱中毒会出现多种功能代谢改变。

1.神经系统 代谢性碱中毒时，γ–氨基丁酸转氨酶活性增强，谷氨酸脱羧酶活性降低，γ–氨基丁酸减少，对大脑中枢的抑制作用减弱。pH增高使氧解离曲线左移，与O_2亲和力增加，不利于氧气的释放，机体发生缺氧，大脑对缺氧比较敏感，症状严重。患者出现精神错乱、烦躁不安、谵妄、意识障碍等。

2.神经–肌肉应激性增高 碱中毒时，血液中游离钙浓度减少，神经–肌肉应激性高，出现抽搐、惊厥等。

3.低钾血症 细胞内外H^+–K^+交换发生低钾血症。

（五）代谢性碱中毒的病理生理学防治

1.防治原发病 代谢性碱中毒时，即使是肾功能正常的患者，也不能完全代偿升高的HCO_3^-。因此，代谢性碱中毒的治疗应该在积极治疗原发病的同时去除代谢性碱中毒的维持因素。

2.补充盐水 部分患者补充生理盐水后，可缓解代谢性碱中毒的症状，称为盐水反应性。因生理盐水中的Cl^-浓度高于血浆中的Cl^-浓度，输液后，可以补充Cl^-使得HCO_3^-得以从肾脏排出，缓解症状。部分患者输生理盐水没有效果，称为盐水抵抗性。

3.给予含氯药物 通过Cl^-促进HCO_3^-的排出。

4.纠正水、电解质紊乱 碱中毒时有低钾血症，因此应补钾。

四、呼吸性碱中毒

（一）概述

呼吸性碱中毒是指血浆中H_2CO_3或$PaCO_2$原发性减少引起pH升高的酸碱平衡紊乱。

（二）原因和机制

与呼吸性酸中毒相关，呼吸性碱中毒往往发生于过度通气。

1.肺部疾患 肺炎、肺梗死、间质性肺疾病、肺气肿等引起的过度通气会发生呼吸性碱中毒。

2.呼吸中枢受刺激 神经系统疾病如脑炎、脑血管意外、脑肿瘤、脑外伤等刺激呼吸中枢兴奋。小儿哭闹、癔症等可引起精神性通气过度。或者服用某些药物直接兴奋呼吸中枢引起通气过度。另外，发热、甲亢也可会引发过度通气。

3.呼吸机使用不当　如通气过度则会发生呼吸性碱中毒。

（三）分类

同呼吸性酸中毒一样，分为急性和慢性呼吸性碱中毒。

1.急性呼吸性碱中毒　指$PaCO_2$在24小时内急剧下降。见于高热、癔症、低氧血症、呼吸机过度通气。

2.慢性呼吸性碱中毒　指超过24小时的$PaCO_2$持久性的下降。见于肝脏疾病、缺氧、慢性颅脑损伤引起的呼吸中枢兴奋。

（四）机体的调节

1.细胞内液缓冲　呼吸性碱中毒时，呼吸中枢兴奋，此时虽然降低$PaCO_2$会抑制呼吸中枢，但只要呼吸中枢兴奋的刺激因素一直存在，肺就不能参与代偿调节，或者说作用不明显，血浆缓冲系统尤其是碳酸氢盐系统也不能发挥作用。急性呼吸性碱中毒时，主要依赖细胞内液缓冲。细胞内的非碳酸氢盐缓冲系统给出H^+，H^+逸出细胞外，与HCO_3^-结合生成H_2CO_3，以降低HCO_3^-浓度，对应地，细胞外的K^+进入到细胞内维持电子平衡。

2.肾脏排酸减少　肾脏代偿调节比较缓慢，一般在慢性酸碱平衡紊乱发挥调节作用。慢性呼吸性碱中毒主要依赖肾脏的代偿调节。特点为减少排酸，HCO_3^-重吸收增加，尿液中HCO_3^-增多，尿液呈碱性。

（五）对机体的影响

与代谢性碱中毒对比，呼吸性碱中毒更容易出现神经系统功能障碍、神经–肌肉应激性也高。

（六）呼吸性碱中毒的病理生理学防治

1.防治原发病　做为防治的主要措施，首先应防治原发病，去除病因。如人工呼吸机过度通气可调节潮气量和频率。精神性通气过度可酌情服用镇静剂。

2.吸入CO_2　针对急性呼吸性碱中毒，可用纸袋盖住患者口鼻使其重新吸入呼出的CO_2，或治疗性吸入5%CO_2的混合气体。

3.补钙　抽搐患者可用葡萄糖酸钙进行注射治疗。

第四节　混合型酸碱平衡紊乱

在临床上，会同时发生两种或者三种单纯型的酸碱平衡紊乱，称为混合型酸碱平衡紊乱。两种类型的称为双重酸碱平衡紊乱，三种同时发生称为三重酸碱平衡紊乱。两种酸中毒或者碱中毒同时发生，pH改变方向朝着相同的方向，这种情况称为相加型或者酸碱一致型。如果是一种酸中毒合并一种碱中毒，pH改变朝着相反方向，这种称为相消型或酸碱混合型。但需谨记，同一患者不可能同时发生呼吸性酸中毒和呼吸性碱中毒。

一、酸碱一致型双重酸碱平衡紊乱

（一）代谢性酸中毒合并呼吸性酸中毒

心跳、呼吸骤停、慢阻肺合并心力衰竭、糖尿病酮症酸中毒合并肺感染、低钾血症导致心肌和呼吸肌无力等病因发生通气障碍引起CO_2潴留的同时，固定酸产生增多。

（二）代谢性碱中毒合并呼吸性碱中毒

临床常见于过度通气合并碱潴留的疾病，如肝功能衰竭、严重创伤、败血症。

二、酸碱混合型双重酸碱平衡紊乱

（一）代谢性碱中毒合并呼吸性酸中毒

临床上慢阻肺患者伴随呕吐或者应用利尿剂及激素时会发生这种类型的酸碱平衡紊乱。

（二）代谢性酸中毒合并呼吸性碱中毒

心肺疾病、肾功能衰竭、感染性休克、糖尿病等危重患者伴有过度通气；固定酸产生增多（如乳酸）刺激呼吸中枢兴奋过度通气；慢性肝病血氨增高合并肾衰竭。

（三）代谢性酸中毒合并代谢性碱中毒

患者有严重呕吐伴随腹泻发生低钾血症和脱水；糖尿病发生剧烈呕吐；尿毒症发生剧烈呕吐。

三、三重混合型酸碱平衡紊乱

一般有呼吸性酸中毒合并AG增高型代谢性酸中毒和代谢性碱中毒、呼吸性碱中毒合并AG增高型代谢性酸中毒和代谢性碱中毒。

知识链接

食物的酸碱性

一是食物本身的酸碱性；二是食物代谢后的酸碱性。食物代谢之后，如果含硫、磷、氯元素较多，如肉、蛋、鱼、动物脂肪、植物油、糖类多，在人体内中形成硫酸、盐酸、磷酸和乳酸等物质，可称为成酸性食品，如甜食等；反之，代谢产物内含钙、镁、钾、钠等阳离子，在人体中形成碱性物质，如氢氧化钠（钾）、碳酸钠等，可称为成碱性食品，如蔬菜、茶叶、水果（高糖水果除外）、豆制品、牛奶等。

（蔡弘扬）

目标检测

答案解析

一、选择题

1.血气分析反映酸碱平衡呼吸性因素的重要指标是（　　）

A. BE　　B. $PaCO_2$　　C. PaO_2　　D. SB　　E. AB

2. AG增高型代谢性酸中毒常见于（　　）

A. 腹泻　　B. 使用乙酰唑胺利尿　　C. 糖尿病　　D. 肾小管性酸中毒　　E. 慢性肾衰竭早期

3. AB增加和AB>SB表明可能有（　　）

A. 代谢性碱中毒　　B. 代谢性酸中毒　　C. 呼吸性碱中毒　　D. AG增高型代谢性酸中毒　　E. 混合性碱中毒

4.急性呼吸性酸中毒时代偿调节主要依靠（　　）

A. HCO_3^-缓冲系统　　B. HCO_3^-以外的缓冲系统　　C. 血浆蛋白缓冲系统　　D. 磷酸盐缓冲系统　　E. 其他缓冲系统

5.某溃疡病并发幽门梗阻患者，因反复呕吐入院。血气分析结果如下：pH7. 49，$PaCO_2$48mmHg，HCO_3^-36mmol/L，该患者酸碱失衡的类型是（　　）

A. 代谢性酸中毒　　B. 代谢性碱中毒　　C. 呼吸性酸中毒　　D. 呼吸性碱中毒　　E. 混合性碱中毒

6. 代谢性碱中毒常见的病因是（　　）

A. 严重腹泻

B. 严重呕吐

C. 使用螺内酯等利尿剂

D. 正常人摄入 $NaHCO_3$ 1000mmol/d

E. 高血钾

7. 某ARDS患者，pH 7.48，$PaCO_2$ 29mmHg，HCO_3^- 23mmol/L，可诊断为（　　）

A. 急性呼吸性酸中毒

B. 慢性呼吸性酸中毒

C. 代谢性碱中毒

D. 急性呼吸性碱中毒

E. 慢性呼吸性碱中毒

8. 血液中缓冲挥发酸最强的缓冲系统是（　　）

A. HCO_3-/H_2CO_3

B. Pr^-/HPr

C. $HPO_4^{2-}/H_2PO_4^-$

D. Hb^-/HHb 和 $HbO_2^-/HHbO_2$

E. 有机磷酸盐

9. 急性呼吸性碱中毒时起主要作用的缓冲物质是（　　）

A. H_2CO_3

B. 有机磷酸

C. HHb 及 $HHbO_2$

D. $H_2PO_4^-$

E. HPr

10. 治疗代谢性酸中毒最多选用的碱性药物是（　　）

A. 乳酸钠

B. 三羟甲基氨基甲烷

C. 磷酸氢二钠

D. 碳酸氢钠

E. 柠檬酸钠

二、简答题

1. 什么是酸碱平衡紊乱？

2. 什么是呼吸性酸中毒？

书网融合……

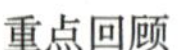
重点回顾

习题

第八章　发　热

PPT

学习目标

1.重点把握发热、发热激活物、内生致热原的概念；发热与过热的区别；发热三个时相的特点。熟悉发热的防治原则与临床护理。

2.学会判断发热的三个时相。

3.在临床工作中能判断患者是否发热，并据此采取相应治疗措施。

岗位情景模拟

情景描述　患儿，男性，4岁。发热、咽痛3天入院。查体：体温39.8℃，心率132次/分，呼吸32次/分；面色潮红，口唇干燥，咽部充血，双侧扁桃体肿大，两肺呼吸音粗。实验室检查：WBC 16.9×10^9/L。入院后采取物理降温、输液、抗生素治疗。4小时后患儿大量出汗，体温逐渐下降至正常，4天后痊愈出院。

讨论　1.该患儿体温有何变化？是何种原因引起的？

2.引起该患儿发热的机制是什么？

人类能维持相对恒定的体温，对其机体的内环境稳态及进行正常的生命活动至关重要。发热是一种常见的临床症状和体征。本章讲述引起发热的原因、发病机制、发热时机体的代谢及功能的变化以及防护原则。

第一节　发热的原因和机制

发热是临床常见的症状和体征之一，但发热不是独立的疾病，在整个病程中体温的变化能反映病情的进程。所以，了解发热的特点，在临床上对判断病情、评价疗效和评估预后，都有重要的参考意义。

正常成人体温维持在37℃左右，一昼夜波动幅度不超过1℃。正常成人腋窝温度为36.0~37.4℃，直肠温度为36.9~37.9℃，口腔温度为36.7~37.7℃。人体具有完善的体温调节系统，体温调节的高级中枢位于视前区下丘脑前部（POAH），脊髓、延髓等部位也对体温信息有一定程度的整合功能，被认为是体温调节的次级中枢所在。此外，大脑皮层也参与体温的行为性调节。目前体温的中枢调节主要以“调定点（SP）”学说来解释，调定点理论认为体温调节与恒温器调节类似，在体温调节中枢内有一个相对恒定的调定点，体温调节机构围绕这个调定点来调节体温。据此理论，发热是指在致热原的作用下，调定点上移而引起调节性体温升高，超过正常体温的0.5℃。

发热不是体温调节出现障碍，体温调节功能仍然正常，是由于调定点上移，使体温调节机构调节体温到较高的水平。不是所有的体温升高都是发热，临床上出现的体温升高，分为调节性体温升高（即发热）和非调节性体温升高。非调节性体温升高时调定点无发生变化，而是由于体温调节障碍（体温调节中枢受损）、产热异常（如甲状腺功能亢进）或散热障碍（环境高温所致的中暑和皮肤鱼鳞病等）等，体温调节中枢不能将体温维持在与调定点相适应的水平上，属于被动性体温升高，故把这类体温升高称为过热。

除发热和过热外，在某些生理情况下也会出现体温升高，如月经前期、剧烈运动、应激等，这些属于生理反应，称之为生理性体温升高（图8–1）。

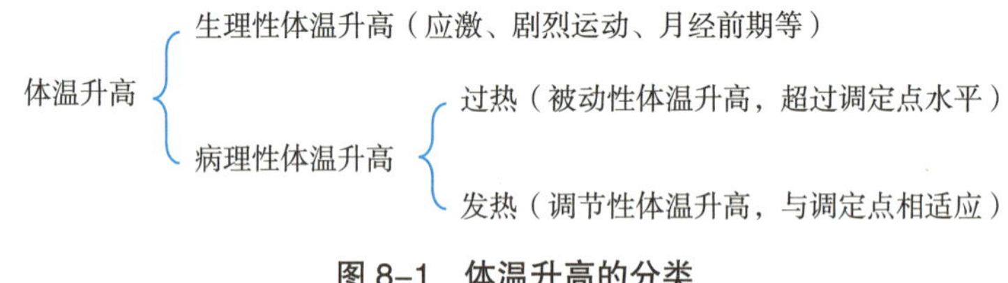

图8–1　体温升高的分类

一、发热激活物

发热常是由于发热激活物激活机体的产内生致热原细胞，使其产生和释放内生致热原（EP），再经后续环节引起体温升高。发热激活物又称为EP诱导物，包括某些体内产物和外致热原。

（一）外致热原

来自体外的致热物质称为外致热原。

1.细菌

（1）革兰阳性细菌　这类细菌感染是常见的发热原因。主要有葡萄球菌、链球菌、肺炎球菌、枯草杆菌和白喉杆菌等，这类细菌的全菌体、菌体碎片以及释放的外毒素都是重要的致热物质。

（2）革兰阴性细菌 这类细菌包括大肠埃希菌、淋病奈瑟菌、脑膜炎球菌、伤寒杆菌等。这类细菌的全菌体和胞壁中的肽聚糖都是致热物质，而其胞壁中所含的内毒素是主要的致热成分。内毒素是最常见的外致热原，耐热性高，是输液过程中血液制品的主要污染物。内毒素的主要成分是脂多糖，具有高度水溶性，是效应很强的致热物质。

（3）分枝杆菌 典型菌群为结核杆菌。结核杆菌的全菌体及胞壁中所含的肽聚糖、蛋白质和多糖都具有致热作用。临床结核杆菌活动性感染者大多有明显发热和盗汗症状。

2. 病毒 病毒感染是人体常见的传染病。常见的有流感病毒、SARS病毒、麻疹病毒等。流感和SARS病毒感染等引起的最主要的临床症状就是发热。

3. 真菌 许多真菌如白色念珠菌、组织胞浆菌、球孢子菌等感染引起的疾病也常伴有发热症状。真菌的全菌体以及菌体内所含的荚膜多糖和蛋白质是重要的致热物质。

4. 螺旋体 引起发热的螺旋体常见的有钩端螺旋体、回归热螺旋体和梅毒螺旋体。

（二）体内产物

1. 抗原抗体复合物 抗原抗体复合物能激活产EP细胞。

2. 类固醇 体内某些类固醇产物具有致热作用，而睾酮的中间代谢产物——本胆烷醇酮是其典型的代表。此外，尿酸结晶等也对产EP细胞有一定的激活作用。

3. 体内大量组织的破坏 大手术后、X线或核辐射等导致体内大量组织被破坏，都可引起发热。

二、内生致热原

产EP细胞在发热激活物的作用下，产生和释放能引起体温升高的物质，这类物质称为内生致热原。产EP细胞包括单核细胞、巨噬细胞、淋巴细胞、内皮细胞和肿瘤细胞等，这些细胞在发热激活物的作用下能产生和释放内生致热原，目前已明确的内生致热原包括如下。

1. 白细胞介素-1（IL-1） 白细胞介素-1是在发热激活物的作用下，由单核细胞、巨噬细胞、内皮细胞、胶质细胞、星状细胞以及肿瘤细胞等多种细胞产生释放的多肽类物质。IL-1受体广泛存在于脑内，其密度最大的区域位于最靠近体温调节中枢的下丘脑外侧。实验发现，在内毒素引起发热的动物循环血液中出现大量IL-1。

2. 肿瘤坏死因子（TNF） 肿瘤坏死因子是重要的内生致热原之一。外致热原如链球菌、葡萄球菌、内毒素等都可激活淋巴细胞、巨噬细胞等产生释放TNF。

3. 干扰素（IFN） 干扰素是一种主要由单核细胞和淋巴细胞产生的具有抗肿瘤、抗病毒作用的蛋白质，有三种类型即IFNα、IFNβ、IFNγ，均与发热相关。临床应用干扰素治疗的患者大多出现发热，故发热是干扰素治疗的主要不良反应。

4. 白细胞介素-6（IL-6） 白细胞介素-6是由单核细胞、内皮细胞和纤维细胞等分泌的细胞因子，血小板生长因子、病毒、IL-1、TNF等都可诱导其产生和释放。实验表明，IL-6能引起各种动物出现发热症状，因此也被认为是内生致热原之一。

5.巨噬细胞炎症蛋白-1（MIP-1） 巨噬细胞炎症蛋白-1是内毒素作用于巨噬细胞后产生和释放的肝素-结合蛋白质。目前已证明给家兔静脉注射纯化MIP-1可引起剂量依赖性单相热。

三、发热时的体温调节机制

“调定点”学说基本解释了发热的发病机制。

（一）体温调节中枢

体温调节中枢位于视前区下丘脑前部，能对外周和深部温度的信息进行整合。该区域含有温度敏感神经元，目前提出了发热体温正负调节学说，由正调节中枢和负调节中枢两部分组成。视前区下丘脑前部是正调节中枢，通过正调节介质使体温升高，而中杏仁核、腹中隔和弓状核是负调节中枢，通过负调节介质限制体温升高。因此，发热体温调节中枢是由正、负调节中枢构成的复杂的功能系统。

（二）致热信号传入中枢的途径

血液循环中的内生致热原到达脑内的体温调节中枢引起发热的途径，目前认为的途径如下。

1.内生致热原通过血-脑屏障直接转运入脑。

2.内生致热原通过血-脑屏障的薄弱部位—终板血管器入脑，终板血管器紧靠视前区下丘脑前部。

（三）发热中枢调节介质

进入脑内的内生致热原并不是引起调定点上移的最终物质，内生致热原可能先作用于体温调节中枢，导致发热中枢介质的释放，从而改变调定点。发热中枢体温调节介质分为正调节介质和负调节介质两类。

1.正调节介质 这类介质能介导体温“调定点”上移，例如环磷酸腺苷、前列腺素E、Na^+/Ca^{2+}比值、促肾上腺皮质激素释放素、一氧化氮等。在发热过程中，这些介质水平升高。实验表明，在动物脑室中给予正调节介质可引起动物出现发热症状。

2.负调节介质 负调节介质能对抗体温升高，主要包括精氨酸加压素、黑素细胞刺激素、膜联蛋白A1和白细胞介素-10等，因此，各种感染性疾病引起的发热很少超过41℃。发热时体温升高的幅度被限制在一定范围内的现象称为热限。这是机体的自我保护功能和自稳调节机制，具有非常重要的生物学意义。

（四）发热时体温调节的方式及发热时相

正常成人的调定点设定在37℃左右。发热时，发热激活物作用于产EP细胞产生和释放内生致热原，内生致热原通过血液循环入脑，在视前区下丘脑前部或终板血管器附近，引起中枢发热介质的释放，中枢发热介质作用于相应神经元，使调定点上移。此时，由于调定点上移，高于中心温度，体温调节中枢通过调节产热和散热，在正、负调节中枢的相互作用下，把体温提高到与上移的调定点相适应的水平（图8–2）。

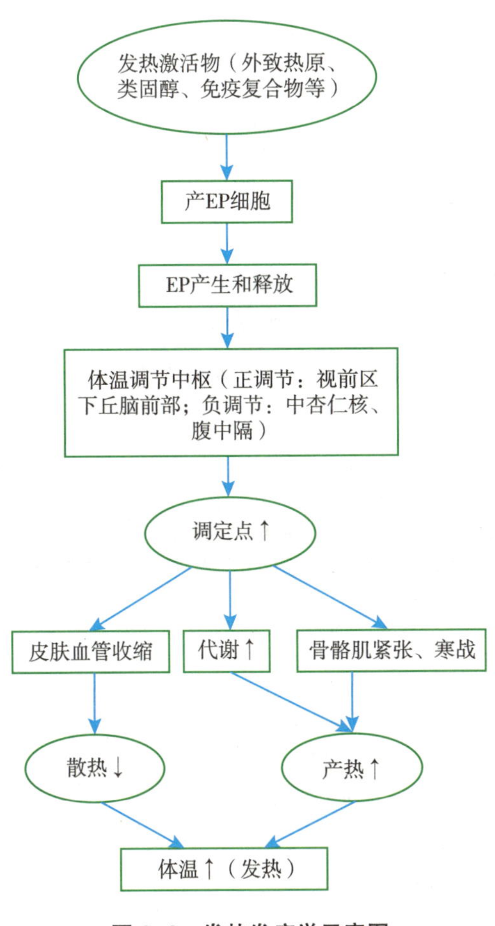

图8–2　发热发病学示意图

第二节　发热的分期和热型

一、发热的分期

发热持续一段时间后，发热激活物消失或被控制，内生致热原及增多的介质逐渐被清除或降解，调定点恢复到正常水平，体温也相应被调控至正常。所以，发热大致分为以下三个时相。

1.体温上升期 在发热的开始阶段，由于调定点上移，正调节占优势，而此时原来正常的体温成了“冷刺激”，体温调节中枢对“冷”信息起反应，出现皮肤血管收缩和血流减少，引起皮肤温度下降、散热减少，同时引起骨骼肌不随意的节律性收缩即寒战和物质代谢加强，产热增加。

热代谢特点：机体在减少散热的同时，增加产热，结果使产热大于散热，体温升高。

临床表现：由于皮肤温度降低，患者会感到发冷或恶寒。另外，由于立毛肌收缩，皮肤出现“鸡皮疙瘩”。

2.高温持续期 当体温上升到调定点新的水平时，这时体温不再升高，而是在这个与新调定点相适应的高水平上波动，所以称为高温持续期。由于此期中心体温已与新调定点相适应，所以寒战停止，开始出现散热反应。

热代谢特点：产热与散热在高水平上维持相对平衡。

临床表现：患者有酷热感，皮肤血管扩张、血流量增加，出现散热反应，皮肤温度高于正常，患者不再感到寒战、恶寒，皮肤的“鸡皮疙瘩”也消失了。皮温升高加强了皮肤水分的蒸发，因此皮肤和口唇干燥。此期持续时间由于病因不同而各有差异。

3.体温下降期 在高温持续期后，随着发热激活物、内生致热原及发热介质的消除，体温调定点恢复到正常水平，这时体温高于调定点作为一个“热刺激”，体温调节中枢对“热刺激”产生反应，发出散热增加（皮肤血管扩张）和产热减少的指令。

热代谢特点：产热减少，散热增加，散热大于产热，体温开始下降，逐渐恢复到正常调定点的水平。

临床表现：患者由于散热大于产热，出现大汗淋漓，严重者可出现脱水。此期持续时间因病因不同而异。

二、热型

将患者不同时间测得的体温数值分别记录在体温单上，再连接各体温数值点形成体温曲线，该体温曲线的不同形态（形状）称为热型。热型对发热病因的诊断及鉴别诊断很有意义。临床常见的热型有以下几种。

（1）稽留热 体温持续在39~40℃以上，达数日或数周，24小时内体温波动不超过1℃。常见于肺炎球菌肺炎、伤寒及斑疹伤寒。

（2）弛张热 体温持续在39℃以上，但波动幅度大，24小时内体温差别在2℃以上，但均高于正常体温。常见于败血症、风湿热、重症肺结核及化脓性炎症等。

（3）间歇热　体温骤升达高峰后持续数小时，又迅速降至正常水平，无热期可持续1天至数天。高热期与无热期（间歇期）交替出现。常见于疟疾、急性肾盂肾炎等。

（4）回归热　体温骤升至高峰，持续数天后又骤然下降至正常水平。高热期与无热期各持续几天，并规律性交替。常见于回归热病、霍奇金淋巴瘤等。

（5）波状热　体温逐渐升高达39℃或以上，数天后逐渐下降至正常水平，持续数天后又逐渐升高，如此反复多次。常见于布氏杆菌病、免疫性疾病、肿瘤等。

（6）不规则热　发热无规律，可见于结核病、渗出性胸膜炎、支气管肺炎等。

第三节　发热时机体的代谢和功能变化

除各原发病引起的各种改变以外，发热时出现的体温升高、内生致热原及体温调节效应也可引起一系列机体的代谢与功能变化。

一、物质代谢变化

体温上升时物质代谢加快。体温每升高1℃，基础代谢率提高13%，所以发热患者的物质代谢会加快。如果患者持续发热，但没有及时补充足够的营养物质，患者会消耗自身的物质，导致消瘦和体重下降。

1.糖代谢　发热时由于产热增加的需要，能量需求大大增加，因而糖的分解代谢增加，尤其寒战期糖消耗更大，无氧酵解增加，乳酸增多，糖原储备减少。

2.脂肪代谢　发热时由于糖原储备不足，机体动员脂肪储备，脂肪分解也明显增强，大量脂肪分解氧化不全，患者可出现酮尿和酮血症，长期发热，患者日渐消瘦。

3.蛋白质代谢　正常成人需每天摄入30~45g蛋白质才能维持总氮平衡。发热时患者体内蛋白质分解增强，尿氮升高，如未及时补充足够的蛋白质，将出现负氮平衡，患者抵抗力下降。

4.水、盐及维生素代谢　在发热的体温上升期，尿量明显减少，Na^+、Cl^-排泄减少，而在体温下降期尿量恢复和大量出汗，Na^+、Cl^-排泄增加。高温持续期皮肤和呼吸道水分蒸发增加及体温下降期时大量出汗，导致水分大量丢失，严重者可出现脱水。因此，高热及退热时注意让患者补充适量的水分和电解质。

二、功能变化

1.中枢神经系统功能变化　发热使中枢神经系统兴奋性升高，尤其是高热（40~41℃）

时，患者可出现头痛、烦躁、谵妄、幻觉，小儿高热容易引起热惊厥（局部或全身肌肉抽搐）。有些高热患者可由于神经系统处于抑制状态出现神志淡漠、嗜睡等症状。

2.循环系统功能变化 发热时心率加快，体温每升高1℃，心率约增加18次/分，儿童增加得更快。由于热血对窦房结的刺激引起心率加快，另外，代谢增加，耗氧量和CO_2生成量增加也是影响因素之一。寒战期心率加快及外周血管收缩，可使血压轻度升高；高温持续期和退热期时因外周血管舒张，可使血压轻度降低。少数患者在退热时大量出汗可致虚脱，甚至循环衰竭，应及时预防。

3.呼吸功能变化 发热时血温升高刺激呼吸中枢并增强呼吸中枢对CO_2的敏感性。另外，代谢加强及CO_2生成量增加，共同促进呼吸加深加快，有利于更多热量从呼吸道散发。

4.消化功能变化 发热时消化液分泌减少，各种消化酶活性降低，患者出现食欲减退、口腔黏膜干燥、便秘、腹胀等临床症状。

5.免疫系统变化 内生致热原本身就是一些免疫因子，如白介素-1、白介素-6、肿瘤坏死因子等可刺激B淋巴细胞、T淋巴细胞等免疫细胞的增殖和活性，增强吞噬、杀菌和抗病毒能力。发热对机体的防御功能既有有利的一面，同时也有不利的一面。一方面发热可提高机体总体的免疫功能，作为一种防御作用；另一方面，发热也可抑制某些细菌生长，如淋球菌、肺炎球菌等。但持续高热可导致免疫系统功能下降，多核白细胞、巨噬细胞等功能降低，使杀菌和抗病毒能力减弱。

急性期反应是指机体在细菌感染和组织损伤时所出现的一系列急性时相的反应。内生致热原在诱导发热的同时，还引起急性期反应。急性期反应主要包括蛋白质合成增多、白细胞计数改变、血浆微量元素浓度改变及热休克蛋白表达增加等，是机体防御反应的一个组成部分。

第四节　防护原则

一、积极治疗原发疾病

多数发热与感染性疾病有关，最常见的是病毒感染，因此，要针对其原发疾病进行治疗。

二、一般性发热的处理原则

对于非高热（体温<38.5℃）又不伴有其他严重疾病患者，可不急于解热。发热对诊

断疾病、判断病情具有重要意义，根据体温曲线的变化可反映病情和转归。如结核病早期可出现发热，其他临床症状不明显，过早解热会掩盖病情，延误原发病的诊断和治疗。因此，对于一般性发热的病例，应针对物质代谢加强及大汗脱水等情况，补充适量的水分、营养物质和维生素。

三、必须及时解热的病例

对于发热会加重病情或促进疾病发生发展或威胁患者生命的病例，应及时进行解热。

1. 高热（>40℃） 高热尤其是达到41℃以上患者，中枢神经细胞和心脏可能受到较大的影响。已有实验表明，正常动物在极度高热情况下，可导致心力衰竭。高热可引起谵妄、昏迷等中枢系统症状，因此，对于高热病例应尽早解热，尤其是小儿高热可诱发热惊厥，应及时预防。

2. 心脏病患者 心率过快和心肌收缩力增强会增加心脏负担，心脏患者或心脏有潜在病灶的人容易诱发心力衰竭，须尽早解热。

3. 妊娠期妇女 妊娠期妇女如有发热应及时解热，理由如下：①有临床研究报道，妊娠早期的妇女发热或人工过热（洗桑拿浴）有致畸胎的危险；②妊娠中、晚期心脏负荷增加，发热进一步加重心脏负担，有诱发心力衰竭的可能性。

四、解热措施

1. 药物解热 主要有水杨酸类、类固醇解热药，清热解毒中草药也可适当选用。

2. 物理降温 在高热或病情危急时可采用物理降温。如用冰带或冰帽敷头部、在四肢大血管处用酒精擦浴等。

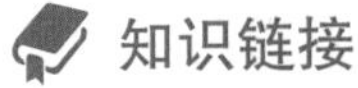

中暑的表现与防治

中暑（过热）是在严热天气、湿度大以及无风环境中，患者因体温调节中枢、汗腺功能障碍及水、电解质流失过多而出现相关临床症状的疾病。发生中暑的原因有环境温度过高、产热增加、散热障碍及汗腺功能障碍，中暑患者除体温升高外，可有全身疲乏、四肢无力、头晕、胸闷、心悸及恶心、呕吐等临床症状，甚至出现中暑衰竭或中暑痉挛而危及生命，引起严重后果。所以要迅速将中暑患者转移到通风良好的低温环境，脱去衣服，同时进行皮肤肌肉按摩，促进散热，并尽快送院治疗。

（麦洁贞）

目标检测

答案解析

一、单选题

1. 发热是体温调定点（　　）

A. 下移，引起主动性体温增高　　B. 上移，引起被动性体温增高

C. 上移，引起主动性体温增高　　D. 下移，引起被动性体温增高

E. 不变，引起主动性体温增高

2. 下列属于发热的体温升高是（　　）

A. 剧烈运动　　B. 甲亢　　C. 妇女月经前期

D. 中暑　　E. 流感

3. 体温上升期热代谢特点是（　　）

A. 散热减少，产热增加，体温升高

B. 产热减少，散热增加，体温升高

C. 散热减少，产热增加，体温保持高水平

D. 产热减少，散热增加，体温下降

E. 产热与散热在高水平上相对平衡，体温保持高水平

4. 甲状腺功能亢进可导致体温升高属于（　　）

A. 过热　　B. 发热

C. 生理性体温升高　　D. 病理性体温升高

E. 其他

5. 人体最重要的散热途径是（　　）

A. 肺　　B. 皮肤　　C. 尿

D. 便　　E. 肌肉

二、简答题

1. 简述发热的临床分期及各期热代谢的特点。

2. 体温升高就是发热吗？发热与过热的基本区别在哪里？

书网融合……

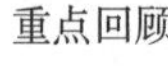
重点回顾

习题

第九章 缺 氧

PPT

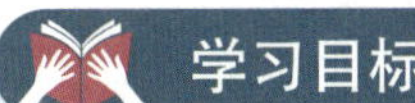

1. 重点掌握缺氧的概念、缺氧的类型、各型缺氧的血氧变化特点及皮肤黏膜颜色改变。

2. 学会应用常用血氧指标进行缺氧的判断；理解缺氧时机体的功能、代谢变化。

3. 培养在临床治疗、护理工作中的逻辑思维能力、实事求是的医学态度和认真严谨的医学作风。

岗位情景模拟

情景描述 患者，男性，30岁。室间隔缺损伴肺动脉高压，血氧检查结果是动脉血氧分压60mmHg，动脉血氧含量170ml/L，静脉血氧含量140ml/L，动-静脉氧差30ml/L。

讨论 1. 该患者可能发生哪种类型的缺氧？有何特点？

2. 患者吸氧效果怎样？为什么？

氧是生命活动的必需物质，机体必须不停地从大气中吸取氧气和排出二氧化碳来维持新陈代谢。机体通过外呼吸从空气中获取氧气，再由血液运输到组织，被细胞代谢所利用。因此，氧的获取和利用包括外呼吸、氧的运输和内呼吸三个过程。

缺氧是指由于组织供氧不足或用氧障碍而导致机体功能、代谢和组织结构发生异常的病理过程。可由内、外呼吸功能障碍引起，也可由血液、循环、组织中毒等引发。缺氧是临床上常见的病理过程，也是许多疾病死亡的重要原因。

第一节 常用的血氧指标及其意义

血液中的氧分压、氧容量、氧含量、氧饱和度和动-静脉血氧含量差等血氧指标是反映组织的供氧量与耗氧量的重要指标。临床常用血氧指标的含义、正常值及相关因素列表如下（表9–1）。

表 9–1　常用血氧指标的含义、正常值及相关因素

血氧指标	含义	正常值	影响因素
血氧分压（PO_2）	物理溶解于血液中的氧分子所产生的张力	PaO_2 约 100mmHg PvO_2 约 40 mmHg	吸入气体氧分压和外呼吸功能
血氧容量（CO_2max）	1L 血液中的血红蛋白所能结合的氧量（氧分压为 150 mmHg，温度为 38℃时）	200ml/L	血红蛋白的质和量
血氧含量（CO_2）	1L 血液中实际的含氧量	CaO_2 约 190ml/L CvO_2 约 140ml/L	血氧分压、血氧容量
血氧饱和度（SO_2）	血液中结合氧的血红蛋白占总血红蛋白的百分比	SaO_2 约 95% SvO_2 约 75%	血氧分压
动–静脉血氧含量差	动脉血氧含量与静脉血氧含量的差值	50ml/L	组织的耗氧量

注：PaO_2. 动脉血氧分压；PvO_2. 静脉血氧分压。

第二节　缺氧的原因及类型

空气中的氧经过外呼吸进入血液，随血流运送到组织细胞，经内呼吸为细胞所利用，其中任何一个环节发生障碍，均可引起缺氧。根据缺氧的原因及血氧变化的特点，可将缺氧分为四种类型，即低张性缺氧、血液性缺氧、循环性缺氧和组织性缺氧（图9–1）。

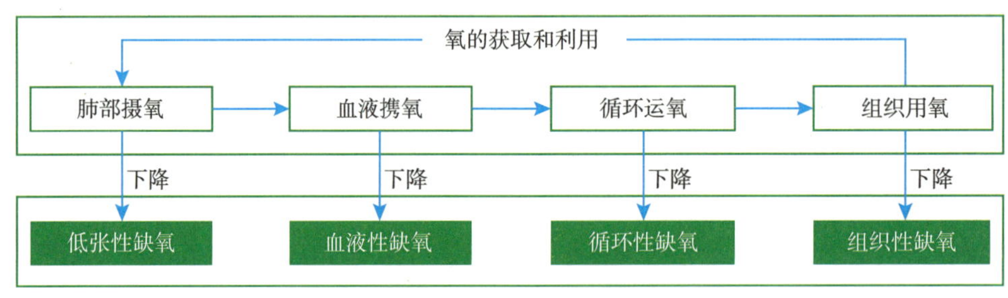

图 9–1　缺氧的常见类型

一、低张性缺氧

低张性缺氧是指由于吸入气体氧分压过低或外呼吸功能障碍所致的以动脉血氧分压降低为基本特征的缺氧，又称乏氧性缺氧。

（一）原因和机制

1.外环境氧分压过低 多见于海拔3000米以上的高原、高空或通气不良的矿井和坑道。由于吸入气体氧分压降低，使血液向组织弥散氧的速度减慢，导致组织供氧不足，造成细胞缺氧。

2.外呼吸功能障碍 肺通气功能障碍可引起肺泡气氧分压降低；肺换气功能障碍使经肺泡扩散到血液中的氧减少，导致PaO_2降低和血氧含量降低。

3.静脉血分流入动脉 常见于由右向左分流的先天性心脏病患者。如法洛综合征，因室间隔或房间隔缺损伴有肺动脉高压，未经氧合的静脉血直接掺入左心的动脉血中，导致PaO_2降低和血氧含量降低。

（二）血氧变化的特点

低张性缺氧的始动因素是进入血液的氧减少或者动脉血被静脉血稀释，PaO_2降低，进而引起血氧饱和度降低和血氧含量降低，使单位体积血液弥散使组织利用的氧量减少，动–静脉氧差降低。血氧容量一般在正常范围。但慢性缺氧时，由于组织利用氧的能力代偿性增强，动–静脉氧差也可变化不显著。血氧容量正常或因血红蛋白的代偿性增加而增加。

正常情况下，毛细血管中脱氧血红蛋白的浓度约为26g/L。低张性缺氧时，动脉血和静脉血中氧合血红蛋白含量降低，脱氧血红蛋白增多。当毛细血管血液中脱氧血红蛋白的浓度超过50g/L时，皮肤和黏膜呈青紫色，称为发绀。

二、血液性缺氧

血液性缺氧是指由于血红蛋白含量减少或性质改变，导致血液携带氧的能力降低或血红蛋白结合的氧不易释出引起的缺氧。血液性缺氧时外呼吸功能正常，PaO_2正常，故又称等张性缺氧。

（一）病因和机制

1.贫血 严重贫血时血红蛋白含量减少，血液携氧量降低，供给细胞的氧不足，又称为贫血性缺氧。

2.一氧化碳中毒 一氧化碳（CO）可与血红蛋白结合为碳氧血红蛋白（HbCO），其结合速率仅是氧与血红蛋白结合速率的1/10，但HbCO的解离速度却为HbO_2的1/2100，因而CO与血红蛋白的亲和力是氧的210倍。当吸入气中含0.1%的CO时，约50%的血红蛋白与CO形成HbCO而失去携带氧的能力。CO通过与血红蛋白分子结合，抑制红细胞内糖酵解，血红蛋白释放氧减少，进一步加重组织缺氧。

3. 高铁血红蛋白血症 血红蛋白中的Fe^{2+}在氧化剂的作用下氧化成Fe^{3+}，形成高铁血红蛋白。Fe^{3+}与羟基牢固结合而使血红蛋白失去携带氧的能力。此外，如果血红蛋白中的四个二价铁中有部分氧化为三价铁后，其余二价铁所携带的氧也难以释放。正常高铁血红蛋白含量仅占血红蛋白总量的1%~2%。当大量食用含硝酸盐的腌菜或变质剩菜后，硝酸盐在肠道被细菌还原为亚硝盐酸，经肠道吸收入血后致肠源性高铁血红蛋白血症，又称肠源性发绀（图9–2）。

4. 血红蛋白与氧的亲和力异常增高 如输入大量库存血时，血红蛋白和氧的亲和力增加，释放氧减少，从而引起组织细胞缺氧。

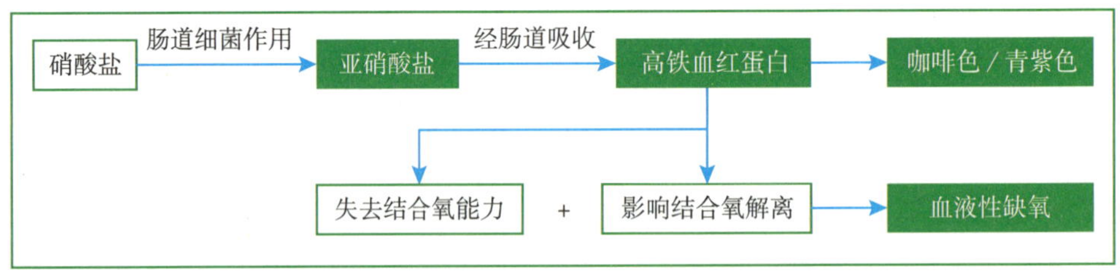

图 9–2 亚硝酸盐引起肠源性紫绀的基本机制

（二）血氧变化的特点

血液性缺氧时，如果呼吸功能正常，PaO_2、血氧饱和度正常，血氧含量降低。贫血患者尽管动脉氧分压和血氧饱和度正常，但毛细血管床中的平均血氧分压降低，弥散到组织细胞的氧减少，动–静脉氧差低于正常。CO中毒和高铁血红蛋白血症时，血氧容量可正常，但由于动脉血氧含量明显减少和血红蛋白与氧的亲和力增加，结合的氧不易释放，动–静脉氧差也低于正常。

严重贫血患者皮肤黏膜呈苍白色；CO中毒患者皮肤黏膜呈樱桃红色，与鲜红的HbCO有关；高铁血红蛋白血症患者皮肤和黏膜呈咖啡色。

三、循环性缺氧

循环性缺氧是指因组织血流量减少引起的组织供氧不足，又称为低动力性缺氧。

（一）病因和机制

1. 组织缺血 由于动脉血压降低或动脉阻塞造成的组织灌注量不足称为缺血性缺氧。例如，休克和心力衰竭患者可造成全身组织供血不足；动脉血栓形成，动脉炎或动脉粥样硬化造成的动脉阻塞可引起所支配的局部器官和组织缺血性缺氧。

2. 组织淤血 静脉血液回流受阻引起的组织缺氧称为淤血性缺氧。休克引起全身广泛的毛细血管床淤血；静脉血栓形成或静脉炎可引起局部血液回流受阻，造成局部组织淤血性缺氧。

（二）血氧变化的特点

循环性缺氧，动脉PaO_2、血氧容量、血氧含量、血氧饱和度均正常。组织缺血或淤血，血流缓慢使血液流经毛细血管时间延长，细胞从单位容量血液中摄取的氧量增多，造成静脉血氧含量降低，动–静脉氧差增大。由于供应组织的血液总量降低，弥散到组织细胞的总氧量仍不能满足细胞的需要而发生缺氧。缺血性缺氧的患者，因供应组织的血量不足，皮肤可苍白。淤血性缺氧的患者，血液淤滞在毛细血管床形成了更多的脱氧血红蛋白，可出现发绀。

四、组织性缺氧

组织性缺氧是指在组织供氧正常的情况下，细胞不能有效地利用氧而导致的缺氧。正常情况下，细胞内80%~90%的氧在线粒体内通过氧化磷酸化过程还原成水，并产生能量。其余的氧在羟化酶和加氧酶的催化下，参与细胞核、内质网和高尔基复合体的生物合成、物质降解和解毒反应。

（一）病因和机制

1.组织中毒 任何原因引起细胞氧化磷酸化障碍都会导致组织细胞利用氧能力降低。各种氰化物如HCN、KCN、NaCN等可经消化道、呼吸道或皮肤进入人体，分解出CN^-。CN^-迅速与氧化型细胞色素氧化酶的Fe^{3+}结合，生成氰化高铁细胞色素氧化酶，阻碍其还原为Fe^{2+}的还原型细胞色素氧化酶，使呼吸链的电子传递无法进行。砷化物（如砒霜）、甲醛及许多药物和硫化物也能抑制呼吸链的酶类而影响氧化磷酸化过程。

2.线粒体损伤 细菌毒素、严重缺氧、钙超载、大剂量放射线照射和高压氧等均可引起线粒体结构损伤或功能障碍。当线粒体损伤时，因生物氧化障碍导致缺氧。

3.维生素缺乏 维生素B_1是丙酮酸脱氢酶的辅酶成分，脚气病患者可因丙酮酸氧化脱羧障碍影响细胞有氧氧化过程。维生素B_2是黄素酶的辅酶成分，维生素PP是辅酶Ⅰ和辅酶Ⅱ的组成成分，均参与氧化还原反应。这些维生素严重缺乏可影响氧化磷酸化过程，引起氧利用障碍。

（二）血氧变化的特点

组织性缺氧时，动脉PaO_2、血氧含量和血氧饱和度均正常。细胞生物氧化过程受损，不能充分利用氧，故静脉血氧分压和血氧含量均高于正常，动–静脉氧差减小。由于细胞用氧障碍，毛细血管中氧合血红蛋白增加，患者皮肤可呈鲜红色或玫瑰红色。

缺氧虽可分为四种类型，但临床所见缺氧的原因往往不是单一的，常为混合性缺氧。例如感染性休克时，由于微循环血液灌流量减少，可引起循环性缺氧；而细菌内毒素还可导致组织用氧障碍，引起组织性缺氧；如果并发休克肺，还可出现低张性缺氧。各型缺氧的血氧变化特点见表9–2。

表 9–2　各型缺氧血氧变化及肤色比较

缺氧类型	动脉血氧分压	动脉血氧容量	动脉血氧含量	动脉血氧饱和度	动–静脉氧差	皮肤黏膜颜色
低张性缺氧	↓	N	↓	↓	↓	发绀
血液性缺氧	N	↓或N	↓	N	↓	樱桃红色 咖啡色
循环性缺氧	N	N	N	N	↑	发绀
组织性缺氧	N	N	N	N	↓	玫瑰红色

注：↓降低；↑升高；N不变。

第三节　缺氧时机体的功能及代谢变化

缺氧对机体的影响取决于缺氧发生的速度、程度、持续时间及机体功能状态。轻度缺氧可刺激机体产生代偿反应；严重缺氧机体则出现失代偿反应，造成器官组织细胞严重损伤。各型缺氧对机体的影响既有相同之处，又各具特点。现以低张性缺氧为例，说明缺氧对机体影响。

一、呼吸系统变化

PaO_2低于60mmHg可刺激颈动脉体和主动脉体化学感受器，反射性引起呼吸加深加快，既可使肺泡通气量增加，肺泡气氧分压升高，PaO_2也随之增高，又因胸腔负压增大，促进静脉血回流，增加心输出量和肺血流量，有利于氧的摄取和运输。

严重缺氧（PaO_2低于30mmHg），可抑制呼吸中枢，导致中枢性呼吸衰竭。

二、循环系统变化

（一）心脏的变化

一定程度的PaO_2降低，可引起心率加快、心肌收缩力增强，心输出量增加。严重缺氧，心肌收缩力减弱，心律失常，甚至发生心力衰竭。

（二）血流重分配

轻度缺氧时，交感神经兴奋，儿茶酚胺释放入血，导至皮肤、内脏血管收缩，心脑血管扩张，保证心脑的血液供应。严重缺氧或伴二氧化碳分压升高时，这种代偿则丧失，可出现肺动脉高压，回心血量减少。

三、血液系统变化

急性缺氧时，由于儿茶酚胺的作用，肝、脾血窦收缩，使储血进入体循环，增加有效循环血量。慢性缺氧时，肾生成并释放促红细胞生成素增多，红细胞生成增多，血氧容量和血氧含量增加，具有代偿意义。严重缺氧时（PaO_2低于60mmHg），可促进肺部血液与氧结合，却减少血液向组织释放氧的能力，供应组织的氧严重不足，此时血液中脱氧血红蛋白增多，患者可有发绀。

四、中枢神经系统变化

脑对缺氧最敏感。急性缺氧可引起头痛、兴奋、记忆力减退和运动不协调等；慢性缺氧患者常有易疲劳、注意力不集中、精神抑郁及嗜睡等；严重缺氧患者可有烦燥不安、惊厥、昏迷甚至死亡。

五、组织细胞的代谢变化

慢性缺氧时，细胞内线粒体的数目和膜的表面积均增加，提高了组织的用氧能力；肌肉中肌红蛋白含量增多，提高了肌肉的储氧能力；组织中毛细血管数量的增加和开放增多，提高了组织的供氧量；无氧酵解增强，在一定程度上补偿了能量生成的不足。但严重缺氧会使有氧氧化减弱，ATP生成不足，酸性物质生成过多，发生代谢性酸中毒，细胞因代谢紊乱而发生变性甚至坏死。

第四节　影响机体对缺氧耐受性的因素

影响机体对缺氧耐受性的因素很多，可归纳为以下两点。

一、代谢耗氧率

基础代谢率增高的患者，如发热、甲亢等患者，由于耗氧多，对缺氧的耐受性较低。体力活动、情绪激动或寒冷等，可增加机体耗氧量，也使机体对缺氧的耐受性降低。相反，体温降低，基础代谢率降低，可提高患者对缺氧的耐受性。

二、机体的代偿能力

机体对缺氧的代偿能力，与呼吸功能、心血管功能和血液系统等因素有关。一般新生儿对缺氧耐受性较高，老年人因心、肺功能及骨髓造血功能下降，对缺氧耐受性较低；有心肺疾病和血液病的患者，对缺氧的耐受性也低。但轻度的缺氧刺激可调动机体的代偿能力，故此，通过锻炼可提高机体对缺氧的耐受性。

第五节　缺氧的防护原则

缺氧的治疗主要是针对病因治疗和纠正缺氧。

去除引起机体缺氧的原因是缺氧治疗的前提和关键。常见措施有：改善肺的通气和换气功能；对先天性心脏病患者，应及时进行手术治疗；对急性组织中毒性缺氧的患者，应及时解毒。

由于吸氧可增加动脉血氧分压和改善组织的供氧状况，故氧疗适用于各型缺氧，但其疗效随缺氧的类型而异。低张性性缺氧时，可通过吸氧来加以矫正，因此，氧疗的效果最好。血液性缺氧、循环性缺氧和组织性缺氧，动脉血氧分压和动脉血氧饱和度正常，吸入高浓度氧或高压氧使血浆中溶解氧量增加能改善对组织的供氧。一氧化碳中毒者吸入纯氧，使血液的血氧分压升高，氧可与一氧化碳竞争与血红蛋白结合，从而加速碳氧血红蛋白（HbCO）的解离，促进一氧化碳的排出，故氧疗效果较好。氧疗是治疗缺氧的首要措施，但避免长时间吸入氧分压过高的气体而导致组织细胞损害。

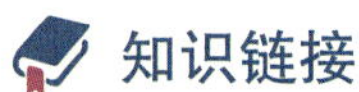

缺氧与氧自由基

缺氧状态下，能量代谢发生障碍，细胞色素氧化酶无力将氧还原成水，氧原子被夺去一个电子，由无害的氧变成具有杀伤力的活性氧自由基。氧自由基是健康长寿的杀手，其过氧化杀伤主要是破坏细胞膜的结构和功能，破坏线粒体，断绝细胞的能源，毁坏溶酶体，使细胞自溶。氧自由基化学性质很活跃，能够攻击细胞膜上的脂肪酸产生过氧化脂质，与蛋白质结合成复合物积累成色素颗粒（称为脂褐素），与老年化有关，并引起多种疾病。

（王　宁）

目标检测

答案解析

一、单选题

1.缺氧时皮肤黏膜颜色的改变，下列错误的是（　　）

A.咖啡色—高铁血红蛋白血症
B.发绀—循环性缺氧
C.樱桃红色—一氧化碳中毒
D.苍白—氰化物中毒
E.玫瑰红色—组织性缺氧

2.下列患者临床上不易出现发绀的是（　　）

A.急性肺炎
B.严重贫血
C.法洛综合征
D.右心衰
E.休克

3.低张氧性缺氧时，有关血氧指标变化下列错误的是（　　）

A.血氧分压降低
B.血氧饱和度升高
C.血氧含量降低
D.动–静脉血氧含量差降低
E.血氧容量正常

4.一氧化碳中毒常引起的缺氧类型是（　　）

A.低张氧性缺氧
B.循环性缺氧
C.血液性缺氧
D.组织性缺氧
E.以上都不是

5.组织中毒性缺氧时，血氧指标变化正确的是（　　）

A.血氧分压升高
B.血氧饱和度升高
C.血氧含量升高
D.动–静脉血氧含量差降低
E.血氧容量升高

二、简答题

1.煤气中毒导致的缺氧有哪些特点？其发生机制如何？

2.什么是发绀？举例说明发绀与缺氧的关系。

书网融合……

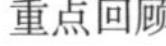
重点回顾

习题

第十章　休　克

PPT

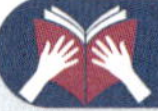
学习目标

1. 重点把握休克以及各型休克的概念，休克发生的始动环节及其分类，休克发生的微循环机制；熟悉各型休克的防护原则。

2. 学会梳通休克各期的机体代谢、功能变化与临床表现之间的关系。

3. 在临床工作中体现实事求是的严谨作风和救死扶伤的精神。

岗位情景模拟

情景描述　患者，女性，31岁。产后出现大出血转入重症监护室，神志淡漠，四肢皮肤出现花斑，心率为125次/分，血压为70/52mmHg，24小时尿量为300mL。

讨论　1. 该患者应属于哪种类型休克？

2. 该患者处于休克哪一阶段？该阶段的微循环变化特点是什么？

休克是指机体在各种强烈致病因子如大量失血失液、严重感染、剧烈创伤等的作用下，有效循环血量急剧减少，组织器官微循环血液灌流量严重不足，以致重要生命器官代谢、功能障碍或结构损害的全身性病理过程。

第一节　休克的原因及分类

一、原因

不同的强烈致病因子作用于机体可引起休克，常见的有以下几类。

（一）失血和失液

1. 失血　严重失血引起的休克称为失血性休克。常见于严重创伤失血、食管下段静脉从出血、胃溃疡出血、宫外孕、产后大出血等。成年人一次急性失血量超过总血量20%能引起休克。

2. 失液 剧烈呕吐、腹泻、肠梗阻、糖尿病引起的多尿、大汗淋漓等可导致体液大量丢失，引起有效循环血量急剧减少出现失液性休克。

（二）烧伤

严重大面积的烧伤常伴有大量血浆渗出丢失，造成有效循环血量减少，组织器官微循环血液灌流量不足，引起烧伤性休克。烧伤性休克的早期与疼痛和低血容量有关，晚期多因继发感染而发展为脓毒性休克。

（三）创伤

严重创伤如撞伤、车祸、骨折等，引起剧烈疼痛、大量失血失液、组织损伤坏死而导致创伤性休克。

（四）感染

细菌、真菌、病毒等病原微生物的严重感染可引起脓毒性休克。

（五）过敏

给过敏体质的人注射某些药物（如青霉素）、血清制剂或疫苗后，或接触其他过敏原（如花粉）后，引起过敏性休克。

（六）心脏功能障碍

急性心肌炎、大面积急性心肌梗死、心室壁瘤破裂、严重的心律失常等心脏病变和心脏压塞、肺栓塞等影响心脏射血功能的心外病变，均造成心排血量锐减、有效循环血量严重不足而引起心源性休克。

（七）强烈的神经刺激

脊髓损伤或高位脊髓麻醉意外、剧烈疼痛等使血管扩张，血管床容积增大，有效循环血量不足而引起神经源性休克。

二、分类

引起休克的病因很多，目前临床常见的分类方法如下。

（一）按病因分类

按上述病因把休克分为失血性休克、烧伤性休克、创伤性休克、脓毒性休克、过敏性休克、心源性休克、神经源性休克等。

（二）按始动环节分类

引起休克的病因多而复杂，但大多数休克都存在有效循环血量减少的共同发病学环节，而维持机体正常的有效循环血量是由三个因素决定的：足够的血容量、正常的血管舒缩功能和正常的心泵功能。不同病因可以通过影响这三个因素中的一个或多个，使微循环功能发生障碍导致组织血液灌流量不足而引起休克。因此，把血容量减少、血管床容量增大和心泵功能障碍这三个因素称为休克的始动环节（图10–1）。按始动环节一般可将休克分为三类。

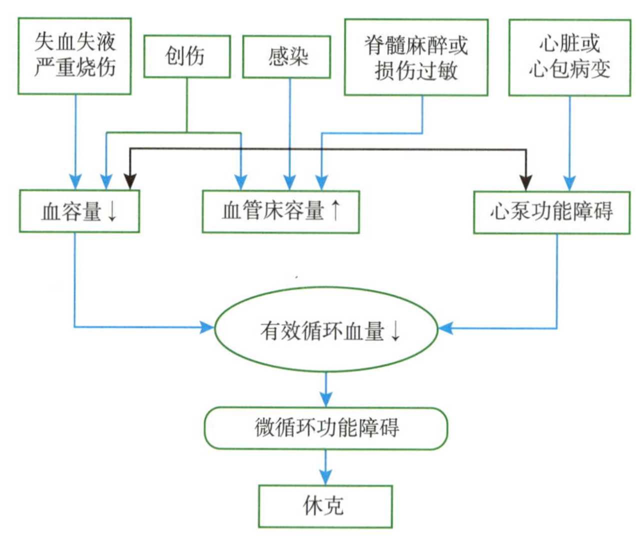

图10–1　休克发生的始动环节

1.低血容量性休克　是指机体血容量减少引起的休克，多因失血、失液、烧伤等引起血容量急剧减少，静脉回流不足，心排血量减少，血压下降。主要包括失血性休克、烧伤性休克和创伤性休克。

2.血管源性休克　处于正常的安静状态下，同一时间内约有20%的毛细血管开放，80%的毛细血管处于闭合状态，这与组织、器官当时的代谢相适应的。同一组织、器官中不同部位的真毛细血管是轮流开放的，而同一个毛细血管是开放和闭合交替进行，这是由毛细血管前括约肌的舒缩控制。在某些病因的作用下，引起外周血管扩张，血管床容量增大，大量血液淤积在扩张的小血管内，导致有效循环血量减少，造成组织灌流量不足可引起血管源性休克，见于神经源性休克、脓毒性休克以及过敏性休克。

3.心源性休克　是指由于心脏泵血功能障碍，心排血量急剧降低，造成有效循环血量减少和组织灌流量不足引起的休克，见于各种原因引起的心泵功能障碍疾病。

第二节 休克的发生、发展过程及其发生机制

引起休克的病因多而复杂，休克的发生机制尚未完全明了。虽然休克的病因和始动环节不同，目前认为微循环功能障碍是大多数休克发生的共同环节。微动脉和微静脉之间的血液循环称为微循环。微循环是血液与组织进行物质和气体交换的场所，对维持组织细胞的新陈代谢和内环境稳态起着重要的作用。典型的微循环结构包括微动脉、后微动脉、毛细血管前括约肌、真毛细血管、通血毛细血管、动–静脉吻合支和微静脉等，形成迂回通路、动–静脉短路和直捷通路三条通路。其中，迂回通路因真毛细血管数量多且迂回曲折而得名，是血管内外物质交换的主要场所。

微循环主要受到神经体液的调节。生理状态下，全身缩血管物质浓度很少发生变化，微循环的血液灌流和舒缩功能主要由局部产生堆积的舒血管物质进行反馈调节，使毛细血管前括约肌进行节律性收缩与舒张和毛细血管的轮流开放，调节微循环的血液灌流量。交感神经兴奋、全身性体液因子（如儿茶酚胺）使血管收缩；而局部血管活性物质（如组胺、激肽）和乳酸等酸性产物导致血管扩张。

根据微循环血液灌流障碍的基本发病环节，以失血性休克为例，把休克分为三期，即微循环缺血期、微循环淤血期、微循环衰竭期（图10–2）。

一、微循环缺血期

（一）微循环变化特点

微循环缺血期又称为休克早期、休克代偿期。此期微循环血液灌流减少，组织细胞缺血缺氧。此期微循环的变化特点如下。

1. 微动脉、后微动脉、毛细血管前括约肌和微静脉、小静脉收缩痉挛。

2. 大量真毛细血管网关闭。

3. 血流主要通过动–静脉短路或直捷通路回流，组织灌流量明显减少。

此期微循环灌流特点是：少灌少流，灌少于流，组织细胞处于缺血缺氧状态。

（二）微循环变化发生机制

此期微循环变化的发生机制主要是有效循环血量急剧减少，微循环血液灌流量不足，机体最早最快的反应就是交感–肾上腺髓质系统强烈兴奋，儿茶酚胺大量释放入血，同时，休克时机体还产生其他缩血管物质（如血管升压素、血管紧张素Ⅱ等）。儿茶酚胺主要有以下作用。①α受体效应：皮肤、肾脏和腹腔脏器的小血管收缩，外周阻力增加，组织器

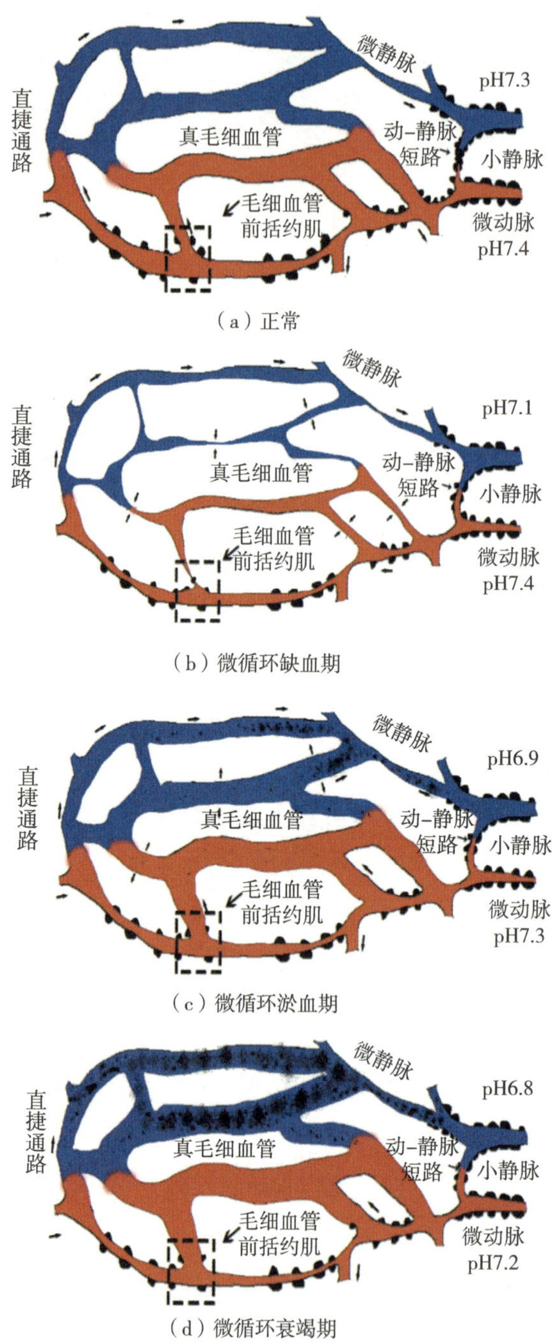

图 10-2 休克各期微循环变化示意图

官血液灌流量减少，微循环缺血缺氧，而对心脑血管影响较小。②β受体效应：微循环血液绕过真毛细血管网直接通过直捷通路或动-静脉短路迅速回流，使组织灌流量减少，组织细胞缺血缺氧；肺微循环动-静脉短路大量开放，影响静脉血的氧合，进一步加重组织缺氧。

（三）微循环变化的代偿意义

休克早期由于交感神经强烈兴奋以及缩血管物质的大量释放，虽然引起皮肤、肾脏和腹腔脏器等器官缺血缺氧，但对于保证重要器官心、脑的血液供应具有重要的代偿意义。

1. 有利于动脉血压的维持

（1）回心血量增加　由于上述缩血管反应，形成了休克时机体增加回心血量的两道防线：小静脉、微静脉和肝脾等储血器官的收缩，可迅速、短暂地增加回心血量，这种代偿作用起到“自身输血”的效应，是机体在休克时增加回心血量的“第一道防线”；由于微动脉、后微动脉和毛细血管比微静脉对儿茶酚胺敏感性更强，毛细血管前阻力大于后阻力，毛细血管流体静压降低，组织液回流入血管，这种代偿作用起到“自身输液”的效应，是休克时机体增加回心血量的“第二道防线”。

（2）心排血量增多　休克早期，心脏有足够的血液供应，在增加回心血量的基础上交感神经兴奋，儿茶酚胺大量释放入血，使心脏收缩力增强，心率加快，心排血量增多，有利于血压的维持。

（3）外周阻力升高　增加回心血量和心排血量的基础上，全身小动脉痉挛收缩，外周阻力升高，减少血压的下降，使血压维持正常或略微升高。

2. 有利于心脑血液的供应　不同器官的血管对儿茶酚胺的反应性是不一致的。在微循环缺血期时，大量儿茶酚胺释放入血，皮肤、骨骼肌和内脏血管的α受体分布密度高，收缩明显，而冠状动脉以β受体为主，出现冠状动脉舒张。只要血压不低于60mmHg，脑血管就能通过自身调节维持脑血流量的相对正常。不同器官微循环反应的差异，引起了血液的重新分布，保证了心、脑重要器官的血液供应。

（四）临床表现

休克早期患者主要表现为面色苍白、四肢湿冷、脉压降低、脉搏加快、尿量减少等。由于心、脑重要器官血液供应仍可维持正常，因此，患者在休克早期神志一般是清楚的，但常出现烦躁不安。此期患者血压可骤降（如大量失血），也可略有降低，或因代偿作用血压维持正常，甚至略微升高，所以，在临床上不能以血压下降与否作为判断休克早期的诊断指标。微循环缺血期是机体的休克代偿期，应及时消除休克病因，补充血容量，恢复有效循环血量，防止患者向微循环淤血期发展。

二、微循环淤血期

如果不能及时消除休克的原始病因，组织持续缺血缺氧，休克将进入失代偿的微循环淤血期。

（一）微循环变化特点

微循环淤血期又称为休克期或可逆性休克失代偿期。此期微循环变化特点是：微循环血液流速明显减慢，红细胞和血小板聚集，白细胞黏附，血液黏稠度增大，血液泥化淤滞，微循环出现淤血状态，组织灌流量进一步减少，组织缺氧更严重。这是由于微动脉、后微动脉和毛细血管前括约肌收缩性降低甚至扩张，大量血液灌入真毛细血管网中。同时，微静脉也表现为扩张，但因血液流速缓慢，细胞嵌塞，造成微循环流出道阻力升高，毛细血管后阻力大于前阻力，导致血液淤滞在微循环中。

此期微循环灌流特点是：灌而少流，灌大于流，组织表现为淤血性缺氧状态。

（二）微循环变化发生机制

休克期微循环变化的主要机制是组织细胞长时间缺氧，导致扩血管物质生成增多、酸中毒和白细胞黏附引起的改变。

进入休克期后，尽管机体的交感-肾上腺髓质系统持续兴奋和儿茶酚胺的浓度进一步升高，但由于休克早期微循环长时间缺血缺氧导致乳酸和二氧化碳的堆积，引起酸中毒，降低了血管平滑肌对儿茶酚胺的反应性，使微血管收缩性减弱。长期的缺血缺氧和酸中毒可刺激肥大细胞释放组胺，ATP的分解产物腺苷局部堆积，细胞破坏分解释放大量K^+，激活激肽系统生成缓激肽等，导致体内扩血管物质生成增多，引起微血管扩张。当发生脓毒性休克或其他休克时，引起肠源性内毒素或细菌入血，可产生大量一氧化氮等物质引起血管扩张。扩血管物质与酸中毒联合作用，导致微血管扩张，血压进行性下降，不能维持心脑的血液供应，休克早期的代偿作用逐渐丧失，全身各器官的缺氧程度加重。

缺氧、感染、酸中毒等因素激活炎症细胞，白细胞滚动、黏附于微静脉，使微循环流出阻力升高，导致血液淤滞于毛细血管中。组胺、激肽等物质生成增多，使毛细血管通透性增加，血浆外渗，血液浓缩，血液黏稠度增加，红细胞和血小板聚集，造成微循环血液流速明显减慢，血液淤滞加重。

（三）失代偿以及恶性循环的产生

微循环淤血期由于微血管反应性降低，大量血液淤滞于微循环中，导致整个循环系统功能恶化，全身器官功能代谢紊乱，机体处于失代偿状态。

1. 回心血量急剧降低 小动脉、微动脉扩张，大量真毛细血管网开放，血液淤滞于内脏器官中，静脉回流受阻等，均可使回心血量急剧降低，进一步减少有效循环血量。

2. 自身输液停止 由于毛细血管后阻力大于前阻力，血管内流体静压增高，使组织液进入毛细血管的“自身输液”停止，甚至血浆外渗到组织间隙中。血浆外渗使血液浓缩，血液黏稠度增加，加重微循环血液淤滞，进一步减少有效循环血量，形成恶性循环。

3.心脑血液灌流量减少 由于有效循环血量进一步降低，出现动脉血压进行性下降。当平均动脉血压低于50mmHg时，心、脑血管丧失对血流量的自身调节作用，血液灌流量显著减少。

（四）临床表现

休克期患者主要表现为：血压进行性下降，脉搏细速，静脉萎缩，神志淡漠甚至昏迷，出现少尿甚至无尿，皮肤黏膜发绀或出现花斑。休克由代偿期进入失代偿期，如果治疗方案正确，此时休克仍然是可逆的，否则，休克将进入难治期（图10-3）。

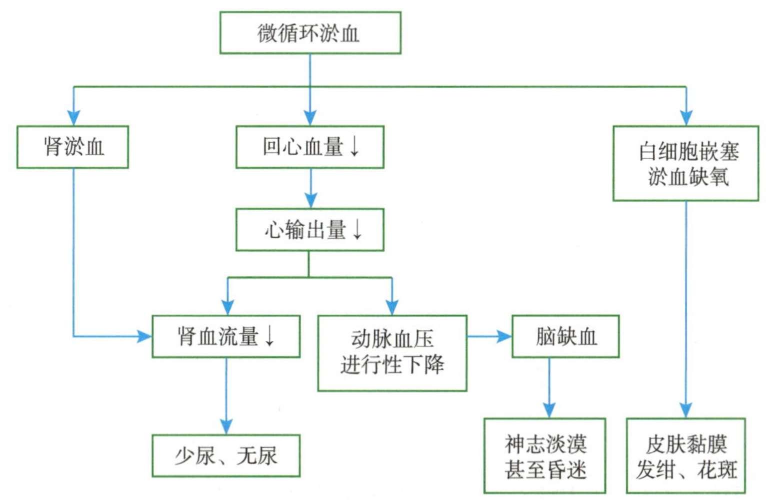

图10-3 微循环淤血期的主要临床表现

三、微循环衰竭期

微循环衰竭期又称为DIC期、难治期、休克晚期，此期尽管采取多种抗休克治疗措施，仍难以纠正休克状态。休克晚期微循环血液淤滞更严重，但不像休克前期进入休克期那样具有明显的微循环变化特征。

（一）微循环变化特点

此期微血管麻痹性扩张，大量毛细血管开放，微循环中可形成微血栓，血流停止，血液不灌不流，组织细胞得不到氧气和营养物质的供应。

（二）微循环变化发生机制

酸中毒、局部代谢产物和大量一氧化氮的释放，血管平滑肌及血管内皮的损伤等，均可导致微循环衰竭，引起微血管麻痹性扩张或DIC。

微血管麻痹性扩张的发生机制目前尚不清楚，可能与酸中毒、大量一氧化氮的释放和炎症介质等相关。休克晚期易发生DIC，机制主要有：①红细胞和血小板凝集，血液浓缩，血液黏稠度增高，血液处于高凝状态；②长时间严重缺氧、酸中毒等损伤血管内皮细胞，大量组织因子释放，启动内、外源性凝血系统；③TXA_2–PGI_2平衡失调，TXA_2生成释放增多，PGI_2生成释放减少，促进血小板聚集，加速DIC形成。

（三）微循环变化的严重后果

微循环衰竭以及大量微血栓形成，导致全身器官血液持续低灌流状态，细胞因子、活性氧等大量生成、溶酶体酶释放，造成组织细胞的损伤、器官功能障碍，严重时可引起全身多器官功能衰竭甚至死亡。

（四）临床表现

微循环衰竭期患者病情危重，濒临死亡。患者出现顽固性低血压，给予升压药难以恢复，脉搏细速，中心静脉压下降，静脉塌陷。此期可并发DIC，出现贫血、出血、皮下瘀斑等临床表现，使休克进一步恶化，但并非所有休克患者都会发生DIC。此期严重低血压及DIC引起血液灌流停止，加重心、脑、肝、肺、肾等重要器官功能障碍，出现呼吸困难、意识模糊甚至昏迷、少尿或无尿等多器官功能障碍或衰竭的临床表现。

第三节　休克时代谢变化、细胞损伤和重要器官病理变化

休克时，由于微循环灌流障碍，能量生成减少，神经内分泌功能紊乱，炎症介质异常增多等，都可使机体发生多方面的功能代谢紊乱。

一、代谢障碍

（一）能量代谢障碍

休克时，组织细胞长期持续缺氧，使细胞的氧耗减少，无氧酵解增强，糖原、脂肪和蛋白分解增强，合成减少，ATP生成显著减少，细胞膜上的钠泵（Na^+–K^+–ATP酶）运转失灵，细胞外K^+增多，引起高钾血症。

（二）代谢性酸中毒

休克时微循环障碍以及组织缺氧，细胞中的线粒体氧化磷酸化受到抑制，使葡萄糖无氧酵解增强，乳酸生成增多。同时，由于肝功能受损，不能将乳酸转化为葡萄糖，肾功能受损不能排除乳酸，最终导致高乳酸血症以及代谢性酸中毒的产生。

二、细胞损伤

细胞损伤是休克时各器官功能障碍的共同基础。生物膜（细胞膜、线粒体膜、溶酶体膜等）先出现损伤，继而细胞发生功能障碍或结构破坏，出现细胞凋亡或死亡。

（一）细胞膜的变化

细胞膜是休克时细胞最早发生损伤的部位。缺氧、酸中毒、ATP生成减少、高钾血症、溶酶体酶释放、氧自由基及其他炎症介质增多等都可损伤细胞膜，导致膜离子泵功能障碍或通透性升高，出现细胞水肿。内皮细胞水肿可使微血管管腔狭窄，组织细胞水肿可压迫微血管，进一步加重微循环障碍。

（二）线粒体的变化

线粒体是休克时最早发生变化的细胞器，表现为肿胀、致密结构和嵴消失，钙盐沉着，甚至膜破裂。线粒体损伤可引起ATP合成减少，细胞能量生成严重不足，进一步影响细胞的功能。

（三）溶酶体的变化

休克时由于缺血缺氧和酸中毒等，可致溶酶体肿胀、形成空泡并释放溶酶体酶，其危害主要是水解蛋白质引起细胞自溶。溶酶体酶入血后，可损伤血管内皮细胞、消化基底膜，使微血管通透性升高；激活纤溶系统、激肽系统，促进组胺等炎症介质的释放。因此，溶酶体酶的大量释放加重了休克时微循环功能障碍，导致组织细胞损伤和多器官功能障碍，在休克发生发展和病情恶化中起着重要的作用。

（四）细胞死亡

休克时细胞死亡是细胞损伤的最终结果，包括细胞凋亡和细胞坏死两种方式。致休克的原始病因或休克发生发展过程中出现的缺血缺氧、酸中毒、能量代谢障碍、溶酶体酶释放、炎症介质增多等，均可导致细胞凋亡或坏死。细胞凋亡和坏死是休克时器官功能障碍或衰竭的病理基础。

三、休克时重要器官的功能变化

（一）肾功能障碍

休克时最早最易受到损伤的是肾脏，各型休克常出现急性肾功能不全，甚至出现肾衰竭。休克早期，交感-肾上腺髓质系统强烈兴奋，儿茶酚胺释放增多，使肾血管收缩，肾血流量减少，GFR降低，同时因抗利尿激素、醛固酮水平升高，肾小管重吸收增加，出现少尿、无尿。若能及时恢复肾微循环灌流量，肾功能可恢复，称为功能性肾衰竭。若休克继续发展，肾长时间缺血，可使肾小管发生缺血性坏死，此时即使恢复肾血流量也不能使肾功能在短时间内恢复，称为器质性肾衰竭。

（二）肺功能障碍

休克早期，由于大出血、剧痛、感染、创伤等刺激可引起呼吸加深加快，甚至通气过度，引起呼吸性碱中毒。病情恶化严重，可出现肺功能障碍，导致成人呼吸窘迫综合征（ARDS）。临床病理变化有肺淤血、出血、水肿、局灶性肺不张、微血栓、肺泡透明膜形成等，患者出现呼吸困难、进行性低氧血症，甚至呼吸衰竭。

（三）心功能障碍

除心源性休克外，其他类型休克早期由于交感–肾上腺髓质系统强烈兴奋，心功能代偿作用增强，出现心率加快、心收缩性增强。随着休克的发展，在休克多种有害因素的作用下，心功能下降，严重者可出现心功能衰竭。

（四）脑功能障碍

休克早期因脑血流量无明显变化，患者出现烦躁不安。休克期、休克晚期由于血压进行性下降，脑血流量减少，脑组织严重缺血缺氧，患者出现神志淡漠甚至昏迷。严重者可出现脑水肿、脑疝，危及生命。

（五）胃肠功能障碍

休克时胃肠因缺血、淤血甚至DIC的形成，出现消化功能障碍，可致胃黏膜糜烂和应激性溃疡。另外，还削弱了肠道屏障功能，导致肠内细菌产生的内毒素甚至细菌入血，使休克恶化。

（六）肝功能障碍

休克时肝脏缺血缺氧，可发生肝功能障碍，不能有效将乳酸转化为葡萄糖，加重酸中毒。另外，肝脏解毒功能下降，肠来源的内毒素可损伤肝细胞。肝合成与清除凝血因子能力下降，出现凝血功能障碍，促进休克的进一步发展。

（七）多器官功能障碍综合征

休克过程中常出现肾、肺、心、脑、胃肠、肝等多器官损伤，甚至导致多器官功能障碍综合征（MODS）。MODS是指在严重感染、创伤、休克时，机体短时间内同时或相继出现两个或两个以上的器官功能受损的临床综合征。MODS是休克难治和致死的重要原因，以感染性休克发生率最高。

第四节 休克的防护原则

休克的防治应根据原始病因和发病学环节，以恢复器官的微循环功能和减轻器官功能障碍为目的，采取相应综合措施。

一、病因学防治

积极处理休克的原始病因，如止血、补液和补血、止痛、抗过敏、控制感染等。

二、发病学防治

有效改善微循环，提升组织的灌流量是发病学治疗的中心环节。

（一）补充血容量

微循环灌流量减少是各型休克的共同发病环节。因此，除心源性休克外，补充血容量是提高微循环灌流量的重要措施。在休克早期要强调尽快、尽早补液，休克期的输液原则是“需多少，补多少”。在补充血容量时，要正确选择全血、胶体或晶体溶液，使血细胞维持在35%~40%的范围内。

（二）积极纠正酸中毒

休克常因长期持续缺血、缺氧引起乳酸堆积或肾功能障碍引起代谢性酸中毒，对机体危害大，因此，必须根据酸中毒的程度，及时补碱，纠正酸中毒。

（三）合理使用血管活性药物

合理使用血管活性药物提高微循环灌流量。

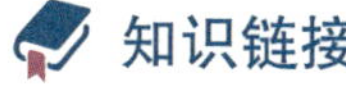

永远铭记白求恩精神

加拿大的亨利·诺尔曼·白求恩于1938年来到中国参与抗日革命，他义无反顾冲上前线，用精湛的医术救治无数前线中国战士；他帮助中国人民建造战地医院，实现了在野战医疗条件下输血，而且还因自身是O型血，积极献血，因此被群众赞为“群众血库”。

（麦洁贞）

目标检测

答案解析

一、单选题

1. 成年人一次急性失血量至少超过总血量的（　　）才能引起失血性休克？

A. 10%　B. 20%　C. 30%　D. 40%　E. 50%

2. 引起休克的主要因素是（　　）

A. 中枢神经系统在剧烈震荡与打击下出现强烈兴奋

B. 微循环血液灌流量减少和细胞功能代谢发生严重障碍

C. 交感－肾上腺髓质系统衰竭与麻痹

D. 血量减少，回心血量不足，心输出量减少

E. 血管运动中枢麻痹，血压下降

3. 不属于休克早期的临床表现是（　　）

A. 尿量减少　B. 脸色苍白　C. 四肢湿冷　D. 神志昏迷　E. 脉搏细速

4. 休克微循环缺血期微循环灌流的特点是（　　）

A. 少灌多流，灌少于流　B. 少灌少流，灌多于流

C. 多灌少流，灌多于流　D. 少灌少流，灌少于流

E. 多灌多流，灌多于流

5. “不可逆”性休克是指休克发展到（　　）

A. 微循环淤血期　B. 微循环缺血期　C. 休克失代偿期　D. 休克难治期　E. 淤血性缺氧期

二、简答题

1. 什么是休克？休克发生的始动环节是什么？
2. 休克分为哪几期？各期有什么临床表现？

书网融合……

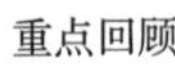

习题

第十一章 呼吸系统疾病

PPT

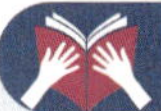

学习目标

1. 掌握大叶性肺炎和小叶性肺炎的病理变化、临床病理联系及并发症；熟悉慢性阻塞性肺疾病、慢性肺源性心脏病、支气管扩张症的病理变化、临床病理联系。

2. 学会运用本章知识解读常见疾病的临床表现。

3. 在临床治疗、护理工作中具备逻辑思维能力、实事求是的医学态度和认真严谨的医学作风。

岗位情景模拟

情景描述 患者，男，25岁。平素体健，因受凉后突然出现畏寒、高热、咳嗽，咳铁锈色痰伴右胸部疼痛入院。入院后测得体温39.5℃，血压100/80mmHg，心率100次/分。胸部X线检查示右下肺叶大片模糊阴影。

讨论 1. 该患者的诊断可能是什么？其病理变化特点是什么？

2. 患者为什么会咳铁锈色痰？

呼吸系统是人体与外界相通的主要门户，由呼吸道和肺组成。以喉环状软骨将呼吸道分为上呼吸道、下呼吸道两部分。上呼吸道包括鼻、咽、喉，对吸入的空气有加温和湿润作用，粘附较大的粉尘或颗粒，并排出体外。下呼吸道包括气管、主支气管及肺内各级支气管。正常情况下，呼吸道黏膜的纤毛–黏液排送系统与黏液中的溶菌酶、分泌性免疫球蛋白等免疫活性物质，以及肺泡巨噬细胞等共同构成强有力的自净和防御系统，维持呼吸系统正常功能。当机体防御力下降或致病因素超出局部防御能力时，可导致呼吸系统疾病的发生。

第一节 肺 炎

肺炎是指肺组织的急性渗出性炎症。其是呼吸系统的常见病、多发病。可以是原发的独立性疾病，也可以是其他疾病的并发症。根据炎症的部位和范围可分为大叶性肺炎、小叶性肺炎和间质性肺炎；根据病原体类型分为细菌性肺炎、病毒性肺炎、支原体肺炎和真菌性肺炎等。

一、大叶性肺炎

大叶性肺炎是主要由肺炎链球菌感染引起的以肺泡内弥漫性纤维蛋白渗出为主的急性炎症，病变累及一个肺段乃至整个肺叶。大叶性肺炎多见于青壮年，男性较多，多见于冬春季。起病急骤，病情重，有寒战、高热、胸痛、咳嗽、咳铁锈色痰等临床表现，伴有肺实变体征及外周血白细胞增多等，严重者出现呼吸困难和发绀。

（一）病因及发病机制

大叶性肺炎90%以上由肺炎链球菌感染引起。少数病例由肺炎杆菌、溶血性链球菌、流感嗜血杆菌、铜绿假单胞菌及变形杆菌引起。当过度疲劳、受寒、麻醉、酗酒和胸部外伤时，或因患有某些慢性疾病、免疫功能低下时，呼吸道防御功能减弱，细菌侵入肺泡迅速生长繁殖，引发肺组织变态反应，使得肺泡壁毛细血管扩张、通透性增大，浆液及纤维蛋白原大量渗出，波及肺段甚至整个大叶。

（二）病理变化及临床病理联系

大叶性肺炎多发生在单侧肺，左肺下叶最多见，其次为右肺下叶。主要的基本病理变化为肺泡腔内的纤维素性炎症。病变的典型自然发展过程分为以下四期。

1.充血水肿期 发病的第1~2天，病变肺泡壁毛细血管通透性增高。肉眼观察：重量增加，呈暗红色，切面能挤出较多泡沫状液体。镜下观察：可见肺泡壁毛细血管扩张充血，肺泡腔内有大量浆液性渗出物，其中混有少量红细胞、中性粒细胞及巨噬细胞，渗出物中可检出肺炎链球菌（图11–1）。X线检查呈片状分布的模糊阴影。此期患者因毒血症，出现高热、寒战和外周血白细胞计数增高，呼吸系统症状表现为咳嗽、咳稀薄样痰。听诊有湿性啰音。

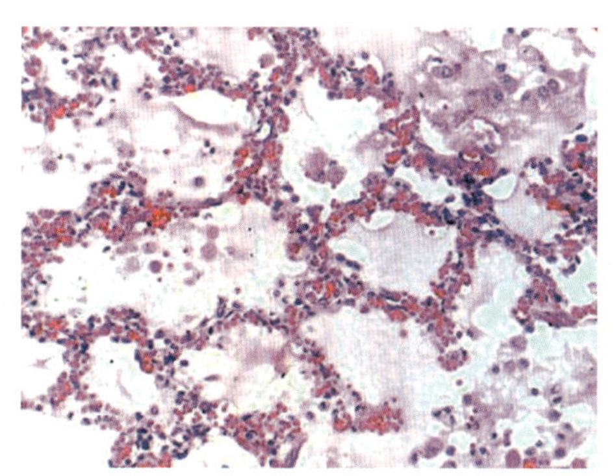

图 11-1 大叶性肺炎充血水肿期

2.红色肝样变期 发病的第3~4天。肉眼观察：患侧肺叶充血肿胀，暗红色，重量增加，质地变实如肝，切面灰红，称为“红色肝样变期”。镜下观察：镜下观，肺泡壁毛细血管显著扩张充血，肺泡腔内充满纤维蛋白和红细胞，其间夹杂少量中性粒细胞和巨噬细胞。纤维蛋白在肺泡间互相连接成网（图11-2）。临床上，由于渗出物中的大量红细胞被肺泡巨噬细胞吞噬，崩解后形成的含铁血黄素混入痰中，使患者咳出铁锈色痰。如病变范围广泛，通气/换气功能障碍可出现呼吸困难、发绀。病变累及胸膜可出现胸痛。X线呈大片致密阴影，痰中仍可检出肺炎链球菌。体格检查见病变部位出现肺实变体征，如叩诊呈浊音，触诊语颤增强，听诊可闻及支气管呼吸音。

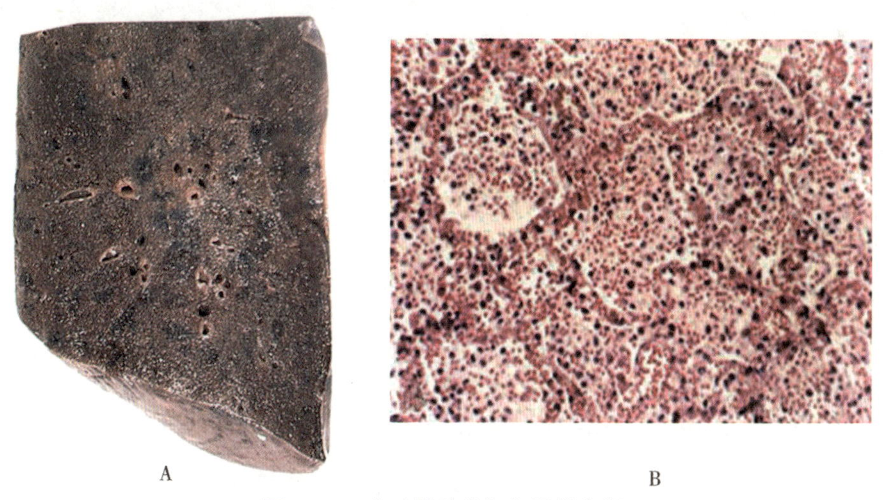

图 11-2 大叶性肺炎红色肝样变期

A.肉眼观；B.镜下观

3.灰色肝样变期 发病的第5~6天。肉眼观察：患侧肺叶仍肿大，呈灰白色，质实如肝，称为“灰色肝样变期”。镜下观察：肺泡壁毛细血管受压闭塞，肺泡腔内充满了大量的纤维蛋白网，网眼中有大量中性粒细胞及巨噬细胞，红细胞几乎消失（图11-3）。临床缺氧症状有所改善，叩诊、听诊及X线胸片检查的表现与红色肝样变期相同。痰中的致病菌被中性粒细胞吞噬杀灭，不易检出致病菌。

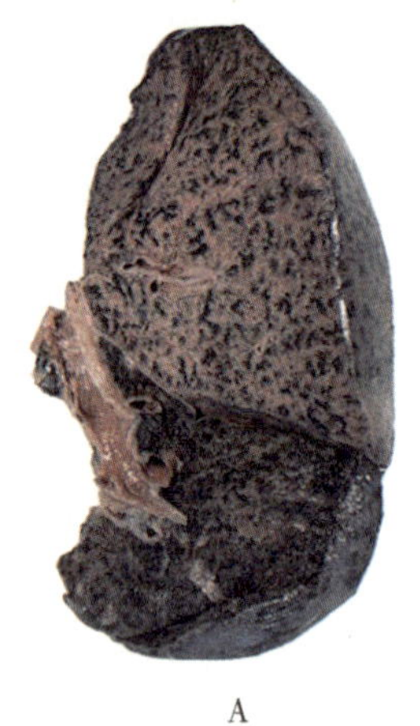

A

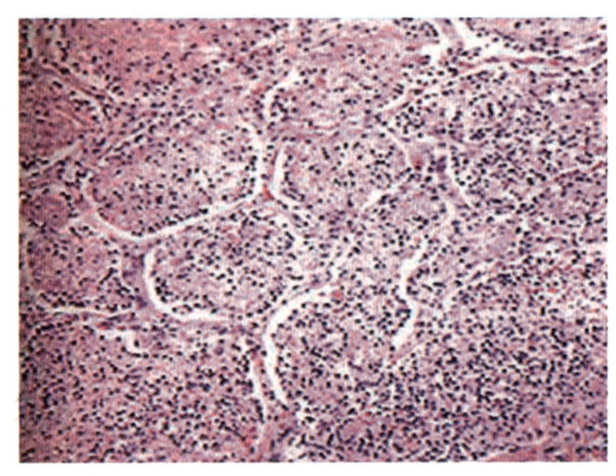

B

图 11-3　大叶性肺炎灰色肝样变期

A. 肉眼观；B. 镜下观

4. 溶解消散期　发病后1周左右。肉眼观察：患侧肺叶体积缩小，质地变软，切面实变病灶消失，呈黄色，胸膜渗出物被吸收。镜下观察：肺泡腔内中性粒细胞吞噬细菌后变性、坏死，释放大量蛋白溶解酶，将纤维蛋白溶解，毛细血管恢复血流，肺泡恢复气体进入。临床上，患者体温逐渐下降，肺实变症状及体征消失。患者咳痰量增多，胸部X线检查，呈散在、不均匀片状阴影，2~3周后阴影完全消散。

以上各期病变发展为连续过程，没有绝对界线，同一病变肺叶的不同部位也可呈现不同阶段的病变。由于抗生素的应用，典型的大叶性肺炎在临床已少见。

（三）结局及并发症

1. 痊愈　大叶性肺炎时，病变局限于肺泡，肺组织常无坏死，肺泡壁结构未被破坏。愈复后，肺组织可完全恢复其正常结构和功能。

2. 并发症　大叶性肺炎的并发症现已少见。

（1）肺肉质变　由于肺泡内纤维素渗出过多，中性粒细胞渗出少，蛋白溶解酶不足以将纤维蛋白完全溶解吸收，则由肉芽组织取代而机化，使得病灶变成褐色肉样纤维组织，称为肺肉质变（图11-4），是大叶性肺炎特有的并发症。

（2）感染性休克　见于重症患者，是大叶性肺炎最严重的并发症。多因肺炎链球菌或金黄色葡萄球菌感染导致严重的毒血症，进而引起休克，又称为中毒性肺炎（休克型肺炎）。

（3）败血症、脓毒败血症　重症感染时，细菌毒力强或机体抵抗力下降，细菌侵入血液繁殖并产生毒素所致。

（4）胸膜粘连　炎症直接侵犯胸膜导致纤维素性胸膜炎，若纤维素不能被完全溶解吸收而发生机化，则导致胸膜增厚或粘连。

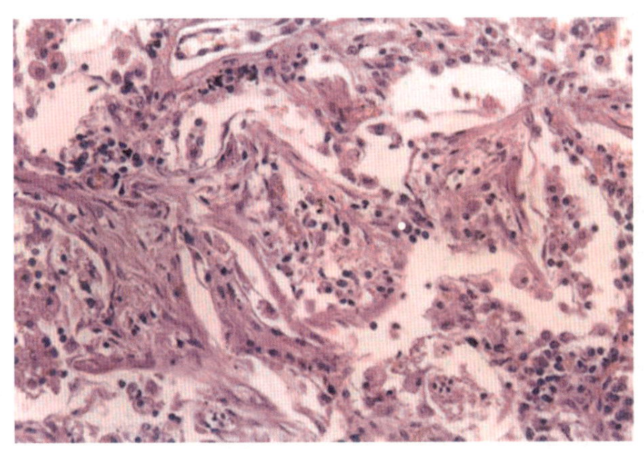

图 11-4　肺肉质变（HE 染色，×100）

（5）肺脓肿、脓胸　由肺炎链球菌和金黄色葡萄球菌混合感染时，易并发肺脓肿，病变蔓延到胸膜可引起脓胸。

二、小叶性肺炎

小叶性肺炎是由化脓性细菌感染引起的以细支气管为中心的急性化脓性炎症，又称支气管肺炎。多见于儿童、老人和体弱多病者，常发生在寒冷季节及气候变化时，临床上有发热、咳嗽、咳痰、呼吸困难等症状。

（一）病因及发病机制

小叶性肺炎由多种细菌混合感染而致病。常见的致病菌有葡萄球菌、肺炎球菌、流感嗜血杆菌、肺炎克雷伯菌等。在某些诱因作用下，如患传染病、慢性心力衰竭、营养不良、麻醉或手术后等，因机体免疫力下降，呼吸系统防御功能损伤，这些常驻细菌得以入侵细支气管及末梢肺组织，并生长繁殖，导致小叶性肺炎。

（二）病理变化

小叶性肺炎的基本病变是肺组织内以细支气管为中心的化脓性炎症。

肉眼观察：双肺表面和切面散在分布灰黄、质实病灶，以背侧和下叶多见。病灶大小不一，直径多在0.5~1.0cm，形状不规则。病灶中央常见细支气管横截面。重症患者化脓性病灶互相融合成片，甚至累及全叶，形成融合性支气管肺炎，一般不累及胸膜。

镜下观察：由于不同病灶处于不同的病变发展阶段，病变表现和严重程度也不一致。

病变早期，病灶内细支气管黏膜充血、水肿，有少量黏液性渗出物附着于管壁。随病情进展，管壁纤毛柱状上皮变性、坏死和脱落，病灶中支气管、细支气管管腔及所属肺泡腔内充满大量中性粒细胞、脓细胞、脱落的肺泡上皮细胞及少量浆液，纤维蛋白很少（图11-5）。病灶间未受累的肺组织可保持正常，也可呈代偿性肺气肿。随着病情进一步加重，病灶完全化脓，支气管和肺组织结构遭破坏。

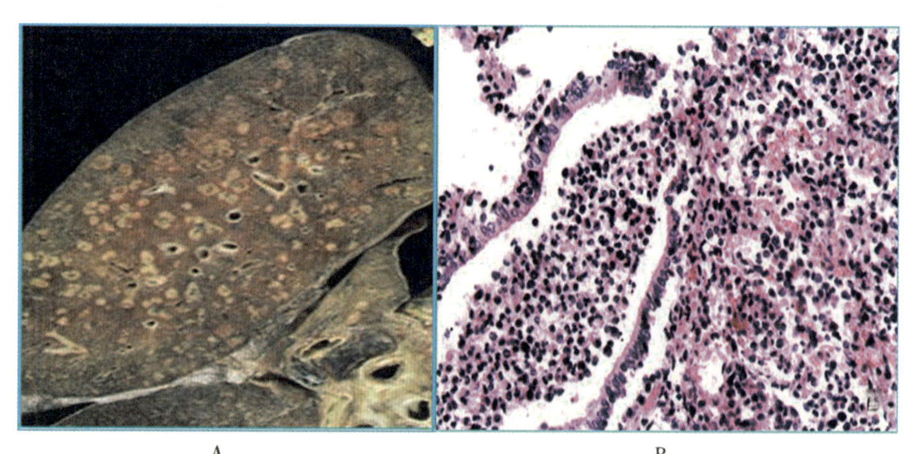

A　　B

图 11-5　小叶性肺炎

A. 肉眼观；B. 镜下观

病变肺叶可见多个散在的灰白色小实变病灶，灶状实变的肺组织中央为病变的细支气管，管腔内及其周围肺泡腔内充满以中性粒细胞为主的炎性渗出物。

（三）临床病理联系

发热、咳嗽及咳痰是最常见的症状，痰液多为黏液脓痰。因病灶呈散在的小灶状分布，肺实变体征不明显（除融合性小叶性肺炎外），病情严重者可出现呼吸困难及发绀。X线检查可见肺内散在分布不规则斑点状或小片状模糊阴影。听诊可闻及湿啰音。病情较重患者可出现呼吸困难、发绀等临床表现，实验室检查外周血白细胞数升高。若为其他疾病的并发症，临床症状容易被原发病所掩盖。

（四）并发症

经及时有效的治疗，肺内渗出物可完全吸收而痊愈。但婴幼儿、年老体弱者，特别是发生其他严重并发症的患者，预后大多不良。

小叶性肺炎较大叶性肺炎并发症多、危害性大，常见的并发症有呼吸衰竭、心力衰竭、肺脓肿和脓胸以及支气管扩张等。

大叶性肺炎与小叶性肺炎的区别见表11-1。

表 11–1　大叶性肺炎与小叶性肺炎的区别

	大叶性肺炎	小叶性肺炎
病原体	肺炎链球菌	多种细菌混合感染
好发年龄	青壮年，男性多见	小儿及年老体弱者
病变性质	急性纤维蛋白性炎	急性化脓性炎
病变部位	左肺下叶最常见	下叶及背侧较重
病变范围	一个肺段或整个大叶	相当于一个肺小叶
临床表现	高热、咳嗽、咳铁锈色痰	高热、咳嗽、咳黏液脓痰
	肺实变体征明显	肺实变体征不明显
X线	大片致密阴影	散在灶状阴影
预后	好	差

三、间质性肺炎

间质性肺炎是指发生于肺间质即肺泡隔、细支气管周围及小叶间隔等处的渗出性炎症。主要由病毒或支原体引起。

（一）病毒性肺炎

病毒性肺炎是病毒感染上呼吸道向下蔓延所引起的间质性肺炎。引起该肺炎的病毒常见的是流感病毒，其次为腺病毒、副流感病毒、呼吸道合胞病毒、巨细胞病毒、单纯疱疹病毒及麻疹病毒等。其中流感病毒和副流感病毒感染主要导致成年人发病，而其他类型病毒主要导致儿童患病，多发于冬春季节，可散发或暴发流行。

1. 病理变化　病变主要表现为肺间质炎症。肉眼观察：肉眼观，病变肺组织仅因充血水肿而轻度肿大。镜下观察：炎症从支气管、细支气管向肺间隔延伸，肺泡间隔明显增宽，肺间质内血管充血、水肿以及淋巴细胞、单核细胞浸润，肺泡腔内一般无渗出物或仅有少量浆液（图 11–6）。严重者肺泡腔内可有由浆液性渗出浓缩而成的红染膜状物，贴附

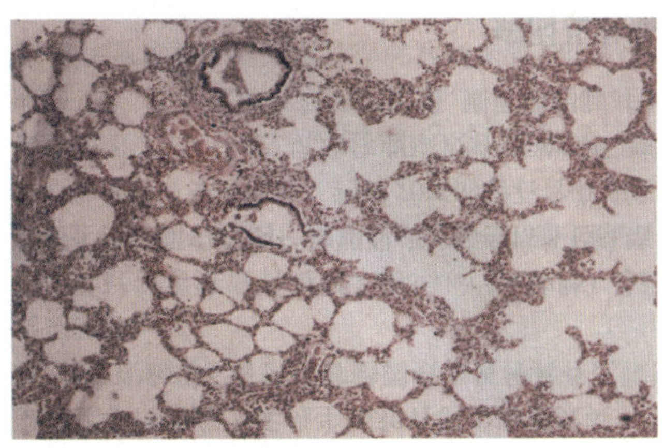

图 11–6　间质性肺炎（镜下观）

于肺泡内表面，称透明膜形成。有些病毒性肺炎可在增生的支气管上皮、肺泡上皮内查见病毒包含体，具有病理组织学诊断价值。

2.临床病理联系 X线检查，肺部有斑点、片状阴影。临床症状差别较大，体征少，主要表现为剧烈咳嗽、呼吸困难、发绀等症状。严重病例合并多种细菌或病毒混合感染时，可导致心、肺功能不全等后果。

（二）支原体肺炎

支原体肺炎是由肺炎支原体感染引起的一种急性间质性肺炎，其发病率在各种肺炎中占5%～10%。寒冷季节发病较多，常为散发性，儿童和青少年易感。

1.病理变化 肺炎支原体感染可侵及整个呼吸道，引起上呼吸道炎、气管炎、支气管炎和肺炎。病灶常仅累及一个肺叶，且下叶多见。病变主要发生于肺间质，呈节段性分布，实变不明显。肉眼观，病灶呈暗红色，切面可有少量红色泡沫状液体溢出，气管或支气管腔内可见黏液性渗出物，胸膜光滑未受累。镜下观，肺泡间隔增宽，充血、水肿，有大量淋巴细胞、浆细胞和单核细胞浸润，肺泡腔内无渗出物或仅有少量混有单核细胞的浆液渗出。

2.临床病理联系 临床上，患者起病较急，多有乏力、发热、头痛、咽喉痛、剧烈咳嗽、气促及胸痛等症状。病变早期，咳嗽常为干性呛咳，后期伴有咳黏液痰。肺部听诊可闻及干、湿啰音。胸部X线检查，可见肺部呈节段性纹理增加及网状或斑片状阴影。呼吸道分泌物中，肺炎支原体检测可呈阳性。大多数支原体性肺炎预后良好。病程约2周，患者可自然痊愈。

第二节　慢性阻塞性肺疾病

慢性阻塞性肺疾病是一组慢性气道阻塞性疾病的总称，具有不可逆性气道阻塞，主要包括慢性支气管炎和肺气肿。

一、慢性支气管炎

慢性支气管炎是主要累及支气管黏膜及其周围组织的慢性非特异性炎症，简称“慢支”。多见于中老年人，冬、春季节易发病，是一种常见病、多发病。临床上以反复发作的咳嗽、咳痰或伴有喘息为主要症状，且每年至少持续3个月，连续2年以上。随着病情进展，常并发肺气肿和慢性肺源性心脏病。

（一）病因和发病机制

慢性支气管炎发病是多种因素长期综合作用的结果，主要包括如下因素。

1. 感染因素　病毒和细菌感染是导致慢性支气管炎发生和发展的重要因素。多发生于气候变化比较剧烈的季节，凡是导致上呼吸道感染的细菌和病毒都可引起本病的发生。

2. 理化因素　吸烟、寒冷、大气污染、工业粉尘与慢性支气管炎的发生有重要的关系，以吸烟为最重要的因素。吸烟者比不吸烟者的患病率高2~10倍，烟雾中的尼古丁、焦油等有害物质会损伤呼吸道黏膜的纤毛，降低局部抵抗力，减弱肺泡巨噬细胞的吞噬功能，导致黏液腺肥大、增生及小气道炎症。

3. 过敏因素　部分患者对某些物质过敏，特别是喘息型患者多有过敏史，且脱敏治疗效果好。

4. 其他因素　机体抵抗力降低、呼吸系统防御功能受损及神经内分泌功能失调，也与慢性支气管炎的发病有关。

（二）病理变化

早期病变，常局限于较大的支气管。随病情进展，逐渐累及较小的支气管和细支气管。

1. 黏膜上皮病变　纤毛粘连、倒伏乃至脱落，纤毛柱状上皮发生变性、坏死。黏膜上皮进行再生修复时，杯状细胞增多，并可发生鳞状上皮化生。

2. 腺体病变　黏液腺增生肥大，部分浆液腺化生为黏液腺，黏液分泌增多（图11–7）。支气管腔内形成黏液栓，导致气道的完全或不完全阻塞，是患者咳嗽、咳痰的病理学基础。后期黏膜变薄，腺体萎缩、消失，黏液分泌减少，患者少痰或无痰，表现为干咳。

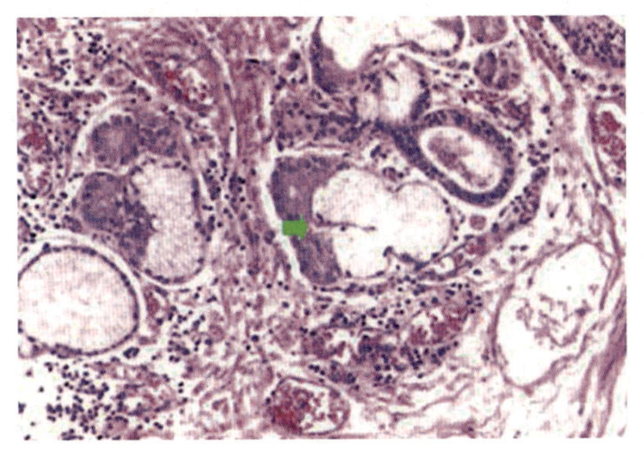

图 11–7　慢性支气管炎

黏液腺增生，浆液腺化生为黏液腺，支气管壁大量炎症细胞浸润

3. 支气管壁病变　早期气管、支气管壁充血、水肿，淋巴细胞和浆细胞浸润。病变晚

期，管壁平滑肌、弹力纤维及软骨萎缩、破坏，纤维组织增生。

（三）临床病理联系

慢性支气管炎患者的主要症状是咳嗽、咳痰及喘息，这是由于炎症和黏液分泌物刺激管壁黏膜所致。咳嗽以晨间较重，咳痰一般为白色泡沫痰，黏稠不易咳出，急性发作伴有感染时呈脓痰，双肺可闻及干湿啰音。慢性支气管炎后期，有些可因支气管黏膜和腺体萎缩而出现少痰或干咳。最终，小气道的狭窄、阻塞导致呼吸系统阻塞性通气障碍，呼气阻力增大，肺残气量增多，并发慢性阻塞性肺气肿，进展为慢性肺源性心脏病。

（四）结局及并发症

慢性支气管炎常反复发作，若治疗、护理不及时，可引起慢性阻塞性肺气肿、支气管扩张症和慢性肺源性心脏病等。

二、肺气肿

肺气肿是指末梢肺组织因持续性残气量增多而呈过度扩张，并伴有肺泡间隔破坏，使肺组织弹性降低，通气功能降低的慢性肺疾病。是慢性支气管炎最常见的并发症。

（一）病因及发病机制

肺气肿多继发于慢性支气管炎及其他肺阻塞性疾病，也与吸烟、空气污染、各种有害气体和粉尘的吸入以及先天性α_1-抗胰蛋白酶缺乏等因素有关。

1. 阻塞性通气障碍 慢性细支气管炎时，小气道管壁发生炎性肿胀、增厚、变硬、狭窄、塌陷，管腔内有炎性渗出物及黏液形成的黏液栓，使气道发生不完全阻塞，肺排气不畅，使呼气末肺内残气量增多，导致末梢肺组织过度充气，肺泡壁断裂，肺泡腔融合成囊泡，形成肺气肿。

2. α_1-抗胰蛋白酶降低 α_1-抗胰蛋白酶对多种蛋白水解酶有抑制作用，从而保护弹力纤维免遭破坏。α_1-抗胰蛋白酶不足可引起肺组织破坏，产生肺气肿，吸烟和炎症均能使中性粒细胞和巨噬细胞渗出增多，其氧代谢产物氧自由基能使α_1-抗胰蛋白酶氧化失活，导致弹性蛋白酶数量增多、活性增高，肺组织结构受到破坏，弹性回缩力下降，进一步加重肺气肿。

3. 呼吸性细支气管和肺泡壁弹性降低 慢性炎症时，中性粒细胞和单核细胞浸润，释放弹性蛋白酶，破坏溶解肺泡间隔的弹性纤维蛋白，使细支气管因失去支撑而使管壁塌陷，引起阻塞性通气障碍；同时使末梢肺组织在呼气时弹性回缩力降低，肺的排气能力下降。

（二）病理变化

肉眼观察：气肿肺组织体积显著膨大，柔软而弹性差，边缘变钝，灰白色，切面可见大小不等的肺泡囊腔（图11-8）。部分形成直径大于2cm的囊腔。

镜下观察：肺泡扩张，肺泡间隔变窄及断裂，相邻肺泡融合成较大的囊腔。肺泡壁毛细血管明显减少，肺小动脉内膜呈纤维性增厚，管腔狭窄（图11-9）。

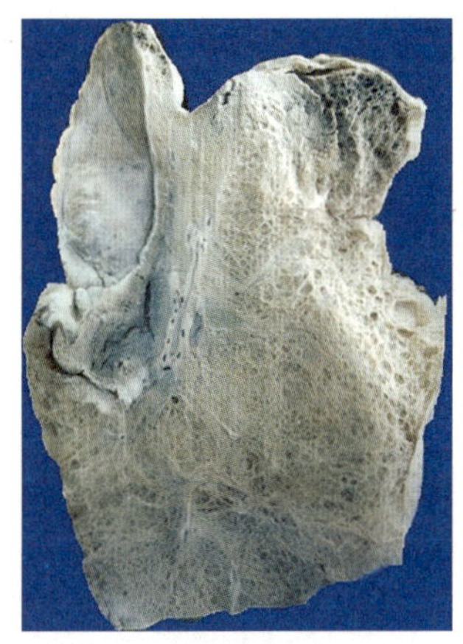

图11-8 肺气肿（肉眼观）

肺切面可见扩大的肺泡囊腔

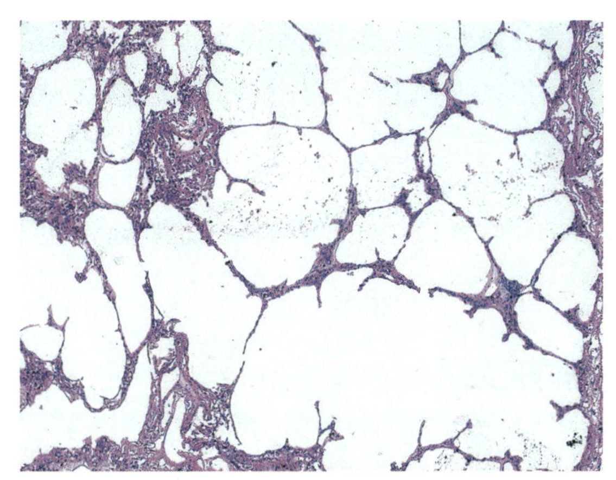

图11-9 肺气肿（镜下观）

部分肺泡间隔断裂，相邻肺泡融合，形成较大囊腔

（三）临床病理联系

轻度和早期慢性肺气肿常无明显症状。随着肺气肿程度加重，可出现气促、呼吸困难及胸闷。肺膜下肺泡若发生破裂，则可引起自发性气胸。X线检查示肺部透亮度增高，横膈下降。

体征有肋间隙增宽、胸廓前后径加大、膈肌下降，形成桶状胸。叩诊呈过清音，触诊语音震颤减弱，听诊呼吸音减弱，呼气延长。

第三节 慢性肺源性心脏病

慢性肺源性心脏病简称肺心病，是由慢性肺部疾病、肺血管及胸廓的病变引起肺循环阻力增加、肺动脉高压而导致以右心室肥大、扩张为特征的心脏病。

一、病因及发病机制

慢性肺源性心脏病的病因很多，共同的发病环节是肺动脉高压。

（一）肺部疾病

以慢性支气管炎并发阻塞性肺气肿最常见。此类疾病使肺毛细血管床减少、小血管硬化、纤维化甚至闭塞，使肺循环阻力增加，肺动脉压升高，右心室负荷加重，最终导致右心室肥大、扩张。

（二）胸廓疾病

严重的脊柱畸形、胸膜广泛黏连及其他严重的胸廓畸形可引起限制性通气障碍；也可因肺部受压增加肺循环阻力引起肺动脉压升高及肺心病。

（三）肺血管疾病

原发性肺动脉高压症或反复的肺小动脉栓塞，可导致肺泡壁毛细血管床面积减少，肺循环阻力增大及肺动脉高压。

二、病理变化

除原有肺疾病外，主要是肺小动脉和右心室的变化。包括肺内小血管的结构改建，肺小动脉中膜平滑肌增生和内膜增生使管壁增厚、变硬、管腔狭窄、腔内血栓形成和机化；另外，肺泡壁毛细血管数量显著减少，以上病变都使肺循环阻力增大，肺动脉压力增高。

心脏体积明显增大，重量增加，心尖钝圆，右心室肥厚，心腔扩张，右心室内乳头肌和肉柱显著增粗，肺动脉圆锥显著膨隆（图 11–10）。通常以肺动脉瓣下 2cm 处右心室壁肌层厚度超过 5mm（正常 3~4mm）作为诊断肺心病的病理学标准。镜下可见右心室壁心肌细胞肥大，核大深染；可见心肌纤维萎缩、肌浆溶解、横纹消失，间质水肿和纤维化等。

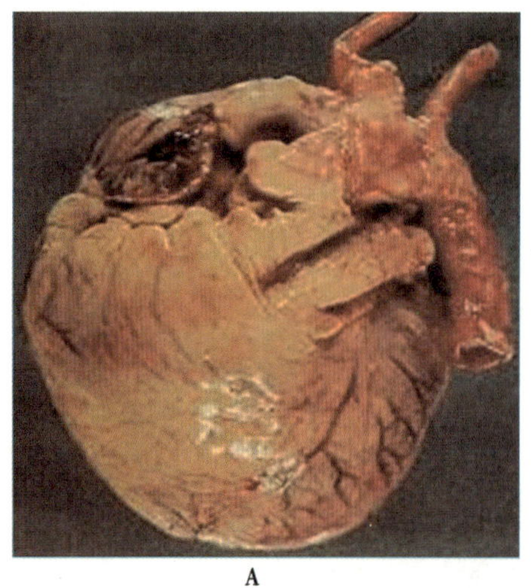
A

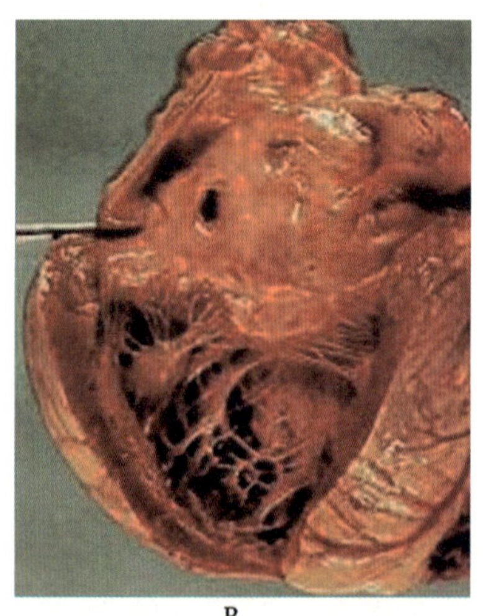
B

图 11–10　慢性肺源性心脏病

A. 肉眼观；B. 镜下观

三、临床病理联系

除原有肺疾病的症状和体征外，主要还有逐渐加重的右心衰竭和呼吸功能不全的症状和体征。右心衰竭时有心悸、肝脾大、颈静脉怒张、下肢水肿等表现，呼吸功能不全主要表现为呼吸困难、气急、发绀等。严重时可并发肺性脑病，出现头痛、烦躁不安、抽搐、嗜睡及昏迷等症状。

第四节　支气管扩张症

支气管扩张症是指以支气管、小支气管持久性扩张为特征的慢性呼吸道疾病。病变特点是支气管的慢性化脓性炎症。患者常有慢性咳嗽、大量脓痰和反复咯血等症状。

一、病因及发病机制

支气管扩张多继发于慢性支气管炎、麻疹、百日咳后的支气管肺炎或肺结核病等。支气管扩张左侧多于右侧，下叶多于上叶，由于下叶支气管的引流较难，故易发病。炎症导致支气管的阻塞，阻塞的支气管因分泌物潴留，继发化脓菌感染，导致管壁的平滑肌、弹力纤维甚至软骨等支撑结构被破坏。支气管壁周围肺组织因慢性炎症所致纤维化的牵拉作用及咳嗽时支气管内压力增大，逐渐导致支气管的持久性扩张。另外，支气管由于遗传性或先天性因素导致发育不良或异常时，支气管壁的平滑肌、弹性纤维或软骨薄弱或缺失，管壁弹性下降，也易导致支气管扩张。

二、病理变化

支气管扩张早期病理改变，可能是支气管壁黏膜的充血、肿胀，继续发展到一定程度会出现支气管壁的结构性改变，病变多见于左肺下叶背部支气管，呈圆柱状或囊状扩张，多单发于一个肺段，也可多发（图11-11）。在胸部X线、胸部CT上，可以显示蜂窝状的改变。扩张的支气管腔内常见黄绿色黏液脓性或血性渗出物。因支气管黏膜增生肥厚，管壁形成纵行皱襞，周围肺组织因慢性炎症导致不同程度的肺萎陷、纤维化和肺气肿，并可继发肺脓肿和胸膜炎。镜下观察：支气管黏膜上皮修

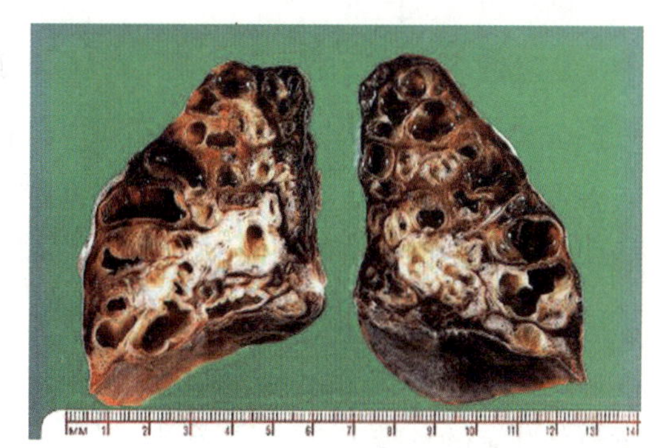

图 11-11　支气管扩张

复增生伴鳞状上皮化生，黏膜下血管扩张充血，浆细胞、淋巴细胞及中性粒细胞浸润，支气管周围淋巴组织及纤维组织增生，支气管壁因慢性炎症导致不同程度的组织破坏，平滑肌、弹性纤维及软骨片断裂、不完整或消失。

三、临床病理联系

由于支气管壁结构性的改变，以致支气管壁内的分泌物无法排除，患者可能有长期持续的反复咳嗽、咳脓痰的表现。由于支气管壁血管的破坏，患者可能会出现间断的咯血，可伴有呼吸困难、消瘦以及贫血等症状，部分患者可出现杵状指，严重时可能造成肺气肿、肺大疱、呼吸衰竭等并发症。

（邱轶芳）

第五节　呼吸系统常见肿瘤

一、肺癌

（一）发病概况

肺癌是起源于支气管黏膜上皮、腺上皮和肺泡上皮的恶性肿瘤，是我国最常见的恶性肿瘤之一。近年来，发病率和死亡率呈明显上升趋势。肺癌多发于40岁以上的年龄。女性肺癌的发病率呈上升趋势，男女比例由4∶1上升至1.5∶1。

（二）病因

肺癌与下列因素有关。

1.吸烟　吸烟与肺癌的关系是毋庸置疑的。85%的男性和47%女性肺癌患者均与吸烟有关。大量研究证明，吸烟者的发病率是普通人的20~25倍，发病率与吸烟的量和吸烟时间的长短呈正相关。烟雾中含上千种有害化学物质，如3，4–苯并芘等多环芳烃化合物在酶的作用下，转变为环氧化物，成为终致癌物。

2.大气污染　大城市和工业区肺癌发病率较高，主要与大气污染直接相关。2013年国际癌症研究机构确定大气污染为主要的致癌因素。此外，吸入家居装修材料散发的化学物质也是肺癌的危险因素。

3.职业因素　从事某些职业的人群，如长期接触或吸入致癌物质如石棉、铬、铬酸盐、镍和羟基镍等，肺癌发生率明显增高。

4. 电离辐射　各种电离辐射可引起癌基因发生突变或抑癌基因失活。

上述致癌因子可使机体正常基因改变而发生肺癌。研究发现肺癌患者中有20余种癌基因突变或抑癌基因失活。

（三）病理变化

1. 肉眼类型

（1）中央型　最多见。主要发生于主支气管或叶支气管，在肺门部形成肿块，形状不规则或呈分叶状，大多与肺组织的界限不清。癌组织常破坏支气管向周围浸润，肺门部常融合成环绕支气管的巨大肿块，无包膜（图11-12）。癌块周围可有卫星灶，有时癌块内也可见坏死空腔。

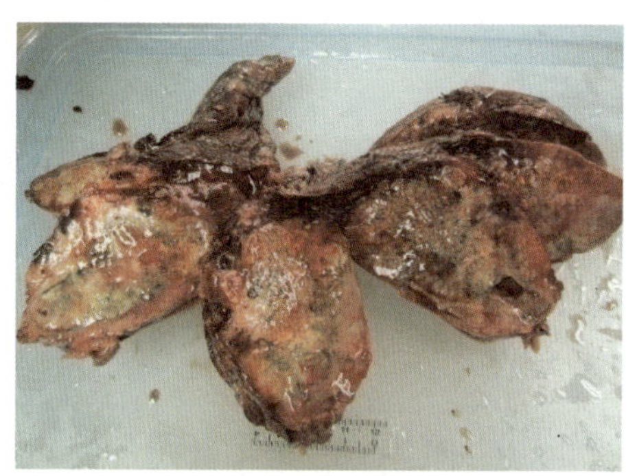

图 11-12　中央型肺癌

肿瘤包绕支气管内形成肿块

（2）周围型　多发于段以下的支气管，肿块位于肺叶的周边部，常靠近脏层胸膜形成孤立的结节状或球形癌结节，无包膜（图11-13），直径多在2~8cm，可侵犯胸膜，并因纤维化及牵拉形成“癌脐”。

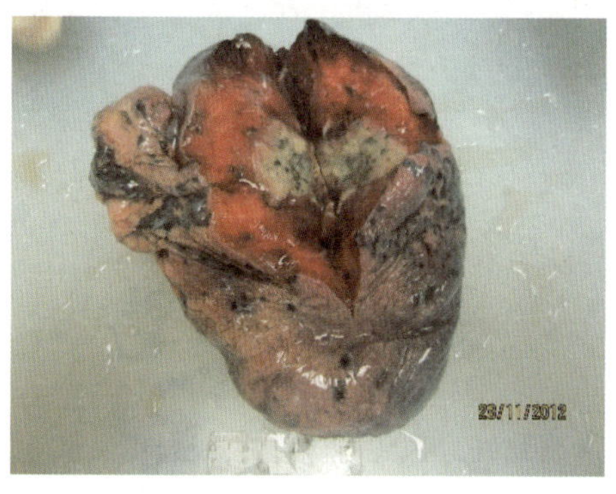

图 11-13　周围型肺癌

肿瘤无包膜，切面灰白

（3）弥漫型　此型罕见，癌组织起源于末梢的肺组织，沿肺泡管、肺泡弥漫性浸润生长，呈肺炎样外观，或呈大小不等的结节散布于多个肺叶内。

2. 组织学类型

（1）腺癌　为肺癌中最常见的类型，肉眼观多为周围型。组织学上表现为具有腺样分化、产生黏液或表达肺泡细胞标记的恶性上皮细胞性肿瘤，依据癌组织的分化程度可分为高分化、中分化和低分化腺癌，以中分化型多见（图11–14）。

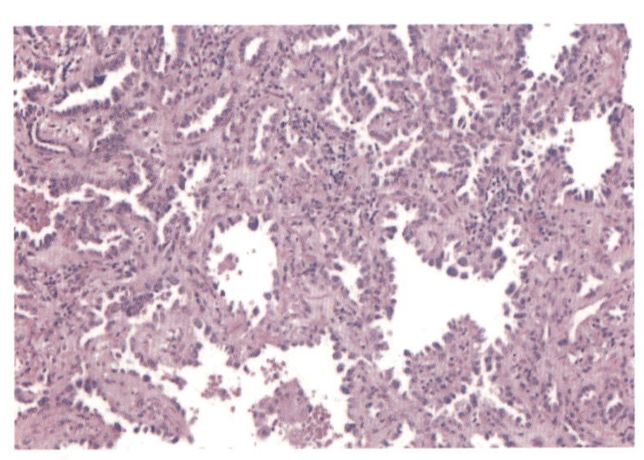

图11–14　肺腺癌

肿瘤细胞呈腺泡样或乳头状排列

（2）鳞状细胞癌　为肺癌中第二常见的类型。肉眼观多为中央型。组织学上表现为以角化和（或）存在细胞间桥为特征。依据癌组织的分化程度可分为高分化、中分化和低分化鳞癌，以低分化型多见（图11–15）。该型缺乏角化特征，但免疫组化证实肿瘤细胞均具有鳞状细胞分化标记。

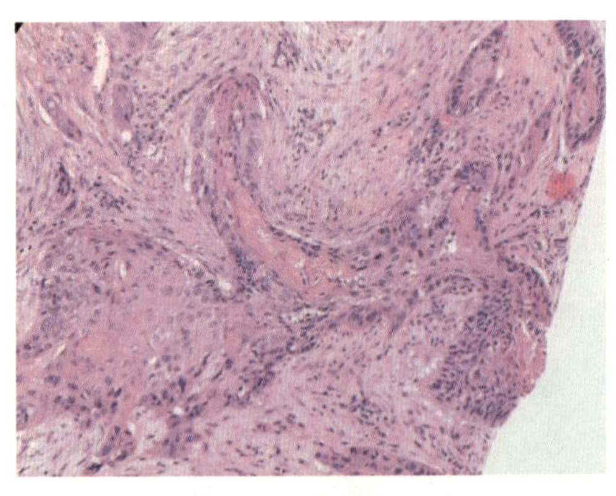

图11–15　肺鳞状细胞癌

肿瘤细胞不规则巢状，可见角化现象

（3）小细胞癌　起源于支气管黏膜和黏液腺内Kultschitzky细胞，是一种具有异源性内分泌功能的肿瘤。组织学表现为细胞胞浆少、细胞核卵圆形，以“胡椒盐”样核染色质为特征（图11-16）。该型恶性度高、进展快，对一般化疗不敏感，但对放疗敏感。

（4）大细胞癌　主要由胞浆丰富的大细胞组成，癌细胞高度异型。此型恶性程度颇高，生长快，容易侵入血管形成广泛转移。

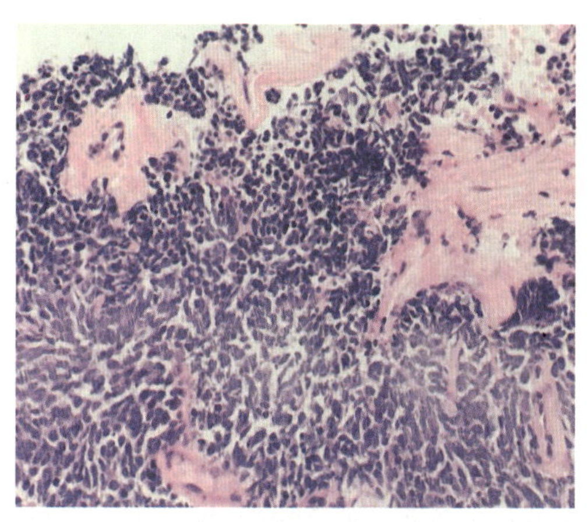

图11-16　肿瘤细胞胞质稀少，卵圆形核，具有细腻或“椒盐”样染色质

（四）扩散途径

1.直接蔓延　中央型肺癌常直接侵犯纵隔、心包及周围血管，或沿支气管向同侧甚至对侧肺组织蔓延。周围型肺癌可直接侵犯胸膜并可侵入胸壁。

2.转移　肺癌发生转移较早、速度快。沿淋巴道转移时，首先到达肺门、支气管旁淋巴结，再转移至纵隔、锁骨上下及颈淋巴结。晚期出现血道转移，常见于脑、骨、肝、肾及肾上腺等器官和组织。

（五）临床病理联系

1.肺部症状　早期因症状不明显而易被忽视。进展期患者可有咳嗽、痰中带血及胸痛等症状，咯血是最易引起注意而就医的症状。癌组织阻塞或压迫支气管时，可引起局限性肺萎缩或肺气肿。癌组织侵及胸膜可引起癌性胸腔积液；压迫上腔静脉可引起上腔静脉综合征，表现为颈部水肿及颈、胸部静脉曲张。

肺癌的早期诊断尤为重要，可根据临床早期表现、X线检查、痰细胞学检查和纤维支气管镜检查等确诊。

2.转移症状　癌组织转移可因侵犯血管、压迫或形成脉管内癌栓导致胸腔血性积液、上腔综合征、交感神经麻痹综合征、上肢疼痛及手部肌肉萎缩；晚期肿瘤发生脑转移可致头痛、呕吐、视力障碍。

3.神经内分泌症状　主要见于小细胞癌，可因为肿瘤细胞产生生物活性物质导致类癌综合征、副肿瘤综合征等。

二、鼻咽癌

鼻咽癌是起源于鼻咽黏膜上皮的恶性肿瘤。本病可见于世界各地，但以我国广东、广西、四川、福建及台湾等省，特别是广东珠江三角洲和西江流域发病率最高。发病年龄多在40~50岁之间，男性多于女性。

（一）病因

目前尚不明确，可能与环境、遗传、病毒感染等多方面因素有关。大多数鼻咽癌患者的血清中可以检出EB病毒，推测EB病毒感染与鼻咽癌的发生有一定关系。

（二）病理变化

1. 好发部位　最常见于鼻咽顶部，其次是外侧壁和咽隐窝，前壁最少见。

2. 肉眼观察　早期为局部黏膜粗糙或稍隆起；后期为结节型（最多见）、菜花型、黏膜下型、溃疡型。

3. 组织学类型　鼻咽癌绝大多数起源于鼻咽黏膜柱状上皮的储备细胞，少数起源于鳞状上皮的基底细胞。

（1）分化性鳞状细胞癌　又可分为角化型和非角化型。角化型细胞不同程度的细胞间桥，分化良好者可见角化珠。非角化型又称为低分化鳞癌，以细胞卵圆形为主，缺乏细胞间桥和角化珠，且与EB病毒感染关系密切，此型最常见（图11-17）。

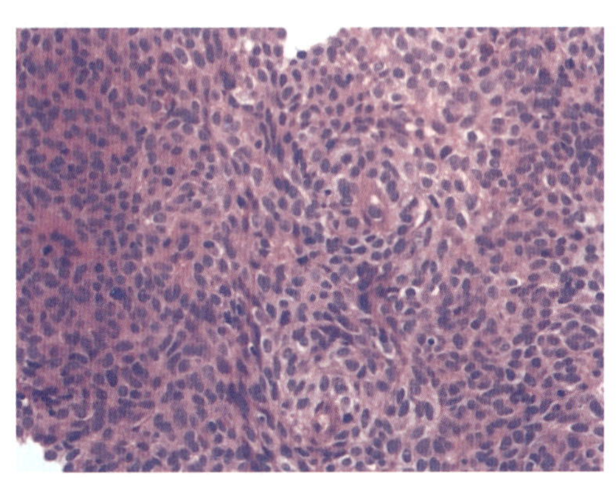

图11-17　分化性非角化型鳞状细胞癌

胞质嗜酸性，但缺乏角化现象

（2）未分化性鳞状细胞癌　有两种类型。其一为泡状核细胞癌，癌细胞呈片状排列，细胞体积大、核大，具有清晰的核膜和核仁，癌细胞巢间大量淋巴细胞浸润（图11-18）；另一类癌细胞小，比较原始，容易和淋巴瘤及其他小圆细胞肿瘤混淆。

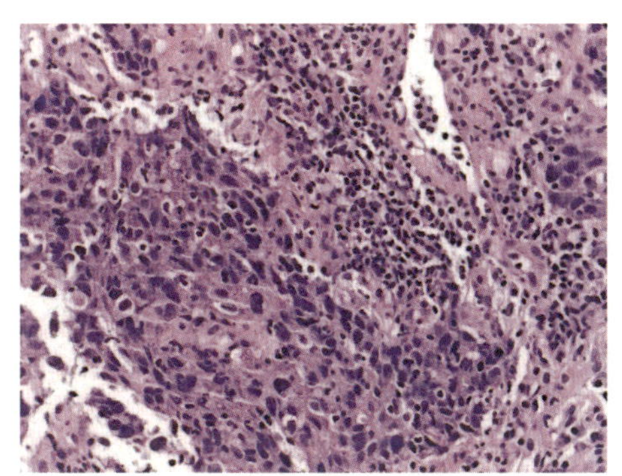

图 11-18　未分化性鳞状细胞癌

肿瘤细胞异型性显著，背景内较多淋巴细胞浸润

（3）腺癌　少见，主要起源于鼻咽黏膜的柱状上皮。

（三）临床病理联系

由于鼻腔内肿瘤堵塞患者可有鼻塞症状，并且肿瘤质地比较脆，加上表面缺少黏膜披覆，因此临床常见涕中带血、鼻衄；如果鼻咽癌发生在侧壁，肿瘤压迫咽鼓管则导致耳鸣、听力减退；癌组织转移至颈部淋巴结，则引起该处淋巴结肿大等症状，这往往是早期患者就诊的主要原因。

（四）扩散途径

1. 直接蔓延　肿瘤向上蔓延可破坏颅底骨，侵犯第Ⅱ～Ⅵ对脑神经；向下可侵犯口咽、腭扁桃体和舌根；向前可侵入鼻腔和眼眶；向后侵犯颈椎；向外侧可侵犯耳咽管至中耳。

2. 淋巴道转移　癌细胞早期经淋巴道转移至颈部淋巴结。

3. 血道转移　晚期鼻咽癌可发生远处脏器转移，多见于以肝、肺、骨等处。

（五）结局

鼻咽癌因早期无症状而容易被忽视，确诊时已多是中、晚期，并且常伴有颈部淋巴结转移，因此治愈率低。但本肿瘤尤其是恶性度高的低分化鳞状细胞癌和泡状核细胞癌对放疗敏感，经治疗后病情可明显缓解，但较易复发。

三、喉癌

喉癌是喉部最常见的恶性肿瘤，组织学类型主要为鳞状细胞癌，占全部喉癌的95%~98%。患者多为50~70岁，男性发病率为女性的10倍。喉癌的发病原因至今未明。研究发现，长期大量吸烟、酗酒及环境因素是主要危险因素，部分喉癌与性激素受体（ER、PR）以及人乳头状瘤病毒（HPV）感染相关。

（一）病理变化

1. 发病部位 根据喉癌发生的解剖学部位分为四型。

（1）声带型 占全部喉癌的60~75%，最常见于声带前1/3。

（2）声门上型 占全部喉癌的30~35%，发生于会厌的占1/3。

（3）跨声带型 占全部喉癌的5%以上，此型淋巴结转移率高达51%。

（4）声门下型 此型最少见，不足5%。

2. 肉眼观察 喉癌可分为以下四型。

（1）溃疡型 癌组织稍向黏膜面突起，表面可见向深层浸润的凹陷性溃疡，边界不清。

（2）结节型 癌表面为不规则隆起，多有较完整的被膜，可见散在的、深浅不一的小溃疡灶，边界较清楚。

（3）菜花型 癌组织轻度突出于黏膜表面呈颗粒状生长，表面为浅在的、弥散性的小溃疡，边界清楚。

（4）包块型 癌组织明显突出于黏膜表面，呈团块状，表面被膜多较完整。

3. 组织学类型 以鳞状细胞癌最多见，腺癌及其他类型则少见。组织学上可分为高、中、低分化三个类型。一般来说，肿瘤越小，分化越好。高分化角化型鳞状细胞癌最常见，癌细胞呈多角形或圆形，胞浆较多，有明显角化及细胞间桥，可见少量核分裂。低分化的鳞癌少见，弥散分布不成巢，癌细胞呈梭形、椭圆形或不规则形，体积较小，胞浆较少，核分裂常见，缺乏角化和细胞间桥。

（二）扩散途径

1. 直接蔓延 多见，常向黏膜下浸润，进展期可侵犯邻近组织。

2. 淋巴道和血道转移 多见于晚期患者，可转移至颈部和气管旁淋巴结，晚期的脏器转移主要发生肺、肝、肾、脑等。

（三）临床病理联系

发生于声带或者肿瘤侵犯声带者，声嘶是最常见的症状。

（李荣岗）

第六节 呼吸衰竭

呼吸衰竭是指由于各种原因引起的肺通气和（或）换气功能严重障碍，以致在静息状态下不能进行有效的气体交换，引起缺氧和（或）二氧化碳潴留，导致低氧血症伴（或不伴）高碳酸血症，从而出现一系列生理功能和代谢紊乱的临床综合征，称之为呼吸衰竭，简称呼衰。诊断常以动脉血气分析为依据，在海平面、静息状态、呼吸空气情况下，当动脉血氧分压（PaO_2）<60mmHg和（或）动脉血二氧化碳分压（$PaCO_2$）>50mmHg即为呼吸衰竭。

根据$PaCO_2$是否升高，可将呼吸衰竭分为Ⅰ型呼吸衰竭（PaO_2<60mmHg）和Ⅱ型呼吸衰竭（PaO_2<60mmHg伴有$PaCO_2$>50mmHg）。

一、病因

1.呼吸道梗阻　气管软化、急性喉炎、异物吸入、支气管哮喘等。

2.气道阻塞性病变　如慢性阻塞性肺疾病（COPD）、重症哮喘等。

3.肺组织病变　如肺炎、肺气肿、严重肺结核、弥漫性肺纤维化、肺水肿、矽肺等。

4.肺血管疾病　如肺栓塞、肺血管炎等。

5.胸廓与胸膜病变　胸部外伤造成连枷胸、严重的自发性或外伤性气胸等，可随着病情的发展引起呼吸衰竭。

6.神经–肌肉疾病　脑血管疾病、颅脑外伤、脑炎以及镇静催眠剂中毒，可抑制呼吸中枢。

二、发病机制

（一）肺通气功能障碍

肺通气功能障碍是指肺泡内气体与外界气体交换障碍，包括限制性和阻塞性通气不足。

1.限制性通气不足　指吸气时肺泡扩张受限制所引起的肺泡通气不足。发生机制如下。

（1）呼吸肌活动障碍　呼吸肌本身的收缩功能障碍，如呼吸肌疲劳、呼吸肌萎缩等；中枢或周围神经的器质性病变，如脑血管意外、脑外伤、多发性神经炎等；低钾血症、酸中毒、缺氧等导致呼吸肌无力；由过量镇静药、安眠药、麻醉药导致呼吸中枢抑制等。

（2）胸廓的顺应性降低　严重的胸廓畸形、胸膜纤维化、肋骨骨折等可减小胸廓的活动度而使肺的扩张受限。

（3）肺的顺应性降低　肺泡表面活性物质合成或分泌不足，如新生儿呼吸窘迫综合征、急性呼吸窘迫综合征等；严重的肺纤维化，如矽肺、肺结核病等。

2.阻塞性通气不足　指呼吸道狭窄或阻塞导致气道阻力增加引起肺泡通气不足。

影响气道阻力最主要的因素是气道内径。气管腔被黏液、渗出物、异物或肿瘤等阻塞，气管壁痉挛、肿胀或纤维化，肺组织弹性降低以致对气道管壁的牵引力减弱等，均可使气道内径变窄或不规则而增加气流阻力，引起阻塞性通气不足。气道阻塞有中央性和外周性两类。

（1）中央性气道阻塞　指气管分叉处以上的气道阻塞。若阻塞位于胸外（如异物、声带麻痹、炎症、喉头水肿等），吸气时气体流经病灶引起压力下降，使气道内压明显低于大气压，导致气道更加狭窄；呼气时则因气道内压大于大气压而使阻塞减轻，此类患者吸气更为困难，表现为吸气性呼吸困难。若阻塞位于中央气道的胸内部分，则由于吸气时气道内压大于胸内压，使得阻塞减轻；用力呼气时则可因胸内压升高，大于气道内压，压迫气道而加重阻塞，患者表现为呼气性呼吸困难（图 11–19）。

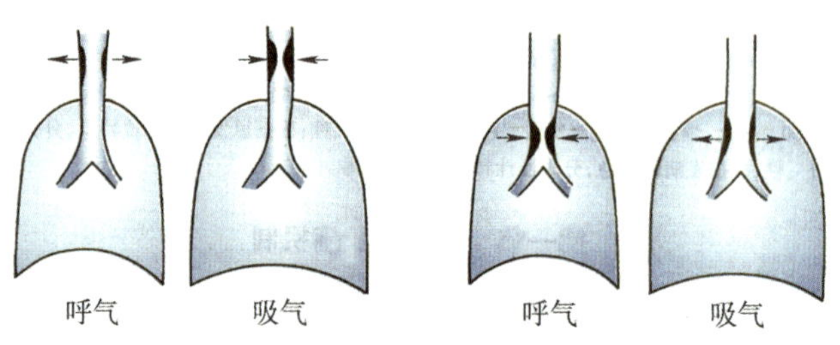

图 11–19　不同部位气道阻塞呼吸困难的特征

（2）外周性气道阻塞　指气道内径小于 2mm 的细小支气管阻塞，常见于慢性阻塞性肺疾病。吸气时随着肺泡扩张，细小支气管受周围弹性组织牵拉，气道口径可稍增大使阻塞有所减轻；呼气时，细小支气管弹性回缩，加上黏液栓阻塞，气道狭窄程度加重，气道阻力增加，患者表现为呼气性呼吸困难。此时肺泡内气体排出受阻，残余气逐渐增多，肺泡通气量下降，肺泡气氧分压降低，二氧化碳分压增高，导致 PaO_2 降低和 $PaCO_2$ 增高，发生Ⅱ型呼吸衰竭。

（二）肺换气功能障碍

肺换气功能障碍包括弥散障碍、肺泡通气与血流比例失调及解剖分流增加。

1. 弥散障碍　指氧与二氧化碳通过呼吸膜进行交换的过程发生的障碍。由于二氧化碳的弥散能力比氧气强 20 倍，单纯因弥散障碍而引起的肺换气功能障碍主要导致 PaO_2 降低，而 $PaCO_2$ 在正常范围内，属于Ⅰ型呼吸衰竭。

（1）肺泡膜面积减少　正常成年人肺泡总面积约为 $80m^2$。静息状态下，呼吸时参与换气的肺泡表面积为 $35{\sim}40m^2$。当肺泡膜面积减少一半以上时，才会引起换气功能障碍。见于肺气肿、肺实变、肺不张或肺叶切除等疾病状态下。

（2）弥散距离增大　弥散距离由呼吸膜（即肺泡表面液体层、肺泡上皮细胞和基膜、毛细血管基膜和内皮）以及血管内血浆、红细胞膜共同构成，总厚度为 1~4μm。肺水肿、肺泡透明膜形成、间质性肺炎、肺纤维化、肺泡毛细血管扩张等可使弥散距离增大。

（3）血液与肺泡接触时间过短　正常静息状态时，血液流经肺泡隔毛细血管的时间约为0.75秒，血红蛋白完全氧合只需要0.25秒。在体力负荷增加、感染、发热时心排出量增加、肺血流加快、血液流经肺泡隔毛细血管时间过短的情况下，可出现气体交换不充分而发生低氧血症。

2.肺泡通气与血流比例失调　正常成年人在静息状态下，肺泡通气量（V_A）约为4L/min，肺血流量（Q）约为5L/min，二者的比率（$V_{A/Q}$）约为0.8，此时肺换气效率最高。如肺泡通气与血流比例失调，则会导致气体交换障碍，甚至呼吸衰竭。血气变化特点为PaO_2降低，而$PaCO_2$可正常、降低或升高。若肺代偿性通气正常，$PaCO_2$则正常；若肺代偿性通气过强，CO_2排出过多，$PaCO_2$则低于正常，此时均为Ⅰ型呼吸衰竭；若肺组织病变广泛，肺代偿性通气严重不足，则$PaCO_2$升高，则为Ⅱ型呼吸衰竭。

肺泡通气与血流比例失调有两种基本形式。

（1）部分肺泡通气不足（$V_{A/Q}$降低）　呼吸道阻塞或严重肺部病变均可导致肺泡通气明显减少，而血流量无相应减少，导致$V_{A/Q}$显著降低，则流经这部分肺泡的静脉血未经充分动脉化便掺入动脉血内，导致PaO_2下降。这种情况类似肺动–静脉短路，故称功能性分流，又称静脉血掺杂。

（2）部分肺泡血流不足（$V_{A/Q}$增高）　各种肺血管疾病如肺动脉栓塞、肺动脉炎、肺血管收缩等使部分肺泡血流不足而通气正常，$V_{A/Q}$比值显著增高，病变肺泡内的气体不能充分与血液内气体进行交换，称无效腔通气。此时肺换气效率显著下降，导致PaO_2降低。

3.解剖分流增加　生理情况下，肺内有少量静脉血未经肺泡氧合而直接通过肺动–静脉吻合支或经支气管静脉–肺静脉交通支直接流入肺静脉，这种静脉血掺杂入动脉血，因确实有血管交通支的存在而称为解剖分流。正常情况下解剖分流的血流量仅占心排出量的2%~3%，不至于对PaO_2产生影响。但严重创伤、休克、肺内DIC、肺栓塞或肺细小动脉收缩等使肺内动–静脉短路开放，或者先天性肺动脉瘘，使解剖分流大量增加，导致PaO_2降低。

三、呼吸衰竭时机体的代谢和功能变化

呼吸衰竭可引起机体各系统代谢和功能出现一系列改变。首先是引起一系列代偿适应性反应，若代偿失调，则引起各系统代谢和功能紊乱。呼吸衰竭主要由低氧血症和高碳酸血症以及由此引起的酸碱平衡紊乱所致。

（一）酸碱平衡及电解质代谢紊乱

1.呼吸性酸中毒　Ⅱ型呼吸衰竭时，因大量CO_2潴留而出现呼吸性酸中毒。急性呼吸

性酸中毒时，细胞内钾外移而引起血清钾浓度增高；慢性呼吸性酸中毒时，由于肾小管上皮细胞泌氢和重吸收碳酸氢钠增多而排钾减少，故可导致血清钾浓度增高。

2. 呼吸性碱中毒 Ⅰ型呼吸衰竭时，PaO_2下降明显，可因原发性碳酸过低而发生呼吸性碱中毒。

3. 代谢性酸中毒 因缺氧严重，无氧代谢增强，酸性代谢产物增多，引起代谢性酸中毒。如患者合并肾功能不全或感染、休克等，则因肾排酸保碱功能障碍或体内固定酸产生增多，加重代谢性酸中毒。此时血清钾浓度增高可更明显。

（二）呼吸系统的变化

呼吸衰竭在临床上最先出现的症状往往是呼吸困难，主要表现为呼吸频率和节律的改变。可出现各种异常的呼吸形式，如潮式呼吸、间歇呼吸、抽泣样呼吸、叹气样呼吸等，其中以潮式呼吸最为常见。其可能是由于呼吸中枢兴奋性下降，对正常CO_2浓度刺激不起反应，须依赖$PaCO_2$升高到一定程度才引起短时间周期性呼吸兴奋的结果。

（三）循环系统的变化

呼吸衰竭早期，由于存在一定程度的缺氧和二氧化碳潴留，通过交感神经和心血管运动中枢的兴奋作用，使心率加快，心肌收缩力加强，外周血管收缩，同时呼吸运动加强，增加静脉回心血量，使心输出量增加。加之体内血流重新分配，对维持动脉血压，保证心脑血供有一定的代偿作用。严重的缺氧和二氧化碳潴留可直接抑制并损害心血管运动中枢，使心率减慢，心肌收缩力下降以及心律失常等。缺氧尤其是肺泡气氧分压降低可使肺小动脉收缩，这是呼吸衰竭时引起肺动脉高压与右心衰竭的主要原因。

（四）中枢神经系统的变化

一般认为，当$PaCO_2$超过10.7 kPa（80mmHg）时，不仅抑制中枢神经系统功能，而且还可直接扩张脑血管，使毛细血管壁通透性增高，导致脑血管充血、脑间质水肿，甚至脑疝形成。同时CO_2潴留使脑脊液内碳酸含量增加，可降低脑组织和脑脊液的酸碱度，酸中毒使脑细胞的损害进一步加重。二氧化碳潴留发生迅速而严重时，也能引起严重的中枢神经系统功能障碍，称为二氧化碳麻醉。可引起头痛、头晕、烦躁不安、言语不清、扑翼样震颤、精神错乱、嗜睡、昏迷、抽搐等。

（五）胃肠道变化

严重缺氧可使胃壁血管收缩，因而能降低胃黏膜的屏障作用。二氧化碳潴留可增强胃壁细胞碳酸酐酶活性，使胃酸分泌增多。而且有的患者还可合并弥散性血管内凝血、休克等，故呼吸衰竭时可出现胃肠道黏膜糜烂、坏死、出血与溃疡形成等变化。

（六）肾功能变化

呼吸衰竭时肾功能也可遭到损害，轻者尿中出现蛋白、红细胞、白细胞及管型等。严重时可发生急性肾衰竭，出现少尿、氮质血症和代谢性酸中毒等变化。此时肾结构往往无明显变化，故常为功能性肾衰竭。

四、呼吸衰竭的防治与护理原则

（一）防治原发病

呼吸衰竭的病因很多，应针对原发病进行治疗。呼吸系统感染引起分泌物增多，阻塞呼道，是呼吸衰竭的常见诱因，应积极抗感染，及时消除引起呼吸衰竭的原因和诱因。

（二）保持气道通畅，改善肺通气

及时清除呼吸道异物、分泌物，解除支气管痉挛，控制呼吸道感染。必要时使用呼吸兴奋剂、建立人工气道和给予机械通气等。

（三）氧疗，合理提高氧分压

低氧血症型的患者只有缺氧而无CO_2潴留，可吸入较高浓度氧，浓度一般35%至45%，可以尽快提高PaO_2。低氧血症伴有高碳酸血症的患者应低流量低浓度（1~2L/min、小于35%）持续给氧。此外，慢性阻塞性肺疾病患者采用长期氧疗（每天吸氧时间超过15小时），能减低肺动脉压，减轻右心负荷，改善生命质量，提高生存率。

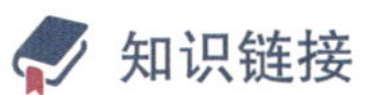

新型冠状病毒肺炎

新型冠状病毒肺炎，简称“新冠肺炎”，是指新型冠状病毒感染导致的肺炎。新型冠状病毒传播途径主要为直接传播、气溶胶传播和接触传播。患者以发热、乏力、干咳等为主要临床表现，少数患者伴有鼻塞、流涕、腹泻等上呼吸道及消化道症状。老年人和有慢性基础性疾病者预后较差，儿童病例症状相对较轻。

新型冠状病毒肺炎肺部病理改变见肺脏呈不同程度的实变，实变区主要呈弥漫性的肺泡损伤和渗出性肺泡炎，肺泡腔内见浆液、纤维蛋白性渗出物及透明膜形成，小支气管和细支气管亦见黏液栓形成。对于病程较长的病例，可见肺泡腔渗出物、机化和肺间质纤维化。

（邱轶芳）

目标检测

答案解析

一、单选题

1.患者，30岁。受寒后出现咳嗽，咳铁锈色痰，X线检查见右肺呈大片均匀致密的阴影，可初步诊断为（　　）

A.小叶性肺炎　　B.大叶性肺炎

C.病毒性肺炎　　D.支原体肺炎

E.肺结核

2.关于大叶性肺炎，下列描述不正确的是（　　）

A.病变多累及一个大叶　　B.纤维蛋白性炎

C.常由化脓性炎并发肺脓肿　　D.可发生肺肉质变

E.多由肺炎链球菌引起

3.大叶性肺炎患者咳痰的特点是（　　）

A.脓痰　　B.铁锈色痰

C.白色泡沫痰　　D.痰中带血

E.白色黏痰

4.大叶性肺炎红色肝样变期肺泡中的主要渗出物是（　　）

A.纤维蛋白和红细胞　　B.纤维蛋白和中性粒细胞

C.浆液和红细胞　　D.浆液和中性粒细胞

E.中性粒细胞

5.小叶性肺炎的病变性质是（　　）

A.纤维蛋白性炎症　　B.浆液性炎症

C.化脓性炎症　　D.出血性炎症

E.卡他性炎症

6.慢性支气管炎患者咳痰的病变基础是（　　）

A.支气管壁充血、水肿

B.支气管黏膜腺体肥大、增生，分泌亢进

C.支气管黏膜上皮纤毛倒伏

D.支气管壁瘢痕形成

E.支气管壁充血、水肿和以淋巴细胞为主的慢性炎性细胞浸润

7.肺泡扩张，间隔变窄，肺泡间孔扩大，肺泡间隔断裂扩张的肺泡融合形成较大的囊

腔，这是（　　）

A. 肺不张　　B. 肺气肿

C. 肺脓肿　　D. 肺实变

E. 支气管扩张

8. 患有慢性支气管炎10年，近日来出现呼吸困难、发绀、心悸、下肢水肿、肝大，可诊断为（　　）

A. 支气管扩张　　B. 慢性肺源性心脏病

C. 慢性阻塞性肺气肿　　D. 心肌炎

E. 大叶性肺炎

9. 支气管扩张的病理变化有（　　）

A. 支气管壁黏膜的充血、肿胀

B. 支气管呈圆柱状或囊状扩张

C. 支气管腔内常见黄绿色黏液脓性或血性渗出物

D. 镜下可见支气管黏膜上皮修复增生伴鳞状上皮化生

E. 以上均是

10. 呼吸衰竭的发病机制有（　　）

A. 限制性通气不足

B. 阻塞性通气不足

C. 弥散障碍

D. 肺泡通气与血流比例失调

E. 以上均是

二、简答题

1. 简述大叶性肺炎红色肝样变期的病理变化特点。

2. 什么是呼吸衰竭？

书网融合……

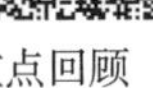

重点回顾

习题

第十二章　心血管系统疾病

PPT

学习目标

1. 重点掌握高血压病、动脉粥样硬化、风湿病的基本病理变化，高血压病的分期及各期特征、心瓣膜病的病变特点、心功能不全的概念，心瓣膜病、感染性心内膜炎、心肌炎和心肌病的概念、基本病变特点；熟悉冠心病、心绞痛和心肌梗死、风湿性心脏病、高血压病的病变特点及其临床病理联系，心力衰竭的原因、分类和病理临床联系等。

2. 学会应用本章知识解读冠心病、心绞痛和心肌梗死、风湿性心脏病、高血压病的临床表现。

3. 在临床治疗、护理工作中具备逻辑思维能力、实事求是的医学态度和认真严谨的医学作风。

岗位情景模拟

情景描述　患者，男，53岁。因心前区疼痛6年，加重伴呼吸困难10小时入院。入院前6年感心前区疼痛，呈膨胀性或压迫感，多于劳累、饭后发作，每次持续3~5分钟，休息后减轻。入院前2个月，痛渐频繁，且休息时也发作。入院前10小时，于睡眠中突感心前区剧痛，并向左肩部、臂部放射，伴大汗、呼吸困难，咳出少量粉红色泡沫状痰液，急诊入院。体格检查：体温37.8℃，心率130次/分，血压80/40mmHg。呼吸急促，口唇及指甲发绀，不断咳嗽，咳粉红色泡沫状痰，皮肤湿冷，颈静脉稍充盈，双肺底部可闻及湿性啰音，心界向左扩大，心音弱。入院后经治疗无好转，于次日死亡。

讨论　1. 该患者的病理诊断是什么？

2. 患者死亡原因是什么？

心血管系统由心脏、动脉、毛细血管和静脉组成，为一封闭的动力系统，是维持血液循环、血液和组织间物质交换及传递体液信息的结构基础，是保证机体新陈代谢正常进行和内环境稳态的重要条件。心血管系统形态结构发生变化，常导致其功能改变，引起全身或局部血液循环障碍。心血管系统疾病是对人类健康与生命构成威胁最大的一组疾病。在人类各种疾病的发病率和死亡率中，心血管系统疾病占第一位。本章主要介绍最常见的心脏与动脉疾病。

第一节　高血压病

高血压病是人类最常见的心血管疾病之一，是危害人类健康的主要疾病。也称为原发性高血压。

高血压是指体循环动脉血压持续高于正常水平为主要特点的临床综合征。按照世界卫生组织（WHO）1999年提出的标准，将成人高血压定为收缩压≥18.6kPa（140mmHg）和（或）舒张压≥12.0kPa（90mmHg）。其可分为原发性高血压（特发性高血压）、继发性高血压（症状性高血压）和特殊类型高血压。

原发性高血压是一种原因不明的以体循环动脉血压升高为主要表现、以细小动脉硬化为基本病变的独立性全身性疾病，占高血压患者的90%~95%，多见于中老年人。病程较长，症状显隐不定，不易坚持治疗。晚期可出现左心室肥大，两肾弥漫性颗粒性萎缩，脑出血等严重并发症。高血压及其并发症的发生率因性别和种族不同而有所差异；继发性高血压继发于其他原发疾病，如肾动脉狭窄、肾炎、肾上腺和垂体肿瘤等，高血压是上述疾病的一个症状，当造成高血压的原发疾病治愈后，血压可恢复正常。本节主要介绍原发性高血压。

一、病因与发病机制

（一）遗传因素和家族聚集性

大量证据提示，遗传因素是高血压的重要易患因素。据调查，大部分患者具有遗传素质，且有明显的家族发病倾向。表明高血压病是一种多基因遗传易感性疾病。

（二）精神心理因素

长期精神紧张、忧虑、压抑、恐惧等心理作用可使大脑皮质的抑制和兴奋过程发生紊乱，皮质功能失调，失去对皮质下血管舒缩中枢的调控能力。当血管舒缩中枢长期产生缩血管冲动占优势时，即可引起全身细、小动脉痉挛，使外周阻力增加，从而导致血压升高。持久的细小动脉痉挛，可发展为细、小动脉硬化，表现为持续的不可复性高血压。

（三）神经内分泌因素

长期过度的精神因素使内分泌功能失调，肾上腺皮质和髓质激素增多，前列腺素等舒血管激素减少，缩血管作用增强，肾血流减少，肾小球旁细胞分泌肾素增加，导致肾素–血管紧张素–醛固酮系统作用增加，引起细小动脉收缩，外周血管阻力升高及水钠潴留，使血压升高。

（四）饮食因素

长期高钠低钙饮食可导致血压升高，高钠饮食通过增加血容量、提高血管壁对缩血管激素的敏感性导致血压升高。适当降低钠盐、增加钙的摄入，能有效降低高血压的发病率。

二、类型和病理变化

原发性高血压根据起病的缓急和病情进展可分为缓进型高血压和急进型高血压。急进型高血压亦称恶性高血压，较少见，常为原发性，也可继发于缓进型高血压，多发生于青壮年，起病急，进展快，血压显著升高，尤以舒张压升高明显，常>130~140mmHg，预后差，不及时治疗，常在1年内迅速发展为尿毒症而死亡，也可因脑出血或心力衰竭致死。缓进型高血压又称良性高血压，较多见，多发生于中、老年人，起病隐匿，进展缓慢，病程较长，可达10~20年以上，按病变发展过程，缓进型高血压大致可分为3期。

（一）功能紊乱期

基本病变为全身细小动脉间歇性痉挛，无血管、心、脑、肾等器质性病变，血压呈波动性，时而升高，时而正常。患者可无症状或有头痛、头晕等表现，头痛多发生于清晨，枕部明显，活动后减轻。

（二）动脉系统病变期

基本病变为全身各器官的细小动脉硬化，组织、器官开始出现轻微器质性改变。由于细动脉反复痉挛，内皮细胞和基底膜受损，血浆蛋白注入内皮下间隙，导致管壁发生玻璃样变性。肌型小动脉因持续高压下内、中膜胶原纤维及弹力纤维增生，内弹力膜分裂，中膜平滑肌细胞增生、肥大。弹力肌型及弹力型动脉可并发动脉粥样硬化。以上病变使管壁增厚、变硬，弹性下降、脆性增大，管腔变窄，甚至闭塞。光镜下，细动脉管壁呈均质红染，管壁增厚，管腔变小。心电图显示左心室轻度肥大。患者常有眩晕、头痛、疲乏、失眠、记忆力减退等症状。血压进一步升高并持续于较高水平，失去波动性，休息后已不能降至正常。

（三）内脏病变期

本期除全身细、小动脉硬化外，心、脑、肾等重要器官出现明显器质性病变，舒张压可达120mmHg，并可出现重要器官功能障碍。

1. 心脏的病变　心脏的病变主要为左心室肥大。由于外周阻力增加，血压持续升高，左心室因压力性负荷增加发生代偿性肥大。表现为心脏肥大，重量增加，可达400g以上（正常250~350g）。肉眼观，左心室壁增厚，可达1.5~2.5cm（正常为0.8~1.2cm），乳头肌和肉柱增粗变圆，但心腔不扩张，甚至略缩小称为向心性肥大（图12–1）。光镜下，心肌细胞变粗、变长，核大而深染（图12–2）。病变继续发展，肥大的心肌细胞不能获得相应增多的血液供应，供需不相适应，肥大心肌细胞逐渐出现供血不足，心肌收缩力减弱，左心室失代偿，心腔扩张，称为离心性肥大。如果合并动脉粥样硬化，可进一步加重心肌供血不足，促进心力衰竭的发生。

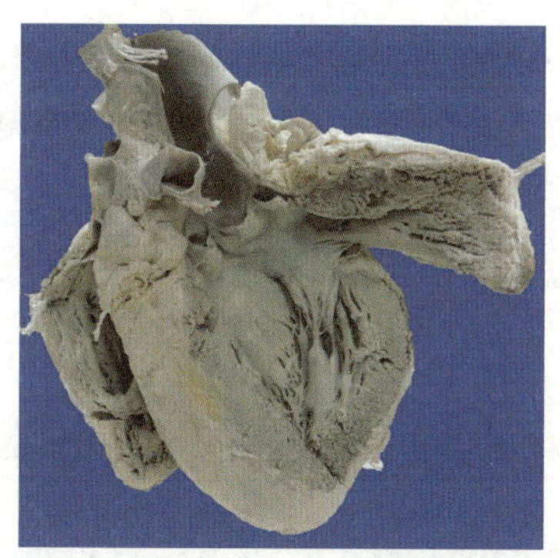

图 12–1　原发性高血压左心室向心性肥大

心脏横断面示左心室壁增厚，乳头肌显著增粗，心腔相对较小

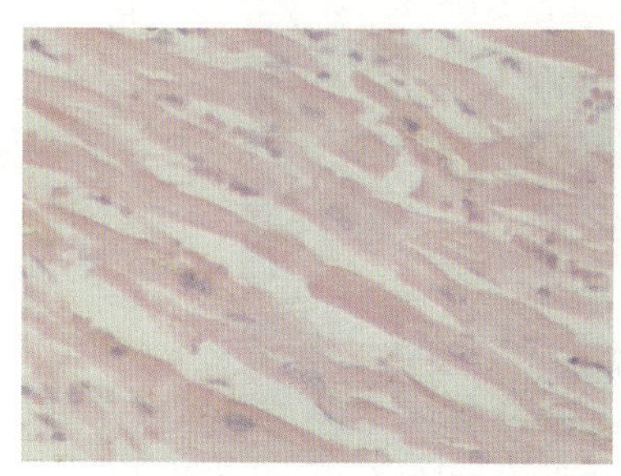

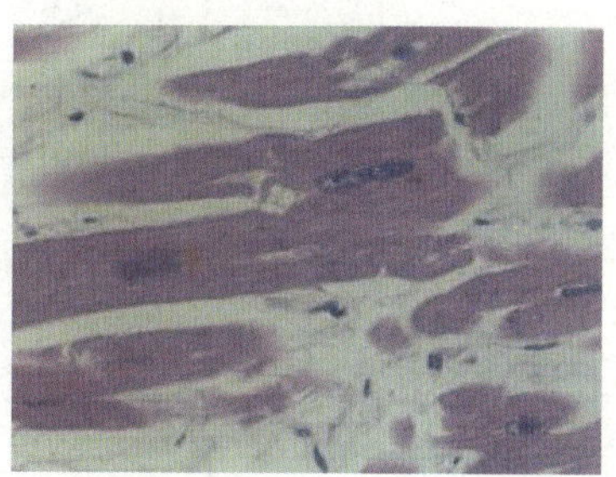

图 12–2　正常心肌组织与心肌细胞肥大

A：正常心肌组织，B：心肌细胞肥大、变粗，呈核圆形或椭圆形

由高血压引起的心脏病称为高血压性心脏病。患者血压常在24kPa（180mmHg）/16kPa（120mmHg）以上。临床上表现为左心界扩大及反复发作的左心衰竭。心电图示左心室肥大及劳损。

2. 肾脏的病变 良性高血压患者晚期，肾脏可以表现为原发性颗粒性固缩肾或细动脉性肾硬化。肉眼观察：双侧肾对称性体积缩小，质地变硬，质量减轻，单侧肾质量一般小于100g（正常约150g）；表面凹凸不平，呈均匀弥漫的细小颗粒状；切面肾皮质变薄（≤0.2cm，正常厚0.3~0.6cm），皮髓质分界不清；肾盂周围脂肪组织增多。镜下观察：肾入球动脉的玻璃样变及肌型小动脉硬化，病变严重区域的肾小球因缺血发生萎缩、纤维化和玻璃样变，所属肾小管因缺血及功能失用而萎缩、消失（图12–3）；间质结缔组织增生及淋巴细胞浸润。该处由于肾实质萎缩和结缔组织收缩而形成凹陷的固缩病灶；周围相对健存的肾小球发生代偿性肥大，所属肾小管扩张，使局部肾组织向表面隆起，故肉眼所见肾脏表面无数凹凸不平，细小颗粒状（图12–4）。

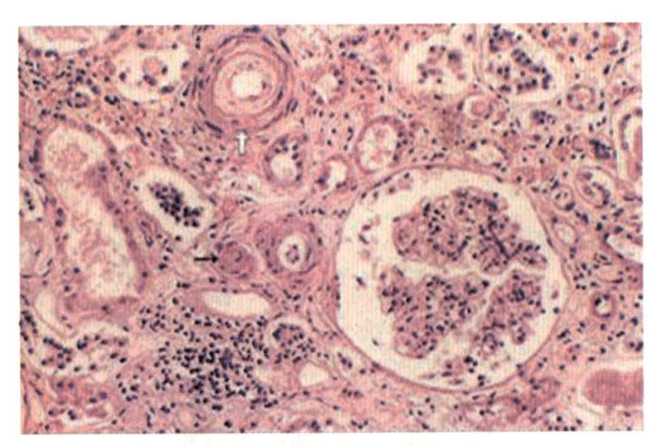

图 12–3 细小动脉性肾硬化

部分肾单位纤维化、萎缩，部分肾单位代偿性肥大、扩张，入球小动脉玻璃样变细小动脉硬化（箭头所示）

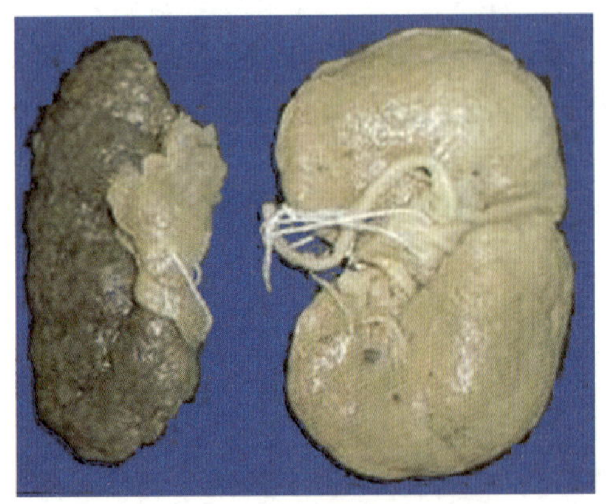

图 12–4 原发性颗粒性固缩肾

双侧肾脏对称性缩小，质地变硬，表面呈细颗粒状外观

患者可有轻至中度蛋白尿、管型尿。病变严重时，血中非蛋白氮、肌酐、尿素氮升高，甚至出现尿毒症。由于高血压心、脑病变出现较肾早且严重，因此多数患者常在此前已死于心、脑并发症。

3.脑的病变　高血压时，由于脑的细小动脉痉挛和硬化，患者可出现一系列脑部变化。

（1）脑水肿　由于脑内细小动脉痉挛、硬化、缺血，引起毛细血管通透性增加，发生脑水肿，可出现头痛、头晕、视物模糊等。

（2）高血压脑病　由急性脑水肿和颅内高压导致以中枢神经功能障碍为主要表现的症候群，称高血压脑病，其临床表现为血压显著升高，剧烈头痛、呕吐、抽搐，甚至昏迷。

（3）脑软化　由于脑的细、小动脉硬化、痉挛，甚至闭塞，导致其供血区域的脑组织缺血性梗死。

（4）脑出血　是高血压最严重亦是致命性的并发症。常发生在基底节、内囊，其次为大脑白质、脑桥和小脑。多见于基底节区域，尤以豆状核区最多见，因为供应该区域的豆纹动脉从大脑中动脉呈直角分出，直接承受压力较高的血流冲击，易使已有病变的豆纹动脉破裂出血。引起脑出血的原因为脑血管壁病变致使其弹性下降，当失去壁外组织支撑时，可形成微小动脉瘤，如遇到血压突然升高，可致微小动脉瘤破裂出血；脑的细、小动脉硬化使血管壁变脆，血压升高时可破裂出血。

临床表现常因病变部位、区域大小和出血量的不同而异。患者常表现为呼吸加深、脉搏加快、肢体弛缓、腱反射消失、大小便失禁，甚至突然昏迷等。严重者瞳孔及角膜反射消失，出现陈-施呼吸。内囊出血者可引起对侧肢体偏瘫及感觉丧失。出血破入脑室时，患者发生昏迷，常导致死亡。脑桥出血可引起同侧面神经麻痹及对侧上、下肢瘫痪。左侧脑出血常引起失语。脑出血可引起颅内高压，并引发脑疝。小的血肿可被吸收，胶质瘢痕修复。中等量的出血灶可被胶质瘢痕包裹，形成血肿或液化呈囊腔。

4.视网膜的病变　视网膜中央动脉亦常发生细动脉硬化。眼底血管是人体内唯一能被窥视的小动脉。高血压眼底改变包括血管和视网膜病变，临床上通过眼底镜检查了解高血压病的进展和预后。眼底病变可分4级。即Ⅰ级为视网膜小动脉轻度狭窄和硬化，动脉变细；Ⅱ级为小动脉中度硬化和狭窄，出现动静脉交叉压迫现象，动脉反光增强呈银丝状；Ⅲ级为视网膜水肿、渗出和出血；Ⅳ级为视乳头水肿。因视乳头水肿、视网膜渗出和出血，患者视物模糊。

第二节　动脉粥样硬化

动脉粥样硬化（atherosclerosis，AS）属于动脉硬化性疾病中最常见的一种类型，是一种与血脂异常及血管壁成分改变有关的发生于血管壁内膜的动脉疾病，病变主要累及大动脉（弹力型——主动脉及其一级分支）、中动脉（弹性肌型——冠状动脉、脑动脉、肾动脉）。好发于40岁以上的中、老年人，是严重危害人类健康的常见疾病。

一、病因和发病机制

本病的病因未完全明了，目前认为本病是多种因素通过不同环节作用于易感个体所引起，以下因素称为危险因素。

（一）高脂血症

高脂血症是指血浆总胆固醇（TC）和（或）三酯甘油（TG）异常增高。血脂在血液循环中以脂蛋白形式转动，脂蛋白分为乳糜微粒（CM）、极低密度脂蛋白（VLDL）、低密度脂蛋白（LDL）、中密度脂蛋白（IDL）和高密度脂蛋白（HDL），各种脂蛋白对动脉粥样硬化的作用并不一样。LDL是引起动脉粥样硬化的主要因素，与VLDL共同被称为致动脉粥样硬化性脂蛋白，而HDL对动脉粥样硬化有预防作用。研究表明，LDL是通过被氧化修饰后的*ox*-LDL来促进粥样斑块的形成，是最重要的致粥样硬化因子。其主要通过对内皮细胞和平滑肌细胞的损伤、促进巨噬细胞形成泡沫细胞而致粥样硬化的发生发展。高密度脂蛋白可竞争性抑制低密度脂蛋白与内皮细胞结合，并能将内膜中胆固醇转运至肝脏加以清除。此外，高密度脂蛋白还有抗氧化作用，防止低密度脂蛋白的氧化，减轻对内膜的损伤，防止动脉粥样硬化的发生。

目前认为，LDL、VLDL、TG的增高是判断动脉粥样硬化和冠心病的最佳指标。

（二）高血压

高血压患者的动脉粥样硬化发病较早，病变较重。高血压能直接影响动脉结缔组织代谢，与高血压发病有关的肾素、儿茶酚胺和血管紧张素等也可改变动脉壁代谢，以上均可引起内皮损伤和（或）功能障碍，使内膜对脂质的通透性增加；高血压时，血流对血管壁的机械性压力和冲击作用较强，直接导致血管内皮损伤，从而造成脂蛋白渗入内膜增多、血小板和单核细胞黏附、中膜平滑肌细胞迁入内膜等变化，促进动脉粥样硬化发生和发展。

（三）吸烟

吸烟是动脉粥样硬化的危险因素之一，也是心肌梗死主要的危险因子。大量吸烟导致内皮细胞损伤和血内CO浓度升高，碳氧血红蛋白增多，通过多个环节（促使平滑肌细胞向内膜迁入、增生；氧化LDL，更强的致动脉粥样硬化作用；血中儿茶酚胺浓度升高、降低HDL水平等）损伤血管内皮，促使动脉粥样硬化发生。

（四）遗传因素

调查表明，动脉粥样硬化的发病具有家族聚集倾向。现已证实，参与脂质的摄取、代谢和排泄的多种基因缺失、突变等会引起原发性高脂血症，进而导致动脉粥样硬化的发生。

（五）其他因素

1. 年龄　动脉粥样硬化的检出率和病变程度的严重性随年龄增加而增高。

2. 性别　绝经期前，女性动脉粥样硬化发病率显著低于男性。绝经期后，两性间发病率差异消失。

3. 体重　超重或肥胖，尤其是躯干或腹内脂肪过多的人更易发生。

4. 感染及其他疾病

（1）有实验报道某些病毒（巨细胞病毒、单纯疱疹病毒）感染可能与动脉粥样硬化发生有关。

（2）糖尿病、甲状腺功能减退症、肾病综合征、高胰岛素血症等疾病可引起脂质代谢异常，导致血浆LDL、VLDL升高而促进动脉粥样硬化的发生。

二、基本病理变化

动脉粥样硬化主要发生与大、中动脉，最好发于腹主动脉，其次为冠状动脉、胸主动脉、颈动脉和脑底Willis环。这些动脉分叉、分支开口、血管弯曲凸面为好发部位。典型病变的发生、发展经过4个阶段。

（一）脂纹期（脂纹）

脂纹是动脉粥样硬化的早期病变，脂纹最早可出现于儿童期，但并非都发展为纤维斑块，是一种可塑性病变。肉眼观察：内膜面出现扁平或略隆起的淡黄色、帽针头大小的斑点，宽0.1~0.2cm、长1~5cm、与血管长轴平行的条纹（图12–5）。镜下观察：病灶处的内膜下有大量泡沫细胞聚集和细胞外脂质的沉积。泡沫细胞体积大，圆形或椭圆形，胞质内含有大量小空泡（脂质）（图12–6）。苏丹Ⅲ染色呈橘黄（红）色。泡沫细胞是来源于巨噬细胞和平滑肌细胞。

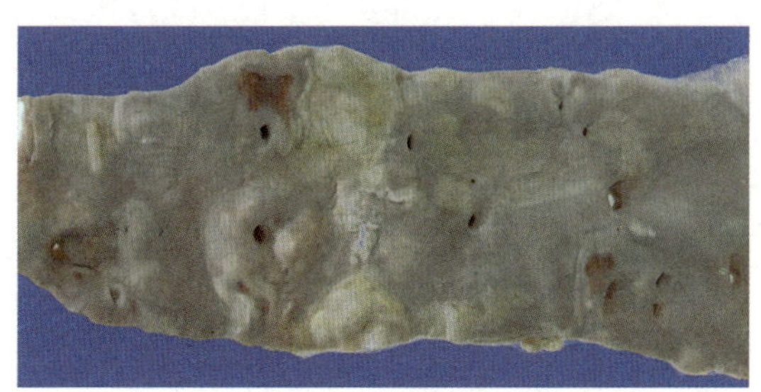

图12–5　主动脉粥样硬化（肉眼观）

表层为纤维帽，其下可见散在泡沫细胞，深层为一些坏死物质、沉积脂质和胆固醇结晶裂隙。

（二）纤维斑块期（纤维斑块）

纤维斑块由脂纹进一步发展演变而来。肉眼观察：内膜面散在不规则隆起的斑块，初为淡黄或灰黄，逐渐变为瓷白色，如蜡滴状，直径0.3~1.5cm，并可融合。切面可见黄色脂质埋藏于斑块深层。镜下观察：病灶表层为由大量胶原纤维、平滑肌细胞、少数弹力纤维和蛋白聚糖组成的纤维帽，其中胶原纤维可发生玻璃样变性。纤维帽下方可见数量不等的泡沫细胞、平滑肌细胞、细胞外基质和炎性细胞。

（三）粥样斑块期（粥样斑块）

粥样斑块亦称粥瘤，由纤维斑块深层细胞坏死发展而来。肉眼观察：内膜面可见明显隆起的灰黄色斑块，切面见斑块表层为白色质硬组织，深层为黄色粥糜样物质，向深部压迫中膜。镜下观察：斑块表层为纤维帽（透明变性的纤维结缔组织），深层可见大量无定形的坏死崩解产物、胆固醇结晶（HE染色片中为针状空隙）和钙盐沉积，斑块底部和边缘可见增生的肉芽组织和泡沫细胞（图12-7），动脉中膜受压变薄（平滑肌细胞萎缩、弹性纤维破坏）。

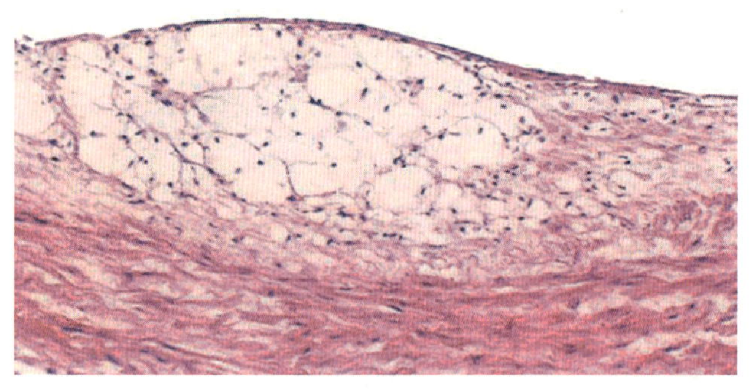

图12-6　泡沫细胞

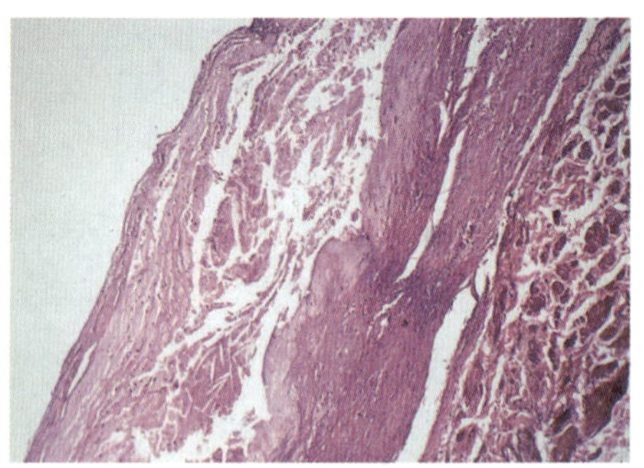

图12-7　粥样斑块

（四）继发性改变

继发性改变指在纤维斑块和粥样斑块的基础上继发的改变，可导致血管管腔变窄、闭塞甚至破裂。

1. 斑块内出血　斑块内新生的毛细血管破裂出血，也可因斑块纤维帽破裂而血流入斑块，形成斑块血肿，使斑块迅速增大并突入管腔，甚至使管径较小的动脉完全闭塞，导致急性供血中断，致使器官发生梗死。如冠状动脉粥样硬化伴斑块内出血，可致心肌梗死。

2. 斑块破裂或粥样溃疡形成　破裂常发生在斑块周边部，因该处纤维帽最薄，抗张力差。斑块破裂，粥样物自裂口处排入血流，遗留粥瘤性溃疡而导致血栓形成。

3. 血栓形成　病灶处内皮细胞受损和粥瘤性溃疡，内膜下胶原纤维暴露，引起血小板粘附、聚集形成血栓，从而加重病变动脉的狭窄，甚至阻塞管腔导致梗死形成，如心和脑的梗死。如果血栓脱落，可导致栓塞。

4. 钙化　钙化多发生在陈旧的病灶内。钙盐沉着在纤维帽及粥瘤灶内。钙化导致动脉壁变硬变脆，易于破裂。

5. 动脉瘤形成　严重粥样斑块由于其底部中膜平滑肌萎缩变薄，弹性减弱，不能承受血流压力而向外局限性扩张，形成动脉肿瘤，动脉瘤如破裂可致大出血。另外，血流可从粥瘤性溃疡处侵入主动脉中膜，或中膜内血管破裂出血，均可造成中膜撕裂，形成夹层动脉瘤。

三、冠状动脉粥样硬化性心脏病

冠状动脉性心脏病（CHD），简称冠心病，是因冠状动脉狭窄所致心肌缺血而引起，也称缺血性心脏病。冠状动脉粥样硬化症占冠状动脉性心脏病的绝大多数（95%~99%）。因此，临床上习惯把冠状动脉粥样硬化性心脏病视为冠状动脉性心脏病的同义词。

冠状动脉粥样硬化是冠心病的最常见原因。好发部位以左冠状动脉前降支最多，其余依次为右主干、左主干或左旋支、后旋支。病变常呈节段性，多发生于血管的心壁侧，斑块多呈新月形，管腔呈偏心性不同程度的狭窄。按管腔狭窄程度可分为4级：Ⅰ级，≤25%；Ⅱ级，26%~50%；Ⅲ级，51%~75%；Ⅳ级，>76%（图12–8）。冠心病在临床上有以下几种表现。

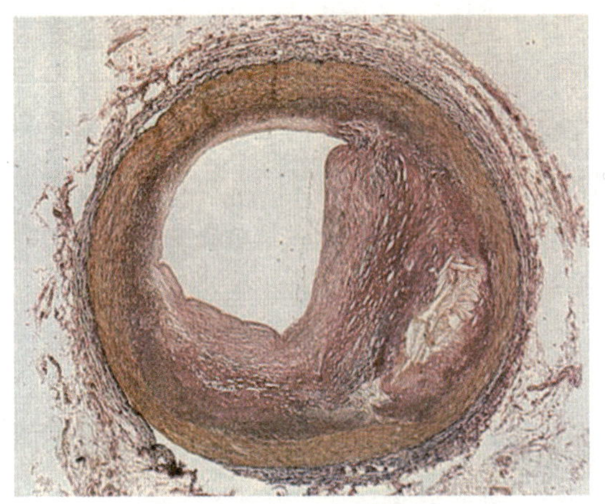

图12–8　冠状动脉粥样硬化

内膜不规则增厚，粥样斑块形成，管腔狭窄程度为Ⅲ级

（一）心绞痛

心绞痛是冠状动脉供血不足和（或）心肌耗氧量骤增致使心肌急性、暂时性缺血、缺

氧所引起的临床综合征。表现为胸骨后部位压榨性或紧缩性疼痛感，常放射致左肩和左臂。每次发作3~5分钟，可数日1次，也可1日数次。可因休息或用硝酸酯制剂而缓解消失，亦可因体力活动、暴饮暴食、情绪激动、寒冷、饱食等而诱发。

（二）心肌梗死

心肌梗死是指急性、持续性缺血、缺氧所引起的心肌坏死，临床上多有剧烈持久的胸骨后疼痛，可达数小时至几天，休息及硝酸酯类药物不能完全缓解，可伴白细胞增高、发热、血沉加快，血清心肌酶活性增高及进行性心电图变化，可并发心律失常、休克或心力衰竭。

1.原因 心肌梗死大多数由冠状动脉粥样硬化引起。在此基础上并发血栓形成、斑块内出血或持续性痉挛使冠状动脉血流进一步减少或中断，过度劳累使心脏负荷加重，导致心肌缺血。

2.好发部位和范围 心肌梗死的部位与冠状动脉供血区域一致。心肌梗死多发于在左心室，其中40%~50%的心肌梗死发生于左心室前壁、心尖部及室间隔前2/3，这些部位是左冠状动脉前降支供血区；30%~40%发生于左心后壁、室间隔后1/3及右心室大部，相当于右冠状动脉供血区；15%~20%见于左冠状动脉旋支供血的左室侧壁。心肌梗死极少累及心房。

3.病理变化 心肌梗死属贫血性梗死。其形态学变化是一个动态演变过程，具有明显的时间和区域变化规律。一般在梗死6小时后肉眼才能辨认，呈苍白色；8~9小时后呈土黄色，梗死灶呈地图状，不规则形，外周出现充血出血带，边缘区出现肉芽组织；3周后肉芽组织开始机化，逐渐形成瘢痕组织。镜下观察：病变早期心肌细胞发生核碎裂、核溶解，间质水肿，少量中性粒细胞浸润。

4.生化改变 心肌细胞受损后，肌红蛋白逸出入血，在心肌梗死6~12小时内出现峰值。心肌细胞坏死后，细胞内的谷氨酸－草酰乙酸转氨酶（SGOT）、谷氨酸－丙酮酸转氨酶（SGPT）、肌酸磷酸激酶（CPK）和乳酸脱氢酶（LDH）释放入血，相应酶在血中浓度升高。一般在心肌梗死24小时后血清浓度达最高值。其中CPK值的测定对心肌梗死具有临床诊断意义。

5.合并症 心肌梗死尤其是透壁性心肌梗死，可并发下列病变。

（1）心力衰竭 梗死后心肌收缩力丧失，可致左心、右心或全心衰竭。

（2）心脏破裂 是急性透壁性心肌梗死的严重合并症。由于梗死灶弹性消失，坏死的心肌细胞、中性粒细胞、单核细胞释放的大量蛋白水解酶将梗死灶溶解所致。发生于左心室前壁者，破裂后血液涌入心包腔，发生急性心包填塞，患者迅速死亡。室间隔处梗死灶破裂，左心室血液流入右心室，发生急性右心功能不全。

（3）室壁瘤　梗死心肌或形成的瘢痕组织在心室内压力作用下局限性向外膨隆，引起心功能不全或继发血栓形成。

（4）附壁血栓形成　心内膜受损或室壁瘤形成处的血液形成涡流等引起。

（5）心源性休克　梗死面积>40%时，心肌收缩力极度减弱，心输出量显著下降而引起休克。

（6）急性心包炎　部分患者在梗死后的2~4天，由于坏死组织累及心外膜而引起。

（7）心律失常　由于心肌梗死累及传导系统所致，严重者可导致心脏骤停、猝死。

（三）心肌纤维化

心肌纤维化是由中、重度的冠状动脉粥样硬化性狭窄引起心肌持续性和（或）反复加重的缺血、缺氧导致。

（四）冠状动脉性猝死

猝死是指自然发生的、出乎意料的突然死亡。冠状动脉性猝死，是心源性猝死中最常见的一种，是在冠状动脉粥样硬化基础上发生的继发性病变，由心肌急性缺血所致。

四、主动脉粥样硬化

病变多见于主动脉后壁和其分支开口处，以腹主动脉最重，其次为胸主动脉、主动脉弓和升主动脉。由于主动脉管径大、血流急，不易继发血栓形成或引起血流障碍。病变严重者，病变部位中膜萎缩，弹力板破裂，局部管壁变薄，在血压的作用下局部管壁向外膨出而形成主动脉瘤。动脉瘤破裂发生致命性大出血。有时病变重而广泛，中膜萎缩和变性，中膜营养血管破裂出血，使变性的中膜撕裂而形成夹层动脉瘤。有时主动脉根部内膜病变严重，可累及主动脉瓣，使瓣膜增厚、变硬甚至钙化，造成主动脉瓣膜病。

五、脑动脉粥样硬化

脑动脉也常发生粥样硬化，但发病年龄较晚，一般在45岁以后出现。病变以Willis环和大脑中动脉最显著。内膜呈不规则增厚，管壁变硬，官腔狭窄甚至闭塞，血管伸长、弯曲。

脑动脉粥样硬化可以导致脑萎缩，表现为大脑皮层变薄，脑回变窄，脑沟变宽、加深，脑重量减轻，患者智力减退。主要因为脑动脉病变较广泛，管腔狭窄，脑组织长期供血不足，脑实质细胞萎缩而造成。还可以导致脑软化，脑软化是由于脑动脉粥样硬化基础上的继发性病变导致急性缺血而发生梗死，属液化性坏死。不同部位的脑软化后果不同，严重的脑软化可引起患者失语、偏瘫甚至死亡。发生在延髓的脑软化，可引起呼吸、心跳中枢麻痹，后果严重。脑动脉粥样硬化可继发小动脉瘤形成，患者可因血压突然升高等引起小动脉瘤破裂而发生脑出血。

六、肾动脉粥样硬化

病变好发于肾动脉开口处、叶间动脉和弓形动脉。病变的动脉管腔狭窄，使肾实质因缺血而发生萎缩，间质纤维组织增生，也可因血管阻塞而发生相应区域的肾梗死。梗死灶机化而形成凹陷性瘢痕，梗死可发生于一侧肾或双侧肾。病变弥漫时，可导致肾体积缩小、质地变硬、表面凹凸不平，称为动脉粥样硬化型固缩肾。

第三节　风湿病

风湿病是一种与A组乙型溶血性链球菌感染有关的变态反应性疾病。病变累及全身结缔组织，呈急性或慢性结缔组织炎症，主要为胶原纤维的变性和坏死，以形成风湿小体为病理特征。最常累及心脏和关节，其次是皮下、浆膜、血管和脑，尤以心脏病变最为严重。常反复发作，急性期称为风湿热，为风湿活动期。临床上，除有心脏和关节症状外，常伴有发热、皮疹、皮下结节、小舞蹈病等症状和体征；血液检查可见，抗链球菌溶血素“O”抗体滴度增高，血沉加快等。

风湿病可发生于任何年龄，但多发生于5~15岁儿童，发病高峰为6~9岁。男女发病率大致相等。本病常反复发作，急性期后可遗留慢性心脏损害，形成风湿性心瓣膜病。风湿病多发生在寒冷地区，我国东北、西北和华北地区发病率较高。

一、病因和发病机制

风湿病的发生与A组乙型溶血性链球菌感染有关。主要根据是：大部分患者发病前常有咽峡炎、扁桃体炎等上呼吸道链球菌感染史；本病多发生于链球菌感染盛行的冬春季节、寒冷的潮湿地区；抗生素应用后，能降低风湿病的发生和复发。但本病不是A组乙型溶血性链球菌（化脓菌）感染直接引起的病变，因为无论病变性质还是发病时期、部位等表现都不相同。

风湿病的发病机制仍然不十分清楚，但目前多数认为是由于抗原抗体交叉反应引起，即链球菌细胞壁的C抗原引起的抗体可与人体结缔组织（如心脏瓣膜、关节等）的糖蛋白发生交叉反应，而链球菌壁的M蛋白与存在于心脏、关节及其他组织中的糖蛋白亦发生交叉反应，导致组织损伤。也有学者认为，风湿病是在内、外因的共同作用下所诱发的自身免疫性疾病。

二、基本病变

风湿病的病变过程大致可分为三期。

（一）变质渗出期

是风湿病的早期改变，表现为病变器官的结缔组织基质发生黏液样变性和胶原纤维发生纤维素样坏死，同时有少量淋巴细胞、浆细胞、单核细胞浸润以及浆液、纤维素渗出。此期约持续1个月。

（二）增生期

增生期形成特征性肉芽肿，即风湿小体或阿少夫（Aschoff）小体。典型的风湿小体是诊断风湿病的重要依据。风湿小体多位于心肌间质小血管旁，呈圆形、椭圆形或梭形，其中心部位可见纤维素样坏死，周围有较多的风湿细胞和成纤维细胞，外围有少量淋巴细胞和单核细胞。风湿细胞又称为阿少夫（Aschoff）细胞，其特点是：体积大，圆形、多边形，边界清而不整。胞质丰富，单核或多核，核膜清晰，染色质常集于核中央，纵切面上呈毛虫样，横切面上呈枭眼状（图12–9、图12–10）。此期持续2~3个月。

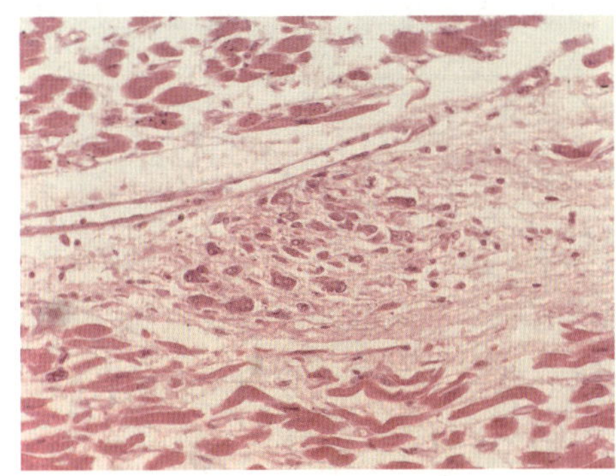

图 12–9 风湿性心肌炎

心肌间质见梭形风湿小体

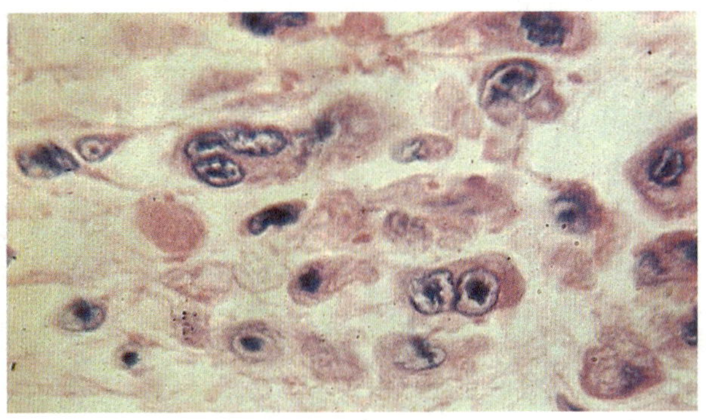

图 12–10 风湿细胞

圆形、多边形，边界清而不整；胞质丰富，单核或多核，核膜清晰，染色质常集于核中央

（三）愈合期（瘢痕期）

风湿小体内的坏死物质逐渐被吸收，风湿细胞变为长梭形成纤维细胞，风湿小体逐渐纤维化，最后形成梭形瘢痕。此期可持续2~3个月。

上述整个病程为4~6个月。由于风湿病常有反复急性发作，因此受累器官中可新旧病变并存。病变持续反复进展，可致较严重的纤维化和瘢痕形成。

三、各器官的病理变化

（一）风湿性心脏病

风湿病患者50%~70%有心脏损害，其病变可表现为风湿性内膜炎、风湿性心肌炎和风湿性心外膜炎。若病变累及心脏全层，则称风湿性全心炎或风湿性心脏炎。

1.风湿性心内膜炎 病变主要侵犯心脏瓣膜，其中二尖瓣最常受累，其次为二尖瓣和主动脉瓣同时受累，余瓣膜极少受累。初期瓣膜肿胀，瓣膜出现黏液变性和纤维素样坏死，有浆液渗出和炎细胞浸润。病变瓣膜表面尤其闭锁缘上，形成串珠状单行排列、粟粒大小、灰白色半透明状，附着牢固，不易脱落的疣状赘生物。病变后期，赘生物被机化，瓣膜发生纤维化及瘢痕形成。如此反复发生，导致瓣膜增厚、变硬、卷曲、短缩、瓣膜间互相粘连，腱索增粗、短缩。最后形成心瓣膜病，表现为瓣膜狭窄、闭锁不全，使心脏血流动力学发生改变。

2.风湿性心肌炎 病变主要累及心肌间质结缔组织，常表现为心肌间质水肿，在血管附近可见风湿小体及少量淋巴细胞浸润。反复发作可引起间质纤维化、硬化，心肌顺应性和收缩力降低，严重时可发生心力衰竭。如累及传导系统，可出现传导阻滞。

3.风湿性心外膜炎 病变主要累及心外膜脏层，呈浆液性或纤维素性炎症。当有大量浆液渗出时可形成心包腔积液；如以纤维素渗出时，可因心脏不停搏动和牵拉而形成绒毛，形成绒毛心；如渗出的纤维素不能被溶解吸收，可引起心包粘连，导致缩窄性心包炎，致心脏舒张充盈受限，严重影响心排出量。

（二）风湿性关节炎

风湿患者约75%早期出现风湿性关节炎。最常侵犯膝、踝、肩、腕、肘等大关节，呈游走性、反复发作。关节局部出现红、肿、热、痛和功能障碍。关节腔内有浆液和纤维蛋白渗出，滑膜充血肿胀，软组织内可见不典型风湿小体。急性期后，炎症渗出一般会被完全吸收，不留后遗症。

（三）皮肤病变

急性风湿病时，皮肤出现环形红斑和皮下结节，具有一定诊断意义。

1.环形红斑 为渗出性病变。多见于躯干和四肢皮肤，为淡红色环状红晕，中央皮肤色泽正常。光镜下，红斑处真皮浅层血管充血，血管周围水肿，淋巴细胞和单核细胞浸润。病变常在1~2天消退。

2.皮下结节 为增生性病变。多见于肘、腕、膝、踝关节附近的伸侧面皮下结缔组织，呈圆形或椭圆形，质硬、无压痛的结节。风湿活动停止后，结节纤维化，形成小瘢痕。

（四）风湿性动脉炎

风湿热时，大小动脉均可受累，小动脉为主。急性期，血管壁发生黏液变性、纤维素样坏死和淋巴细胞浸润，并伴有风湿小体形成。后期，血管壁纤维化而增厚，管腔狭窄，可并发血栓形成。

（五）风湿性脑病

多见于5~12岁儿童，女孩较多。为脑的风湿性动脉炎和皮质下脑炎。主要累及大脑皮质、基底节、丘脑及小脑皮层。当锥体外系受累时，患儿出现面肌和肢体的不自主运动，临床上称为小舞蹈病。

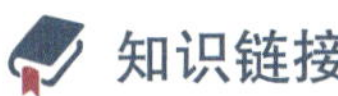

古老的“风湿病”

风湿病是一种很古老的疾病，已存在很久。据古籍记载，在秦汉时代就有对这种疾病的记录，旧称为“风痹”“白虎”“历节”“痛风”“风水”等，与中医泛词“风湿”有本质的区别。古医书主要是对风湿性关节炎表现的描述，其他的表现描述较少，如“关节疼痛、痛无定处”，就是风湿病游走性关节炎的特点。

第四节　心瓣膜病

心瓣膜病或心脏瓣膜病，是指心瓣膜损伤后或先天发育异常所造成的器质性病变，表现为瓣膜口狭窄和（或）关闭不全，最后导致心功能不全，引起全身血液循环障碍，是最常见的慢性心脏病之一。

瓣膜口狭窄的原因是相邻瓣膜互相粘连、增厚，弹性减弱或丧失，瓣膜环硬化和缩窄。瓣膜开放时不能完全张开，导致血流通过障碍。瓣膜关闭不全是由于瓣膜增厚、变硬、卷曲、缩短或瓣膜的破裂和穿孔，亦可因腱索增粗，缩短和粘连，致瓣膜关闭时瓣膜口不能完全闭合，使部分血液发生反流。瓣膜狭窄和关闭不全可单独发生，也可合并存在，后称为联合瓣膜病。主要累及左侧瓣膜，二尖瓣多见，约占70%。二尖瓣合并主动脉瓣占20%~30%，其余病变者少见。

一、二尖瓣狭窄

二尖瓣狭窄主要由风湿性心内膜炎反复发作所致，少数由感染性心内膜炎引起。多见于20~40岁的青壮年，女性好发，占70%。正常二尖瓣口面积为5cm^2，可通过两个手指，因瓣膜病变，瓣膜口可缩小到1.0~2.0cm^2，严重时可达0.5cm^2。病变早期瓣膜轻度增厚，呈隔膜状；后期瓣叶增厚、硬化、腱索缩短，使瓣膜呈鱼口状（图12-11）。腱索及乳头肌明显粘连短缩，常合并关闭不全。

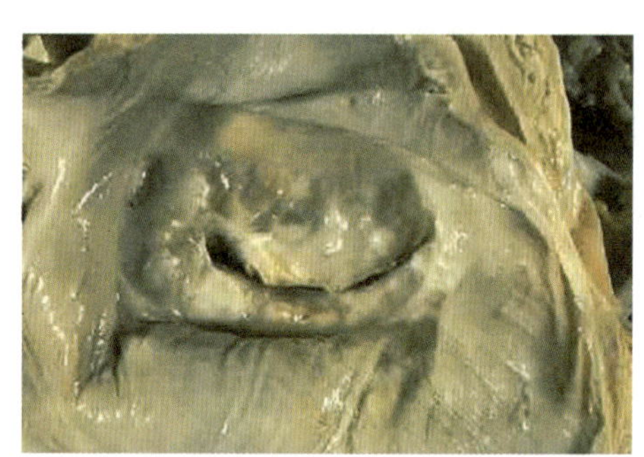

图12-11　心瓣膜病

二尖瓣狭窄呈鱼口状

血流动力学及心脏变化是：病变早期，舒张期从左心房流入左心室的血流受阻，左心房代偿性扩张肥大。后期左心房代偿失调，左心房内血液淤积，肺静脉回流受阻，引起肺淤血、肺水肿或漏出性出血。严重时，因神经反射引起肺内小动脉收缩或痉挛，使肺动脉压升高，可导致右心室代偿性肥大，继而失代偿引起右心室扩张，三尖瓣相对关闭不全，引起右心房淤血及体循环静脉淤血。

临床表现为呼吸困难、发绀、咳嗽和咳出带血的泡沫状痰，颈静脉怒张、肝淤血肿大、下肢水肿及浆膜腔积液等心力衰竭症状。听诊心尖区可闻及舒张期隆隆样杂音。X线显示左心房增大，晚期左心室缩小，呈“梨形心”。

二、二尖瓣关闭不全

二尖瓣结构复杂，其任意组分不良均可导致二尖瓣关闭不全。此病多为风湿性心内膜炎的后果，也可由亚急性细菌性心内膜炎等引起。另外，二尖瓣脱垂、瓣环钙化、先天性病变以及腱索异常、乳头肌功能障碍等亦可导致此病的发生。

血流动力学及心脏变化是：收缩期，左心室部分血液反流到左心房内，叠加肺静脉的血液，致左心房血容量增多，久之出现左心房代偿性肥大，继而左心房、左心室容积性负荷增加，使左心室代偿性肥大。当左心失代偿后，依次又引起肺淤血、肺动高压、右心室和右心房代偿性肥大，进而右心衰竭和大循环淤血，最终导致全心衰竭。

临床依次出现左心衰竭、右心衰竭等相关症状和体征，听诊心尖区可闻及收缩期吹风样杂音。X线显示左心室肥大，呈“球形心”。二尖瓣狭窄和关闭不全常合并发生。

三、主动脉瓣狭窄及关闭不全

主动脉瓣狭窄主要由风湿性主动脉炎引起，少数由先天性发育异常、动脉粥样硬化引起瓣膜钙化所致。主动脉瓣狭窄后，左心室排血受阻，左心室发生代偿性肥大，室壁增厚，早期代偿表现为向心性肥大，后期失代偿表现离心性肥大，出现左心衰竭，进而引起肺淤血、右心衰竭和大循环淤血。听诊主动脉瓣区可闻及粗糙、喷射性收缩期杂音。X 线显示，心脏呈“靴形”，患者出现心绞痛、脉压减小等症状。

主动脉瓣关闭不全主要由风湿性主动脉炎引起，亦可由感染性心内膜炎、主动脉粥样硬化或梅毒性主动脉炎引起。另外，类风湿性主动脉炎及马方综合征也可使主动脉环扩大而造成主动脉关闭不全。在舒张期，主动脉部分血液反流至左心室，使左心室血容量增加，发生代偿性肥大。久之，相继发生左心衰竭、肺淤血、肺动脉高压，进而引起右心肥大、大循环淤血。主动脉瓣区听诊可闻及舒张期吹风样杂音。患者可出现颈动脉搏动、水冲脉、血管枪击音及毛细血管搏动现象。

第五节　感染性心内膜炎

感染性心内膜炎是由病原微生物经血行途径直接侵袭心内膜，特别是心瓣膜而引起的炎症性疾病。多见于有器质性心血管疾病的患者，常伴有赘生物的形成。常见病原体包括各种细菌、真菌、立克次体等，以细菌多见，如链球菌、金葡菌、肠球菌。根据病情和病程，分为急性和亚急性心内膜炎；根据瓣膜类型，可分为自体瓣膜和人工瓣膜心内膜炎。

一、急性感染性心内膜炎

急性感染性心内膜炎或称急性细菌性心内膜炎，主要是由致病力强的化脓菌引起，如金黄色葡萄球菌、溶血性链球菌和肺炎球菌等。通常病原体是在身体某部位发生感染，如化脓性骨髓炎、痈、产褥热等。当机体抵抗力降低时，细菌入血引起脓毒血症、败血症并侵犯心内膜。主要侵犯二尖瓣和主动脉瓣，引起急性化脓性心瓣膜炎，在受累的心瓣膜上形成体积庞大、质地松软、灰黄或浅绿色的赘生物，主要由脓性渗出物、血栓、坏死组织和大量细菌菌落混合而成。当赘生物破碎后脱落，可引起心、脑、肾、脾等器官的感染性梗死和脓肿。受累瓣膜可发生破裂、穿孔或腱索断裂，引起急性心瓣膜功能不全。反复感染，可异常激活免疫系统引起变态反应炎症。

此病起病急，病程短，病情严重，患者多在数日或数周内死亡。

二、亚急性感染性心内膜炎

亚急性感染性心内膜炎也称为亚急性细菌性心内膜炎，主要由毒力相对较弱的草绿色链球菌所引起（约占75%）。肠球菌、革兰阴性杆菌、立克次体、真菌等均可引起此病的发生。这些病原体可自感染灶（扁桃体炎、牙周炎、咽喉炎、骨髓炎等）或医疗操作不当（拔牙、心导管及心脏手术等）入血，形成菌血症，再随血流侵入瓣膜。临床上，除有心脏体征外，还有长期发热、点状出血、栓塞症状、脾大及进行性贫血等迁延性败血症表现。病程较长，可迁延数月，甚至1年以上。

（一）心脏

此病最常侵犯二尖瓣和主动脉瓣，病变特点是常在有病变的瓣膜上形成呈息肉状或菜花状，质松脆，易破碎、脱落的赘生物（图12–12）。受累瓣膜易变形，发生溃疡和穿孔。光镜下，赘生物由血小板、纤维蛋白、细菌菌落、坏死组织、中性粒细胞等组成，溃疡底部可见肉芽组织增生、淋巴细胞和单核细胞浸润。瓣膜损害可致瓣膜口狭窄或关闭不全。临床上可听到相应的杂音。瓣膜变形严重可出现心力衰竭。

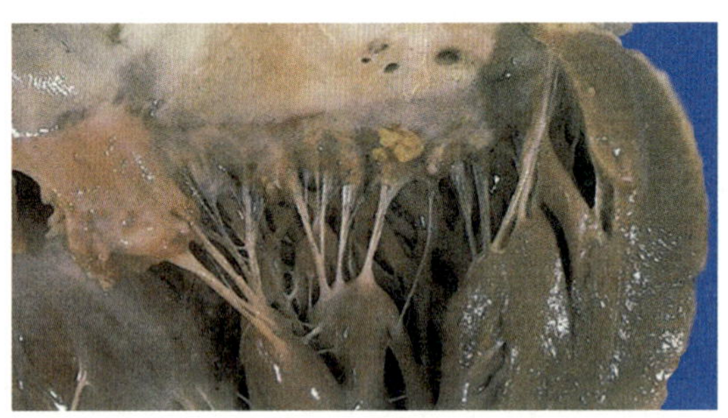

图12–12　亚急性感染性心内膜炎

二尖瓣上可见赘生物

（二）血管

由于细菌毒素和赘生物破裂脱落形成的栓子，引起动脉性栓塞和血管炎。栓塞最多见于脑，其次为肾、脾等。由于栓子不含菌或仅含极少的细菌，细菌毒力弱，常为无菌性梗死。

（三）变态反应

因变态反应和（或）微栓塞的发生可引起局灶性或弥漫性肾小球肾炎。因皮下小动脉炎可致皮肤出现红色、微隆起、有压痛的小结节，称Osler小结。

（四）败血症

含细菌的赘生物脱落，侵入血流中并繁殖，致患者有长期发热、脾大、白细胞增多，皮肤、黏膜和眼底常有小出血点、贫血等表现。

人工瓣膜感染性心内膜炎占感染性心内膜炎的10%~15%，可分为早期和晚期。早期是因手术期感染经由导管或静脉输液而累及心脏，主要致病菌为表皮葡萄球菌和金黄色葡萄球菌；晚期多由一过性菌血症所致，金黄色葡萄球菌占50%以上。

第六节　心肌炎和心肌病

一、心肌炎

心肌炎是各种原因引起的心肌局限性或弥漫性炎症。常规尸检中可发现有1%~2%病例可见局限性的炎性细胞浸润，一般临床无症状。部分心肌炎病例（心肌活检）其病理变化与扩张型心肌病很难鉴别。心肌炎根据病因常见有病毒性、细菌性、孤立性、免疫反应性心肌炎。病毒感染多见。

（一）病毒性心肌炎

病毒性心肌炎是指嗜心肌性病毒感染引起的心肌非特异性、间质性炎症病变，常见病毒是柯萨奇B病毒、埃可病毒、腺病毒、流感病毒和风疹病毒等。

病毒直接导致心肌细胞损伤，也可以通过T细胞介导的免疫反应间接地引起心肌细胞的损伤。肉眼观，心脏略增大或无明显变化。光镜下，心肌细胞间质水肿，其间可见淋巴细胞和单核细胞浸润（图12–13），将心肌分割成条索状，有的心肌断裂，伴有心肌间质纤维化等。临床表现轻重不一，如累及传导系统，可出现心律失常。

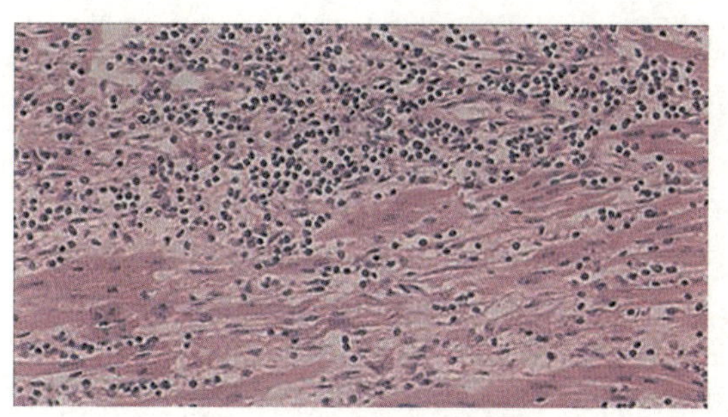

图12–13　病毒性心肌炎

心肌间质内可见大量淋巴细胞和单核细胞

（二）细菌性心肌炎

细菌性心肌炎是由细菌引起的心肌炎症。常见的致病菌有白喉杆菌、沙门菌属、链球菌、结核杆菌、脑膜炎双球菌和肺炎双球菌等。

病理变化可见心肌及间质有多发性小脓肿灶，其周围有不同程度的心肌细胞变性坏死，间质以中性粒细胞浸润为主。

（三）孤立性心肌炎

孤立性心肌炎又称特发性心肌炎。其原因至今未明。多发生于20~50岁青中年人。

病理变化依组织学变化分为两型。

1. 弥漫性间质性心肌炎 主要表现为心肌间质或小血管周围有较多淋巴细胞、单核细胞和巨噬细胞浸润。早期心肌细胞较少发生变性、坏死。病程较长者，心肌间质纤维化，心肌细胞肥大。

2. 特发性巨细胞性心肌炎 可见心肌内灶状坏死和肉芽肿形成，病灶中心可见红染、无结构的坏死物，周围有淋巴细胞、单核细胞、浆细胞或嗜酸性粒细胞浸润，并混有多量的多核巨细胞。

（四）免疫反应性心肌炎

免疫反应性心肌炎主要见于一些变态反应疾病，如风湿性心肌炎、类风湿性心肌炎、系统性红斑狼疮和结节性多动脉炎所引起的心肌炎。其次是某些药物引起的过敏性心肌炎，如磺胺类、抗生素（青霉素、四环素、链霉素、金霉素等）、消炎药以及抗癫痫药等。

病理变化主要表现为心肌间质性炎，在心肌间质及小血管周围可见嗜酸性粒细胞、淋巴细胞、单核细胞浸润，偶见肉芽肿形成。心肌细胞有不同程度的变性、坏死。

二、心肌病

心肌病是指一组原因不明的以心肌结构和功能异常为主要表现的疾病，常伴心功能不全。包括扩张型心肌病、肥厚型心肌病、限制型心肌病、致心律失常性右室心肌病、未分类的心肌病及特异性心肌病。本节也将我国地方性心肌病——克山病列入特异性心肌病之中简述。

（一）扩张型心肌病

扩张型心肌病亦称充血性心肌病，是一类既有遗传因素又有非遗传因素导致的复合性心肌病，以左心室、右心室或双心室腔扩大，收缩功能障碍等为特征。是最常见的心肌病，约占90%。按病因可分为特发性、家族遗传性、获得性和继发性等类型。免疫介导的心肌损害可能是重要的病因与发病机制。近年我国发病率呈上升趋势，男性多于女性，以20~50岁多见。

病理变化：肉眼观，心脏重量增加，可达500~800g或更重（诊断标准为男性>350g，女性>300g）。两侧心腔明显扩张，心室壁略厚或正常（离心性肥大），心尖部室壁常呈钝圆形。二尖瓣和三尖瓣可因心室扩张致关闭不全。心内膜增厚，常见附壁血栓。光镜下，心肌细胞不均匀性肥大、伸长，细胞核大，浓染，核型不整。肥大和萎缩心肌细胞交错排列。心肌细胞常发生空泡变、小灶性肌溶解，心肌间质纤维化和微小坏死灶或瘢痕灶。

临床上主要表现为心力衰竭的症状和体征。心电图显示心肌劳损和心律失常，部分患者可发生猝死。

（二）肥厚型心肌病

肥厚型心肌病是以左心室和（或）右心室肥厚、室间隔不对称肥厚，心室腔变小、心室充盈受阻和舒张期顺应性下降为特征的心肌病。常有家族史，20~50岁多见，是青年猝死的常见原因之一。

病理变化：肉眼观，心脏增大、重量增加，成人者心多重达500g以上，两侧心室壁肥厚、室间隔厚度大于左心室壁的游离侧，二者之比>1.3（正常为0.95）。乳头肌肥大，心室腔狭窄，左室尤其显著。收缩期二尖瓣向前移动与室间隔左侧心内膜接触，可引起二尖瓣增厚和主动脉瓣下的心内膜局限性增厚。光镜下，心肌细胞弥漫性肥大，核大、畸形、深染、明显的心肌纤维走行紊乱。电镜下，肌原纤维排列方向紊乱，肌丝交织或重叠状排列，Z带不规则，并可见巨大线粒体。

临床上出现心排出量下降，肺动脉高压可致呼吸困难以及附壁血栓脱落可引起栓塞。

（三）限制型心肌病

限制型心肌病以单侧或双侧心室充盈受限和舒张期容量减少为特征。典型病变为心室内膜和内膜下心肌进行性纤维化，导致心室壁顺应性降低、心腔狭窄。热带地区多发，我国仅有散发病例，多数患者年龄在15~50岁。

病理变化：肉眼观，心腔狭窄，心内膜及心内膜下纤维性增厚可达2~3mm，呈灰白色，以心尖部为重，向上蔓延，累及三尖瓣或二尖瓣（可引起关闭不全）。光镜下，心内膜纤维化，可发生玻璃样变和钙化，伴有附壁血栓形成。心内膜下心肌常见萎缩和变性改变，亦称心内膜心肌纤维化。

临床上主要表现为心力衰竭和栓塞，少数可发生猝死。

（四）致心律失常性右室心肌病

致心律失常性右室心肌病简称右室心肌病，是指右心室心肌被纤维脂肪组织进行性替代的心肌病。早期呈区域性，晚期累及整个右心室，或向左心室和心房蔓延。多见于男性中青年。

病理变化表现为右室局部或全部心肌为脂肪组织或纤维脂肪组织替代，主要累及流出道、心尖或前下壁，心肌组织可见散在或弥漫性的淋巴细胞浸润。病变区域的心室壁变薄，可伴瘤样扩张。

临床上主要表现为右心室进行性扩大、难治性右心衰竭和（或）室性心动过速。

（五）特异性心肌病

特异性心肌病也称继发性心肌病，多数伴心室扩大和各种类型心律失常，临床表现类似于扩张型心肌病。

1. 克山病 是一种地方性心肌病，因在黑龙江省克山县首发而命名。本病主要流行在我国东北、西北、华北和西南一带山区和丘陵地带。目前研究表明，克山病可能是因缺乏硒等微量元素和营养物质，干扰和破坏了心肌代谢而引起心肌细胞的损伤，伴有急、慢性充血性心力衰竭和心律失常。

病理变化主要表现心肌严重的变性、坏死和瘢痕形成。肉眼观，心脏不同程度增大，重量增加。两侧心腔扩大，心室壁变薄，尤以心尖部为重，心脏呈球形。切面观，心室壁可见散在分布瘢痕灶，部分病例（尸检）在心室肉柱间或左、右心耳内可见附壁血栓形成。光镜下，心肌细胞有不同程度的颗粒变性、空泡变性和脂肪变性，坏死灶凝固状或液化性肌溶解，心肌细胞核消失，肌原纤维崩解，残留心肌细胞膜空架。慢性病例以瘢痕为主。电镜下，I带致密重叠，肌节凝聚，钙盐沉积在变性的线粒体内，致线粒体肿胀，嵴消失。

2. 酒精性心肌病 是因长期过量饮酒后出现的以心脏肥大、心力衰竭为特点的心脏病。可出现高血压、心血管意外、心律失常和猝死。多见于30~55岁男性，有10年以上大量饮酒史。病理变化与扩张型心肌炎相似，但若能够早期发现，及早戒酒，可逆转或终止左心室功能减退。临床表现为心脏扩大，窦性心动过速，舒张期血压增高，脉压减小，常有室性或房性奔马律。

3. 围生期心肌病 是指在妊娠末期或产后5个月内首次发生的，以累及心肌为主的一种心肌病，曾称产后心肌病。病因未明，可能与病毒感染和自身免疫等有关。病理变化与扩张型心肌病相似。临床表现为呼吸困难、血痰、肝大、水肿等心力衰竭症状。

第七节　心功能不全

血液在心脏有序的收缩和舒张下，沿心血管系统周而复始的循环流动，不断给组织、细胞供应代谢所需的氧气和营养物质，同时将代谢产物运送到排泄器官以排出体外，从而维持机体内环境的稳定状态。在血液循环过程中，心脏作为动力器官其功能犹如水泵一样，故也称心泵功能。

心功能不全是机体在各种致病因素的作用下，心脏的收缩和（或）舒张功能发生障碍，使心输出量绝对或相对降低，即心泵功能减弱，以至不能满足机体代谢需要的一种以循环功能障碍为主要特征的病理过程或临床综合征。

心功能衰竭（cardiac failure）也称心力衰竭（heart failure）、泵衰竭，属于心功能不全的失代偿阶段，患者出现明显的临床症状和体征。

一、心力衰竭的原因和分类

（一）病因

引起心力衰竭的病因很多，但从病理生理角度可将其分为两类，即原发性心肌舒缩功能障碍和心脏负荷过度。原发性心肌舒缩功能障碍是引起心力衰竭的重要原因，包括心肌缺血、缺氧和各种原发性心肌病变。心脏负荷主要是指心室的负荷，包括前负荷（容量负荷）和后负荷（压力负荷）两种，心脏长期负荷过度时，一旦超出其承受能力，会导致心肌舒缩功能继发性降低，进而引起心力衰竭的发生。引起心力衰竭的常见病因见表12–1。

表 12–1　常见心力衰竭的病因

心脏舒缩功能障碍		心脏负荷过重	
心肌损害	代谢异常	容量负荷过重	压力负荷过重
心肌炎、心肌病、克山病、心肌中毒、心肌梗死、心肌纤维化等	$VitB_1$ 缺乏 缺血、缺氧	动脉瓣膜关闭不全、动–静脉瘘、室间隔缺损、甲亢、慢性贫血	高血压、主动脉瓣膜狭窄、肺栓塞、肺源性心脏病、肺动脉高压

（二）诱因

临床上有许多因素可在心力衰竭基本病因的基础上诱发心力衰竭。据统计约90%心力衰竭的发病都有诱因的存在，凡能使心肌耗氧量增加或供血减少的因素，如感染、心律失常、酸碱平衡及电解质代谢紊乱、妊娠分娩、过度体力活动、情绪激动等，它们通过不同途径和作用方式增加心脏负荷，诱发心力衰竭。

（三）分类

心力衰竭有多种分类方法。

1. 根据心力衰竭病情严重程度

（1）轻度心力衰竭　代偿完全，处于一级心功能状态（在休息或轻体力活动情况下，可不出现心力衰竭的症状、体征）或二级心功能状态（体力活动略受限制，一般体力活动时可出现气急、心悸）。

（2）中度心力衰竭　代偿不全，处于心功能三级（体力活动明显受限，轻体力活动即出现心力衰竭的症状、体征，休息后可好转）。

（3）重度心力衰竭　完全失代偿，处于心功能四级（安静情况下即可出现心力衰竭的临床表现，完全丧失体力活动能力，病情危重）。

2. 按心力衰竭起病及病程发展速度

（1）急性心力衰竭　发病急，心泵功能急剧降低，多见于急性心肌梗死、严重心肌炎等。

（2）慢性心力衰竭　发病慢。初期，机体在代偿阶段症状不明显；后期，机体进入失代偿阶段，心衰的临床表现逐渐显现出来。此类心衰常见于高血压病、心瓣膜病和肺动脉高压等。

3. 按心力衰竭的发病部位

（1）左心衰竭　主要由于左室受损或负荷过重，导致左室泵血功能下降，可出现肺循环淤血甚至水肿，左心衰竭常见于冠心病、心肌病、高血压性心脏病及二尖瓣关闭不全等。

（2）右心衰竭　一般是负荷过重所致，可导致体循环淤血，常见于大块肺栓塞、肺动脉高压、慢性阻塞性肺疾病、某些先天性心脏病（如法洛四联症）和二尖瓣狭窄。

（3）全心衰竭　可因病变同时侵犯左、右心室（如风湿性心肌炎、严重贫血等）所致，也可是一侧心衰波及另一侧演变而来。

除上述分类外，根据心输出量高低可分为低输出量性和高输出量性心力衰竭；根据心肌舒缩功能障碍，分为收缩功能不全性和舒张功能不全性心力衰竭。

二、心力衰竭的发病机制

心力衰竭的发病机制较复杂，迄今尚未完全阐明。目前认为，尽管引起心力衰竭的病因多种多样，但各种病因都可通过削弱心肌舒缩功能从而引起心力衰竭发生，这是心力衰竭最基本的发病机制。其中包括心肌收缩性减弱、心室舒张功能障碍和顺应性异常及心室各部舒缩活动的不协调。

（一）心肌收缩性减弱

1. 心肌结构破坏　当严重的心肌缺血、缺氧、感染、中毒等造成心肌细胞变性、坏死、纤维化，使心肌收缩蛋白大量破坏时，引起心肌收缩性减弱而导致心力衰竭。

2. 心肌能量代谢障碍

（1）能量生成障碍　心肌主要靠各种能源物质的有氧氧化生成能量。缺血性心脏病、严重贫血、休克及心肌过度肥大等引起的心肌缺血缺氧是导致心肌能量生成障碍的常见原因。此外，维生素 B_1 缺乏可使ATP生成减少。

（2）能量利用障碍　当心肌肥大失代偿时，其ATP酶活性降低，ATP水解作用减弱，不能为心肌收缩提供足够的能量，使ATP的化学能转变为心肌收缩的机械能过程障碍，导致心肌收缩力减弱。

3. Ca^{2+}转运异常　在心肌兴奋的电信号转化为心肌收缩的机械活动中，Ca^{2+}充当重要偶联作用。任何影响心肌细胞对Ca^{2+}转运、结合、处理（摄取、储存和释放）的因素都会使心肌兴奋–收缩偶联障碍，导致心肌舒缩功能减弱。常见因素有心肌过度肥大、心肌缺血缺氧或酸中毒等。

（二）心室舒张功能障碍和顺应性异常

心室的舒张功能和顺应性是保证心输出量的基本因素，心肌缺血、严重贫血、心肌炎、心脏压塞及心肌重构（心肌肥大、僵硬和间质纤维化）等，均可导致心室舒张功能障碍或顺应性降低，从而影响心室的扩张充盈，使心排出量和冠状动脉的灌流量减少，导致心力衰竭。

（三）心脏各部舒缩活动不协调

某些心脏疾病如心肌梗死、心肌炎、心肌传导阻滞等，可使心脏各部分舒缩活动在空间和时间上产生不协调性，心室收缩不协调，减少心室的射血量；心室舒张不协调，影响心脏的扩张充盈。两者均使心输出量下降。

必须指出，临床上心力衰竭的发生、发展，常是在多种病因作用下通过多种机制共同作用的综合结果。

三、心力衰竭时机体的代偿反应

（一）心脏的代偿作用

当心脏负荷过重或心肌受损时，机体在一定范围通过各种代偿活动来维持心脏相对正常的功能，暂时不出现心力衰竭的临床表现，即代偿阶段。当病变继续加重，超过机体承受范围，通过代偿已不能使心输出量满足机体代谢需要时，才会出现心力衰竭表现，即失代偿阶段。

1. 心率加快　这是一种最早出现、迅速有效的代偿方式。当心输出量减少引起动脉血压降低或（和）心房及腔静脉压力升高时，通过神经反射使交感神经兴奋，引起心率加快。一定范围内的心率加快，可以提高心输出量和升高舒张压，维持动脉血压和组织的血液灌流。但心率过快超过一定范围（成人>180次/分）时，心脏舒张期缩短，心室充盈不足，使心输出量明显减少而失去代偿意义。心率加快还会使心肌的耗氧量增加，加重心脏的负担。

2.心脏紧张源性扩张 当心脏扩张时，心肌节被拉长，在一定限度内（不超过2.2μm），心肌收缩力随肌节的拉长而增加。这种伴有心肌收缩力增强的心腔扩张称为心脏紧张源性扩张。这是心脏对容量负荷增加的一种代偿方式。但心腔过度扩张，使肌节拉长超过2.2μm时，心肌收缩力反而减弱，心输出量减少而失去代偿意义，此时的心腔扩张称为肌源性扩张。

3.心肌肥大 是指心肌细胞体积增大，重量增加。这是心脏对长期负荷过度而形成的一种慢性代偿反应，其作用特点是持久而有效。心肌肥大在一定范围内（向心性肥大）使心收缩力加强。当心肌过度肥大时（离心性肥大），由于出现血液供应相对不足、心肌代谢障碍等因素，使心肌收缩力明显减弱，从而失去代偿意义。

（二）心外的代偿作用

心力衰竭时，机体还可通过不同途径引起血容量增加、血流重新分布、红细胞增多和组织细胞利用氧的能力增加等来改善组织的供血供氧，都对心力衰竭具有代偿作用。

四、心力衰竭时机体主要功能、代谢变化

心力衰竭时机体发生各种变化，其最根本的环节在于心泵功能降低，而其发生发展的基本环节是心输出量不足（缺血）和回流障碍（淤血），从而使各器官、组织血液灌流不足，肺循环、体循环淤血，引起器官功能障碍和代谢紊乱并产生一系列临床表现。

（一）心输出量不足

心输出量绝对或相对减少是心力衰竭最具特征性的血流动力学变化，并由此出现一系列外周血液灌注不足的表现。急性心力衰竭时，由于心排出量急剧减少，可出现血压明显下降，心脑供血不足，表现为乏力、烦燥不安、尿量减少，严重时发生嗜睡、昏迷，甚至发生心源性休克而死亡。慢性心力衰竭时，交感-肾上腺髓质系统兴奋，机体可通过外周血管收缩、心率加快和血容量增多等多种代偿活动使动脉血压基本维持于正常水平，保证了心脑的血流灌注。但内脏血流量严重减少，尤其是肾血流量的减少，其次是肝和皮肤等，患者表现为面色苍白，四肢湿冷，尿量减少，烦躁不安等。

（二）静脉淤血

心力衰竭时心肌收缩性减弱，舒张末期心室残留血量增多，内压升高，同时由于尿量减少致水、钠潴留，静脉压升高，静脉回流受阻发生淤血。

1.肺淤血 左心衰竭时，肺静脉血液回流障碍，发生肺淤血，表现为各种形式的呼吸困难和肺水肿。

（1）呼吸困难 ①劳力性呼吸困难：为左心衰竭的最早表现之一，指伴随着体力活

动而出现的呼吸困难，休息后可缓解。②端坐呼吸：左心衰竭严重时，患者平卧时也感到呼吸困难，被迫采取半卧位或端坐位以减轻呼吸困难的现象，称为端坐呼吸。这是由于端坐时重力作用，下半身静脉血回流减少，回心血量减少，使肺淤血减轻；且端坐时膈肌下移，胸腔容积加大，有利于肺的扩张，肺活量增加，改善肺通气。③夜间阵发性呼吸困难：患者夜间熟睡时突感气闷而惊醒，在端坐咳喘后缓解，称为夜间阵发性呼吸困难。若发作时伴有哮鸣音，则称为心源性哮喘。其发生机制为：熟睡的患者平卧时膈肌上移，肺活量降低，同时静脉回心血量增多，肺淤血加重；入睡后迷走神经相对兴奋，使支气管收缩，通气阻力增大；睡眠时呼吸中枢的兴奋性降低，只有当肺淤血使 PaO_2 下降到一定水平时，才足以有效刺激呼吸中枢，引起患者突感呼吸困难而被闷醒。

（2）肺水肿　肺水肿是急性左心衰竭最重要的表现。左心衰竭发展到一定的程度时，肺静脉回流受阻严重，使肺毛细血管静压急剧上升及毛细血管通透性明显增加，使血浆渗入肺泡。另外，左心衰竭患者输液过多过快时，可使肺血容量急剧增加而加速肺水肿的发生。此时，患者表现为发绀、呼吸困难、咳粉红色泡沫样痰等，需立即抢救。

2.体循环淤血　右心衰竭或全心衰竭时，体循环静脉回流受阻，使体循环静脉过度充盈，大量血液淤积，压力升高，导致内脏器官充血、水肿、功能障碍。临床主要表现有：颈静脉怒张、肝大和肝功能障碍、胃肠道淤血及下肢甚至全身水肿等。

（三）水、电解质和酸碱平衡紊乱

1.水钠潴留　是慢性心力衰竭最重要的变化。由于肾血流量减少，肾素-血管紧张素-醛固酮系统激活及抗利尿激素的增加而引起，水钠潴留可加重心脏负荷，加重水肿。

2.代谢性酸中毒　心力衰竭时，由于缺氧，肾功能不全等可引起代谢性酸中毒。酸中毒既可降低心肌收缩力，又可导致高钾血症，从而加重心衰。

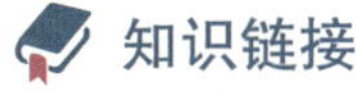

心功能不全与心力衰竭

心功能不全与心力衰竭在本质上是相同的，只是在程度上的差别。心功能不全或心功能障碍理论上是一个更广泛的概念，包括从心功能障碍发生开始至心力衰竭的全过程，分为代偿阶段和失代偿阶段。心力衰竭是伴有明显临床症状的心功能不全，属心功能不全的失代偿阶段。临床上，心功能不全和心力衰竭这两个概念往往是通用的，不进行严格区分。

（李华汉）

目标检测

答案解析

一、单选题

1. 高血压病的主要病变特征是（　　）

A. 全身细小动脉硬化　　B. 中动脉硬化

C. 大动脉粥样硬化　　D. 中动脉粥样硬化

E. 微动脉粥样硬化

2. 代偿性高血压心脏病的特征是（　　）

A. 左心室扩张　　B. 左心室呈向心性肥大

C. 心壁肉柱扁平　　D. 弥漫性心肌纤维化

E. 左心室肌源性扩张

3. 下列因素中与动脉粥样硬化的发生关系最密切的是（　　）

A. 高脂血症　　B. 高血压

C. 吸烟　　D. 病毒感染

E. 遗传因素

4. 动脉粥样硬化病变主要发生于（　　）

A. 微动脉　　B. 小动脉

C. 细动脉　　D. 后微动脉

E. 大、中动脉

5. 风湿病在病理诊断上最有意义的病变为（　　）

A. 心包脏层纤维蛋白性渗出　　B. 心肌纤维变性、坏死

C. 结缔组织内Aschoff小体形成　　D. 炎细胞浸润

E. 结缔组织基质黏液变性

6. 下述有关风湿病的描述，不正确的是（　　）

A. 病变的发生与溶血性链球菌感染有关

B. 风湿性关节炎常导致关节畸形

C. 风湿病属于变态反应性疾病

D. 风湿病累及心脏最常见和最严重

E. 皮下结节有助于风湿病的临床诊断

7. 心瓣膜病最常受累的是（　　）

A. 二尖瓣、三尖瓣和主动脉瓣　　B. 二尖瓣和三尖瓣

C.二尖瓣和主动脉瓣　　D.主、肺动脉瓣

E.三尖瓣和主动脉瓣

8.急性感染性心内膜炎具有以下特点，除外（　　）

A.多由草绿色链球菌感染引起

B.常有脓血症的并发症之一

C.主要累及二尖瓣或主动脉瓣

D.可致瓣膜糜烂、穿孔或破裂

E.瓣膜表面常形成巨大、松脆的含菌赘生物

9.患者，男性，49岁。因活动，心悸后加重9天住院。通过心内膜下心肌活检可见：心肌内有灶性红染、无结构的坏死物，周围有淋巴细胞、单核细胞、多核巨细胞和嗜酸性粒细胞浸润。最可能的诊断是（　　）

A.特发性巨细胞性心肌炎　　B.病毒性心肌炎

C.白喉性心肌炎　　D.葡萄球菌性心肌炎

E.克山病

10.右心衰竭时，一般不引起哪个脏器淤血（　　）

A.肝　　B.肺

C.肾　　D.脾

E.肠

二、简答题

1.动脉粥样硬化发生后有哪些继发病变？

2.高血压的分类、高血压病分类及其病变特点是什么？

书网融合……

重点回顾

习题

第十三章　消化系统疾病

PPT

学习目标

1. 重点掌握消化性溃疡的概念、病因、病理变化及并发症，肝硬化的病因和病理变化，消化系统常见肿瘤的肉眼形态。

2. 学会通过病史和实验室检查数据联系消化性溃疡、肝硬化、消化系统常见肿瘤的临床表现与病理变化。

3. 在临床治疗、护理工作中具备逻辑思维能力、实事求是的医学态度和认真严谨的医学作风。

岗位情景模拟

情景描述　患者，男性，50岁，工人。主诉：因反复发作性上腹疼痛5年，加重3天而就诊。患者5年前开始出现反复发作性上腹部疼痛，常伴嗳气、反酸，进食后疼痛加重，常于下次餐前缓解，发病以来无呕血、黑便，体重无明显下降。查体：T 37.2℃，P 86次/分，R 19次/分，BP 115/80mmHg。浅表淋巴结无肿大，心肺（–），上腹部有压痛，无反跳痛及肌紧张。Murphy征（–），移动性浊音（–），肠鸣音3次/分。实验室检查：Hb 135g/L，WBC 5.0×10^9/L，N 70%，L 30%。临床诊断为胃溃疡。

讨论　（1）胃溃疡的诊断依据是什么？

（2）解释该病症状和体征的病理基础及可能出现的并发症。

消化系统由消化管和消化腺组成，主要功能是对食物进行消化、吸收。消化系统疾病包括食管、胃、肠、肝、胆、胰等器官的疾病，其中胃炎、消化性溃疡、病毒性肝炎、肝硬化等是临床上的常见病、多发病。消化系统常见肿瘤包括食管癌、胃癌、大肠癌及肝癌。

第一节　胃　炎

胃炎是由各种原因引起的胃黏膜炎症，为最常见的消化系统疾病之一。按临床发病的缓急，一般可分为急性和慢性胃炎两大类型。急性胃炎常有明确的病因，慢性胃炎病因及发病机制较复杂，目前尚未完全明了。

一、急性胃炎

常由理化因素及微生物感染引起，分为以下四种。

（一）急性刺激性胃炎

又称单纯性胃炎，多因暴饮暴食，食用过于粗糙、过冷或过热的食物和饮料所致，浓茶、咖啡等亦可刺激胃黏膜，破坏黏膜屏障。胃镜可见黏膜充血水肿，有黏液附着，或可见糜烂。

（二）急性出血性胃炎

多由大剂量服用药物不当或过度酗酒所致。此外，严重创伤、大手术及重要脏器功能衰竭等引起的应激反应也可诱发。病变可见胃黏膜急性出血合并轻度糜烂，或可见多发性应激性浅表溃疡形成。

（三）腐蚀性胃炎

多由吞服具有强酸、强碱性质的腐蚀性化学剂引起。胃黏膜坏死、溶解，病变较严重，可累及深层组织甚至穿孔。

（四）急性感染性胃炎

较少见，可由溶血性链球菌、金黄色葡萄球菌、铜绿假单胞菌或产气荚膜梭状芽孢杆菌等化脓菌经血道或胃外伤直接感染所致。炎症主要累及黏膜下层，也可穿透肌层达浆膜层，发生穿孔时可致化脓性腹膜炎。

二、慢性胃炎

慢性胃炎是胃黏膜的慢性非特异性炎症，发病率高。

（一）病因及发病机制

病因尚未完全明了，常见的致病因素包括：

1.幽门螺旋杆菌（HP）感染 这是慢性胃炎的主要病因。HP是微弯曲棒状革兰阴性杆菌，存在于慢性胃炎患者的胃型上皮表面和腺体内的黏液层中，可分泌尿素酶、细胞毒素相关蛋白等物质而致病。

2.长期服用黏NSAIDs（包括阿司匹林）等药物、喜食辛辣刺激食物和乙醇摄入可通过不同机制损伤胃黏膜，是HP阴性胃炎相对常见的病因。

3.十二指肠液反流和胆汁反流引起胃黏膜损伤。

4.自身免疫性损伤。

（二）类型及病理变化

根据病理变化不同，分为以下四类。

1.慢性浅表性胃炎 是胃黏膜活检中最常见的病变之一，以胃窦部多见，病变呈多灶性或弥漫性分布。胃镜下胃黏膜充血水肿，有时可见散在糜烂或点状出血。镜下病变主要位于黏膜浅层，表浅上皮坏死脱落，固有层淋巴细胞和浆细胞浸润。

2.慢性萎缩性胃炎 一般由慢性浅表性胃炎迁延发展而来。以胃黏膜萎缩变薄，黏膜腺体减少或消失并伴有肠上皮化生，固有膜内多量淋巴细胞、浆细胞浸润为特点。镜下：①胃小凹变浅，并可有囊性扩张，黏膜变薄，腺体变小，数目减少；②固有膜内较多淋巴细胞、浆细胞浸润，可形成淋巴滤泡；③胃黏膜内可见纤维组织增生；④肠上皮化生和假幽门腺化生。肠上皮化生是指胃黏膜上皮被肠型腺上皮替代的现象（图13–1）。假幽门腺化生指胃体部或胃底部的腺体壁细胞和主细胞消失，为类似幽门腺的黏液分泌细胞所取代。

根据腺体萎缩程度可将萎缩性胃炎分为轻、中、重度3级。轻度指固有层腺体1/3萎缩，重度为2/3以上腺体萎缩，介于两者之间为中度（图13–2）。

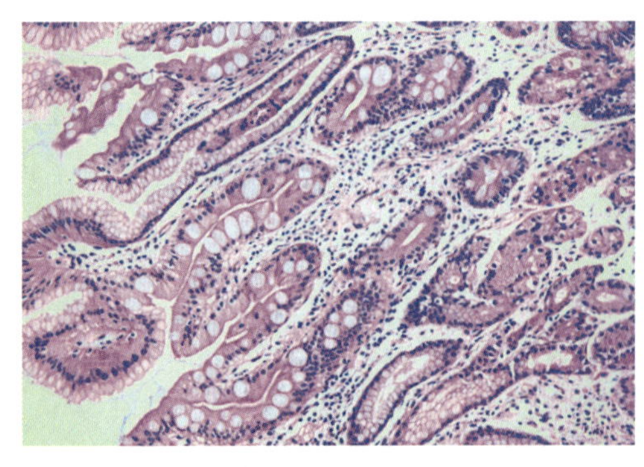

图13–1 黏膜腺上皮肠化

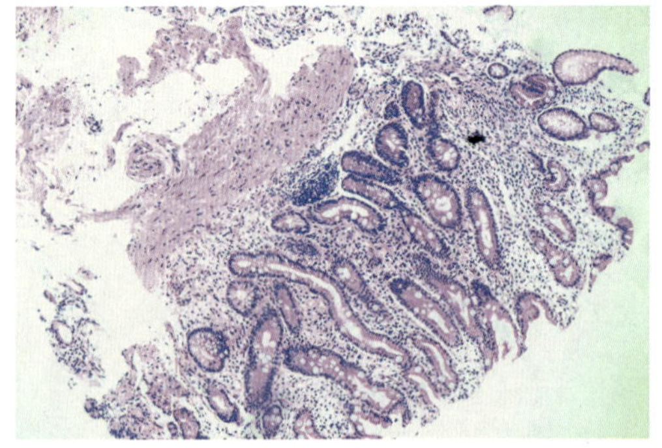

图13–2 黏膜固有层腺体萎缩，间质淋巴细胞浸润

3.慢性肥厚性胃炎 常发生于胃底和胃体，以胃黏膜皱襞显著肥厚呈脑回状为特征。镜下腺体肥大增生，腺管延长，有时增生的腺体可穿过黏膜肌层，黏膜固有层炎性细胞浸

润不显著。

4. 其他慢性胃炎　①疣状胃炎：多见于胃窦部，病变处胃黏膜出现许多中心凹陷的疣状突起病灶，镜下可见病灶中心凹陷处胃黏膜上皮变性坏死并脱落，伴有急性炎性渗出物覆盖。②淋巴细胞性胃炎：较少见，其病理特征为胃黏膜上皮内有显著的淋巴细胞浸润。③肉芽肿性胃炎：以黏膜层内上皮样肉芽肿形成为特征，可见于结节病、克罗恩病等。

第二节　溃疡病

溃疡病是以胃或十二指肠黏膜形成慢性溃疡为特征的一种常见病，分为胃溃疡和十二指肠溃疡。患者有周期性上腹部疼痛、反酸、嗳气等症状，易反复发作，呈慢性经过。溃疡病多见于青壮年，男性多于女性。十二指肠溃疡较胃溃疡多见，前者占70%，后者占25%。胃与十二指肠同时发生者称为复合性溃疡，约占5%。

一、病因和发病机制

溃疡病的病因与发病机制尚未完全清楚，目前认为与下列因素有关。

（一）幽门螺杆菌感染

大量研究表明，幽门螺杆菌在消化性溃疡的发病机制中具有重要的作用。十二指肠溃疡患者幽门螺杆菌的感染率为90%~100%，胃溃疡患者为80%~90%。幽门螺杆菌不仅直接损伤黏膜上皮、影响黏膜血流，还导致胃酸分泌增加，增强自身消化作用。根除幽门螺杆菌可促进溃疡愈合和显著降低溃疡复发率。

（二）胃酸和胃蛋白酶的自我消化

多年研究证明胃、十二指肠局部溃疡的最终形成是由于胃酸、胃蛋白酶自我消化所致。正常胃和十二指肠黏膜有防御屏障功能，包括黏液碳酸氢盐屏障、细胞屏障及上皮细胞再生能力强等，再加胃黏膜丰富的血流，能够抵抗胃液的侵蚀；吸烟、饮酒及长期服用非甾体抗炎药如消炎痛、布洛芬、阿司匹林等可以直接损伤胃黏膜屏障，减少黏膜血流，从而使胃黏膜受损而发生溃疡。

（三）神经－内分泌功能失调

过度精神紧张、忧虑可导致大脑皮层功能失调，从而引起自主神经功能紊乱，引起胃酸分泌增加，促进溃疡的形成。十二指肠溃疡患者迷走神经兴奋性增高，胃酸分泌增加，增强了胃液的自我消化作用。

知识链接

胃液的成分和作用

胃液主要由盐酸、胃蛋白酶原、黏液、内因子等组成。盐酸的作用是：①能激活胃蛋白酶原，使之转变为有活性的胃蛋白酶，并为胃蛋白酶提供适宜的酸性环境；②可抑制和杀死随食物进入胃内的细菌；③盐酸进入小肠后能促进胰液、胆汁和小肠液的分泌；④分解食物中的结缔组织和肌纤维，使食物中的蛋白质变性，易于被消化；⑤与钙和铁结合，形成可溶性盐，促进它们的吸收。胃蛋白酶原是无活性的，在胃酸作用下，转变为具有活性的胃蛋白酶，能水解蛋白质；黏液和HCO_3^-构成“黏液－碳酸氢盐”屏障，此屏障可保护黏膜免受胃酸、胃蛋白酶及其他物质损伤；内因子可促进回肠上皮吸收维生素B_{12}。

（四）其他因素

遗传、环境、胆汁反流等。

二、病理变化

（一）肉眼观察

胃溃疡多发生于胃小弯靠近幽门处，尤多见于胃窦部。溃疡呈圆形或椭圆形，通常只有一个，偶可有2个以上，直径多在2cm以内；溃疡边缘整齐，底部平坦，深浅不一，浅者仅累及黏膜下层，深者可达肌层甚至浆膜。溃疡表面常覆以灰白或灰黄色分泌物，周围黏膜皱襞从溃疡向周围呈放射状排列（图13–3）。

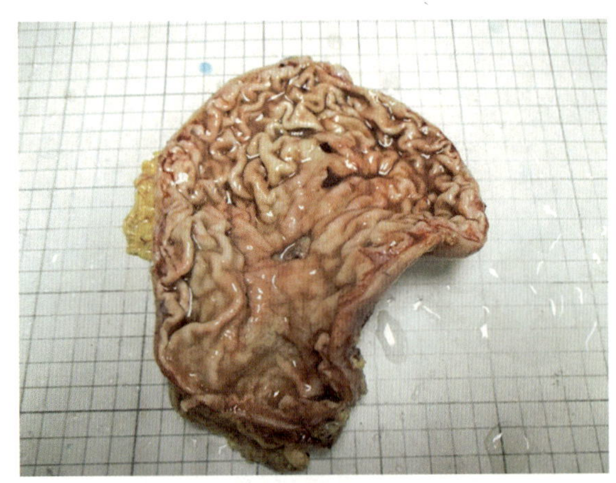

图13–3 胃溃疡（肉眼观）

溃疡周围黏膜隆起，边缘整齐，黏膜皱襞向溃疡处集中

十二指肠溃疡多见于十二指肠球部的前、后壁，溃疡较小，直径多在1cm以内，较浅，易于愈合。

（二）镜下观

溃疡底部由内向外分四层。①渗出层：有少量炎性渗出物（中性粒细胞和纤维蛋白等）覆盖；②坏死层：由坏死细胞碎片和纤维蛋白样物质组成；③肉芽组织层：由新鲜肉芽组织构成；④瘢痕层：由肉芽组织移行为瘢痕组织。瘢痕层内可见增殖性动脉内膜炎，使小动脉管壁增厚，常有血栓形成，导致局部供血不足，虽然可以防止血管破裂出血，但同时也不利于溃疡的愈合。溃疡底部的神经节细胞和神经纤维常发生变性和断裂，在神经纤维的断端呈小球状增生，这可能是引起疼痛的原因之一（图13–4）。

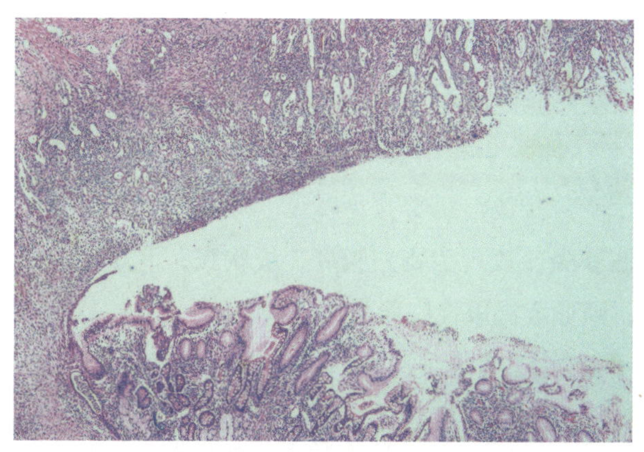

图13–4 胃溃疡（镜下观）

溃疡底部从上至下分为4层

三、临床病理联系

（一）节律性上腹部疼痛

是消化性溃疡的主要临床表现。胃溃疡常表现为餐后半小时至一小时内疼痛，下次餐前缓解。可能是进食后胃酸分泌增多，刺激溃疡周边末梢神经以及胃壁平滑肌收缩痉挛而引起疼痛，待胃排空后即缓解。十二指肠溃疡常为空腹痛和夜间痛，进餐后减轻或消失。因为饥饿和夜间时，迷走神经兴奋性增高，胃酸分泌增多，刺激溃疡周边末梢神经引起疼痛，进食后中和胃酸，疼痛即缓解。

（二）反酸、嗳气、呕吐

由于胃幽门括约肌痉挛及胃逆向蠕动，使酸性胃内容物反流引起反酸、呕吐等症状；胃排空受阻，滞留在胃内的食物产生发酵，则出现上腹部饱胀和嗳气。

（三）X线钡餐检查

直接征象是龛影，是诊断本病的可靠依据。间接征象包括胃大弯痉挛性切迹、十二指肠球部激惹及球部变形等。

四、结局和并发症

（一）结局

消化性溃疡经治疗大多都能愈合。溃疡底部的渗出物和坏死组织逐渐被吸收、排出，由肉芽组织增生填充，形成瘢痕，周围黏膜再生而愈合。

（二）并发症

1.出血 最常见，发生率约为35%，少量出血者便潜血试验阳性，大量出血表现为呕血、黑便。严重时可发生失血性休克。

2.穿孔 发生率约为5%，由于溃疡底部不断被侵蚀，穿透浆膜所致。急性穿孔常位于胃或十二指肠前壁，十二指肠溃疡穿孔更多见。穿孔可引起胃及十二指肠内容物溃破入腹腔引起急性弥漫性腹膜炎，表现为剧烈腹痛、板状腹，严重者可出现休克；如溃疡与邻近器官粘连发生穿孔，则形成局限性腹膜炎或脓肿。

3.幽门梗阻 发生率为2%~3%。主要是由于溃疡反复发作形成大量瘢痕并发生收缩或周围组织充血、水肿、幽门括约肌痉挛等导致局部狭窄、梗阻。临床主要表现为恶心、频繁呕吐，呕吐物为酸臭的隔夜食物，严重者可致水电解质紊乱。

4.癌变 少数胃溃疡可以发生癌变，癌变率在1%以下，十二指肠溃疡几乎不发生癌变。对年龄在45岁以上，长期慢性胃溃疡病史，便潜血试验持续阳性，经严格内科治疗无好转的患者应警惕癌变可能。

第三节　肝硬化

肝硬化是由多种原因引起的肝细胞弥漫性变性坏死、纤维组织增生和肝细胞结节状再生，三种病变反复交替进行，使肝小叶结构破坏和血液循环被改建，导致肝脏变形、变硬，称为肝硬化。早期症状和体征不明显，晚期出现门静脉高压症和肝功能障碍。

国际上将肝硬化按形态分为大结节型、小结节型、大小结节混合型及不完全分割型肝硬化。我国常采用的是结合病因、病变特点和临床表现的综合分类方法，分为门脉性、坏死后性、胆汁性、淤血性、寄生虫性和色素性肝硬化。其中以门脉性肝硬化最常见，其次是坏死后性肝硬化。

一、门脉性肝硬化

门脉性肝硬化是指以门静脉压升高为主要表现的肝硬化，相当于国际纯形态学分类的小结节型肝硬化，约占肝硬化的50%，发病年龄多在20~50岁。

（一）病因及发病机制

1.病毒性肝炎 在我国，病毒性肝炎是引起门脉性肝硬化的主要病因，尤其是乙型和丙型肝炎最为常见，可称为肝炎后肝硬化。有研究报导，肝硬化患者HBsAg阳性率高达76.7%。

2.慢性酒精中毒 多见于长期大量酗酒者，是欧美国家肝硬化的主要原因。近年来我国也有上升趋势。目前认为酒精（乙醇）能导致肝细胞变性、坏死，继发纤维组织增生，最终发展为肝硬化。

3.营养缺乏 食物中长期缺乏某些营养物质如胆碱和蛋氨酸等时，肝脏合成磷脂障碍，形成脂肪肝并逐渐发展为肝硬化。

4.毒物中毒 许多化学物质如四氯化碳、黄曲霉毒素、磷、砷、辛可芬等对肝脏有较大的毒性损害，长期作用可引起肝硬化。

在上述因素的长期作用下，肝细胞出现弥漫性变性、坏死及炎症反应并继发肝内广泛纤维化和肝细胞结节状再生。初期增生的纤维组织尚未互相连接形成间隔使肝小叶改建，此时称为肝纤维化，为可逆性病变。如果病变继续进展，肝小叶网状纤维支架塌陷，再生的肝细胞未能规则排列，形成结构紊乱的再生性肝细胞团。增生的胶原纤维形成纤维间隔，不断分割正常肝小叶和再生性肝细胞团，形成假小叶，使肝脏结构破坏和血液循环途径被改建，形成肝硬化。

（二）病理变化

1.肉眼观 肝硬化早期肝体积正常或略增大，质地正常或稍硬。晚期肝体积缩小，重量减轻，质地变硬，表面和切面均呈颗粒状或小结节状，结节大小较一致，最大结节直径不超过1.0cm（图13-5）。切面呈黄褐色（脂肪变）或黄绿色（淤胆），结节周围为灰白色纤维组织间隔，其间隔较窄且一致。

2.镜下观 正常肝小叶结构被破坏，广泛增生的纤维组织分割包绕肝小叶或再生的肝细胞结节，形成大小不等、圆形或椭圆形的肝细胞团，称为假小叶（图13-6）。假小叶是肝硬化的重要形态学标志。假小叶内肝细胞排列紊乱，既有变性、坏死的肝细胞，又有再生肝细胞；中央静脉缺如、偏位或有两个以上；有时可见汇管区也被包在假小叶内；毛细胆管及肝细胞内可见淤胆现象。包绕假小叶的纤维间隔比较窄而且较一致，内有少量淋巴细胞和单核细胞浸润，并伴有小胆管增生。

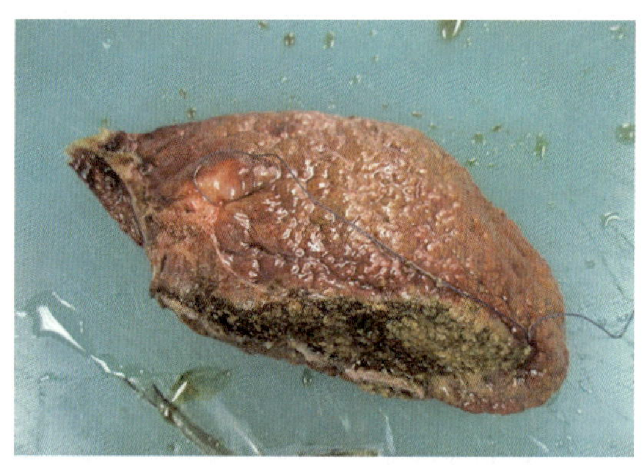

图 13-5　门脉性肝硬化，肝表面细颗粒状

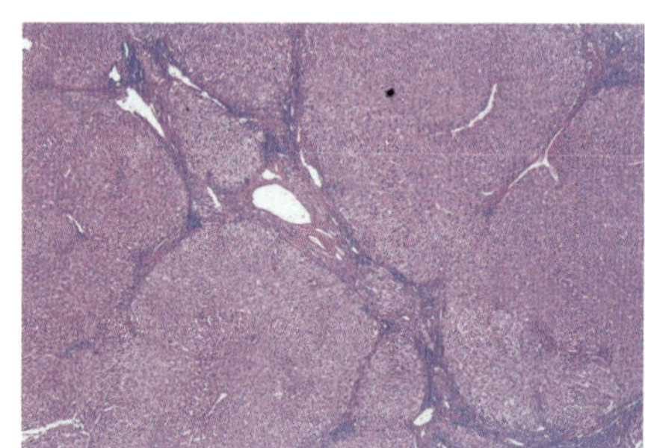
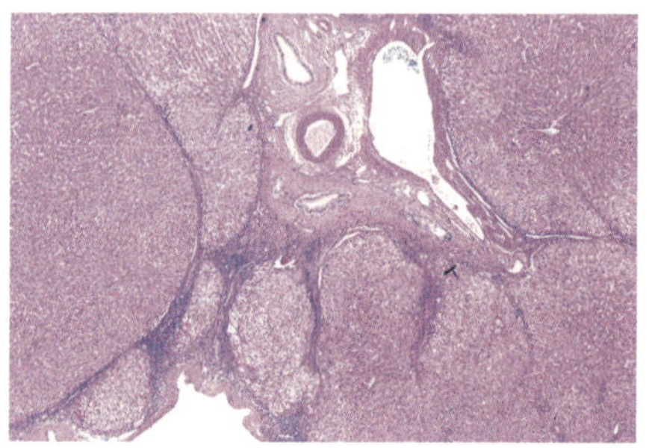

图 13-6　假小叶形成，小叶大小不等

（三）临床病理联系

1. 门静脉高压症　门静脉高压是由于肝小叶结构破坏和血液循环被改建所致。其原因有：①由于肝内广泛纤维组织增生及窦周纤维化，使门静脉血进入肝窦受阻；②假小叶压迫小叶下静脉，使其狭窄和扭曲，肝窦内血液流出受阻，进而妨碍门静脉血入肝；③肝动脉与门静脉之间形成异常吻合，压力高的肝动脉血进入门静脉，使门静脉压力增高。临床表现为以下方面。

（1）脾大　门静脉高压导致脾静脉血回流受阻，长期慢性脾淤血而肿大。脾大患者常伴有脾功能亢进，血细胞破坏增多，患者表现为贫血、出血倾向及白细胞减少。

（2）胃肠道淤血水肿　门静脉高压使胃肠道静脉血回流受阻而发生淤血、水肿，消化吸收功能障碍，患者出现食欲减退、腹胀、腹泻、消化不良等症状。

（3）腹水　是肝硬化晚期最为显著的临床表现。腹水为淡黄色、清亮透明的漏出液。其形成的机制主要有：①门静脉高压，使门静脉系统的毛细血管内流体静压升高，管壁通透性增加，水分及血浆蛋白漏入腹腔；②肝功能障碍，合成白蛋白减少，致使血浆胶体渗透压下降而利于形成腹水；③肝脏对醛固酮和抗利尿激素的灭活功能降低，使其在血中水平升高，导致钠水潴留；④肝血窦淤血，窦内压升高，肝淋巴液生成过多，部分自肝包膜漏入腹腔。

（4）侧支循环形成 门静脉和腔静脉吻合支开放，形成侧支循环（图13–7），使部分门静脉血经侧支循环绕过肝脏直接回到右心。主要的侧支循环有：①食管下段静脉丛曲张：门静脉血经胃冠状静脉、食管下段静脉丛注入奇静脉，通过上腔静脉流回右心，曲张的食管下段静脉丛在胸腹压升高或粗糙食物磨损时，极易破裂引起上消化道大出血，是肝硬化患者常见死因之一。②脐周及腹壁静脉丛曲张：门静脉血经附脐静脉、脐周静脉网、腹壁上下静脉，分别流向上、下腔静脉，引起脐周静脉丛曲张，形成“海蛇头”现象。③直肠静脉（痔静脉）丛曲张：门静脉血经肠系膜下静脉、直肠静脉丛、髂内静脉进入下腔静脉，引起直肠静脉丛曲张，形成痔，破裂可出现便血，长期便血可引起患者贫血。

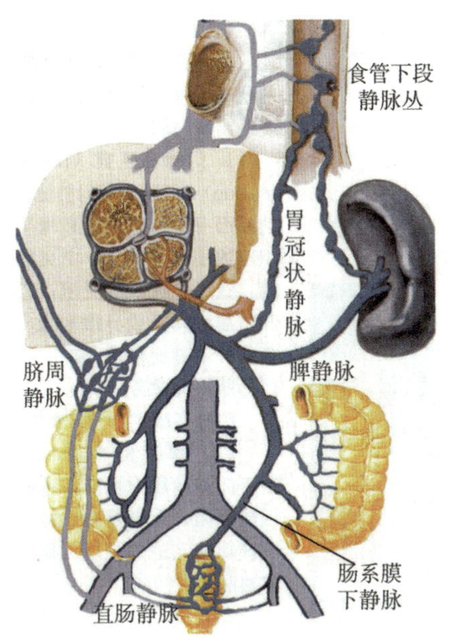

图 13–7 肝硬化时侧支循环模式图

2.肝功能障碍 由于大量肝细胞不断发生变性、坏死，再生的肝细胞又不能完全代偿而导致肝功能障碍。主要表现如下。

（1）蛋白合成障碍 肝细胞受损，白蛋白合成减少，白蛋白/球蛋白比值下降或倒置。

（2）出血倾向 肝脏合成凝血因子减少以及脾功能亢进，血小板破坏增多，患者常出现牙龈、鼻及皮下出血。

（3）黄疸 肝细胞损伤和胆汁淤积等导致胆红素的摄取和排泄障碍，患者可出现肝细胞性黄疸。

（4）雌激素灭活障碍　肝脏对雌激素的灭活作用减弱，致使体内雌性激素增多，引起末梢小动脉扩张，出现蜘蛛痣、肝掌。蜘蛛痣常出现在患者的面、颈和胸部等；男性可出现乳房发育和睾丸萎缩，女性出现月经失调、闭经、不育。

（5）肝性脑病　是肝硬化最严重的后果，也是患者死亡的重要原因。此时肝功能极度衰竭，患者出现以意识障碍为主的精神神经综合征。

（四）结局及合并症

肝硬化患者如能及时消除病因和积极正确治疗，病情可相对稳定或有所减轻，肝功能得到改善。晚期患者可因肝性脑病、食管下段静脉丛曲张破裂引起上消化道大出血或合并感染，发生肝癌而死亡。

二、坏死后性肝硬化

坏死后性肝硬化是在肝实质发生大片坏死基础上形成的，多由亚急性重型肝炎发展而来。

（一）病因

1.病毒性肝炎　多由乙型、丙型亚急性重型肝炎迁延数月至一年以上，逐渐转变为坏死后性肝硬化；慢性肝炎反复发作坏死严重时，也可发展为坏死后性肝硬化。

2.药物及化学物质中毒　某些药物及化学物质可引起肝细胞广泛坏死，继而肝细胞结节状再生和纤维组织增生而发展为坏死后性肝硬化，如四氯化碳、黄曲霉毒素、磷、砷、辛可芬、抗癌药等对肝脏有较大的毒性损害。

（二）病理变化

1.肉眼观　肝脏体积缩小，以左叶为甚，重量减轻，质地变硬，表面及切面有较大且大小不等的结节，最大直径可达6cm，呈黄绿色或黄褐色，切面纤维间隔宽，且薄厚不均。

2.镜下观　假小叶大小、形态不一，假小叶内肝细胞常有不同程度的变性和胆色素沉着，呈灶状、带状甚至整个小叶坏死，代之以纤维组织增生，形成间隔；假小叶间的纤维间隔较宽阔且厚薄不均。其内有显著炎细胞浸润和小胆管增生。

（三）结局

坏死后性肝硬化因肝细胞坏死较重，病程较短，肝功能障碍明显并且出现较早，患者多因发生肝性脑病而死亡。门静脉高压症状较轻且出现晚，此型肝硬化癌变率较门脉性肝硬化高。

第四节 消化系统常见肿瘤

一、食管癌

食管癌是由食管黏膜上皮或腺体发生，占食管肿瘤的绝大多数。患者男多于女，发病年龄多在40岁以上，尤以60岁以上者居多，河南省林县是主要高发区。

（一）病因

饮食因素在本病的病因中较为重要。饮酒、吸烟及食用热烫、腌制、霉变饮食与本病发生有关。此外，饮食中缺乏多种维生素或微量元素如钼、锌、锰等也可能是引起食管癌的间接原因，其作用机制有待于进一步研究。

（二）病变

食管癌以食管中段最多见，下段次之，上段最少。可分为早期和中晚期两类。

1.早期食管癌 此期临床上尚无明显症状。是指癌组织局限于黏膜或黏膜下，无肌层浸润，无淋巴结转移，包括黏膜内癌和黏膜下癌。预后较好，5年生存率90%以上。钡餐检查，食管基本正常或呈管壁轻度局限性僵硬。大体表现可呈糜烂型、斑块型、乳头/息肉样型和隐伏型。镜下观察：组织学上分为黏膜内癌和黏膜下癌。黏膜内癌即有少量癌细胞穿破基底膜，侵入黏膜固有层或黏膜肌内，但未侵及黏膜下层。而黏膜下层是指癌细胞穿破黏膜肌，侵及黏膜下层，但未累及肌层。

2.中晚期癌 此期患者已出现临床症状，如吞咽困难等。肉眼形态可分为4型。

（1）髓质型 肿瘤在食管壁内浸润性生长，使食管壁均匀增厚，管腔变窄，表面可见相对浅表的溃疡。切面灰白、致密，易穿透食管壁。此型最多见。

（2）蕈伞型 肿瘤为卵圆形扁平肿块，如蘑菇状突入食管腔内，边缘隆起、外翻，表面多有表浅溃疡（图13–8）。

（3）溃疡型 肿瘤表面形成溃疡，溃疡外形不整，边缘隆起，底部凹凸不平，深达肌层（图13–9）。

（4）缩窄型 癌组织在食管壁内浸润性生长，累及食管全周，形成明显的狭窄，切面质地较硬。狭窄上端食管腔明显扩张（图13–10）。

镜下，组织学上有鳞状细胞癌、腺癌、小细胞癌、腺棘皮癌等类型。其中鳞状细胞癌最多见（图13–11、图13–12、图13–13），约占90%以上；腺癌次之。大部分腺癌来自于贲门，少数来自食管黏膜下腺体。

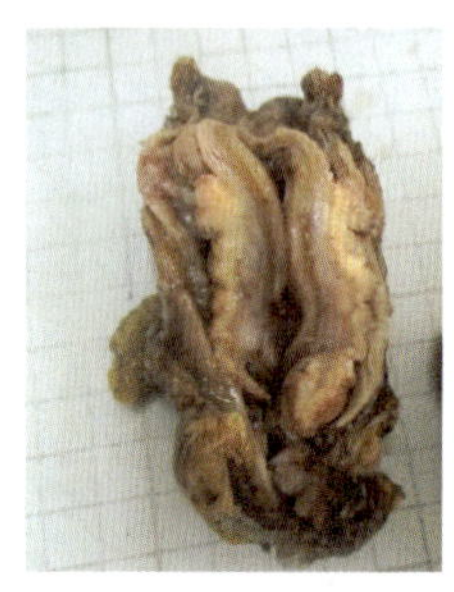

图 13-8　蕈伞型

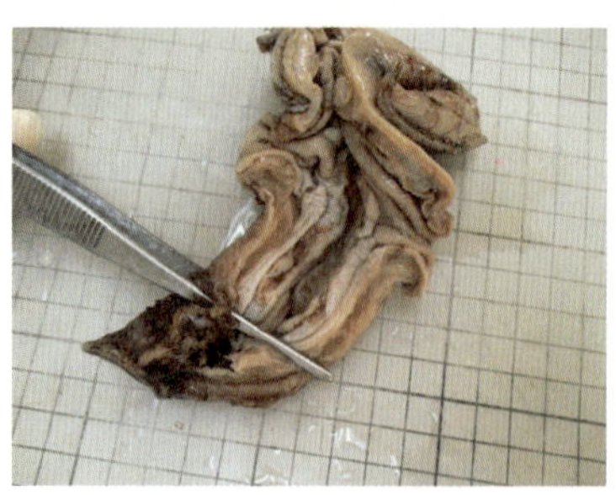

图 13-9　溃疡型

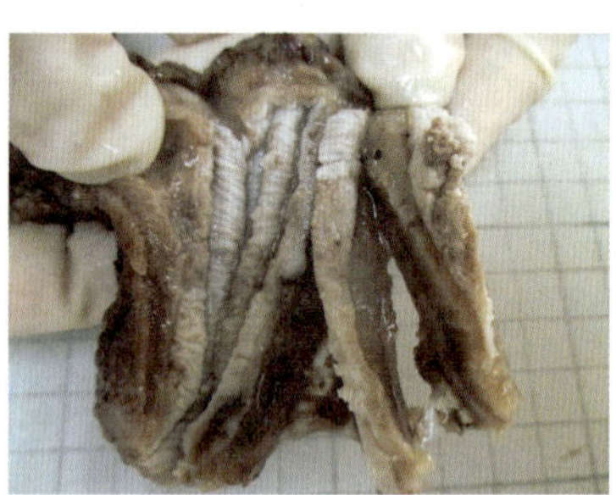

图 13-10　缩窄型

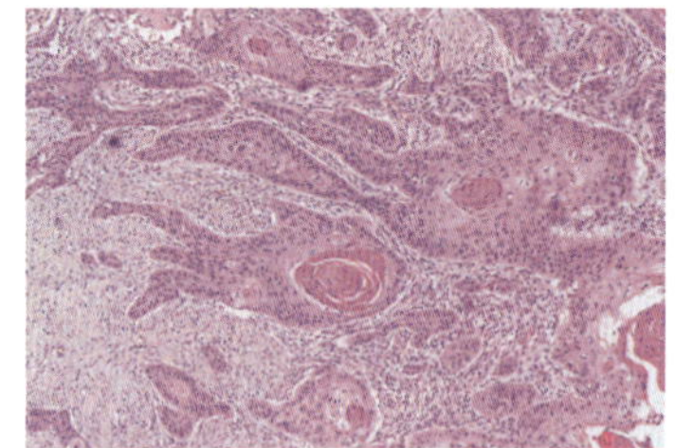

图 13-11　高分化鳞状细胞癌

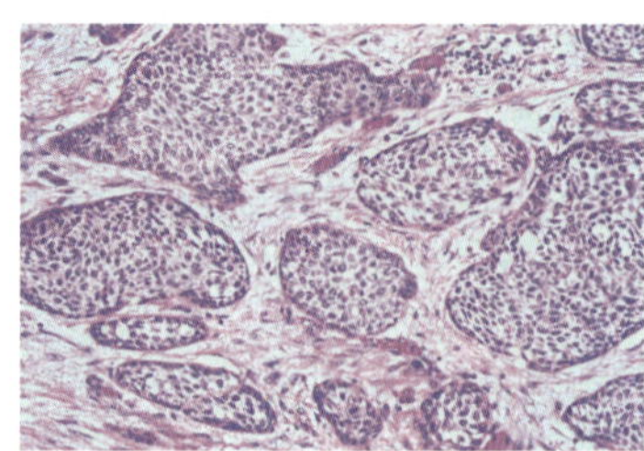

图 13-12　中分化鳞状细胞癌

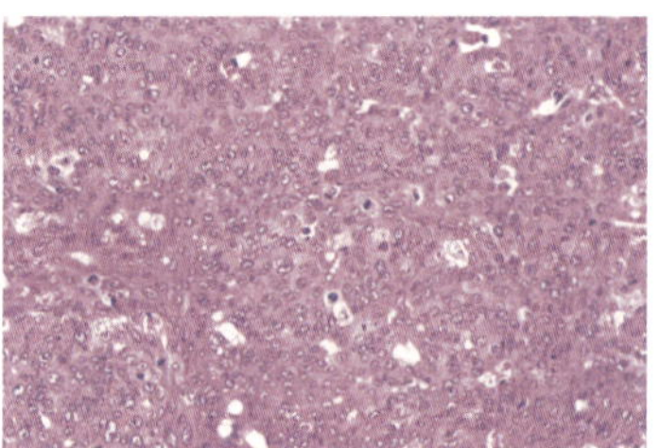

图 13-13　低分化鳞状细胞癌

（三）扩散

1. 直接蔓延　癌组织穿透食管壁后连续不断地向周围组织和器官浸润。食管上段癌可侵入喉部、气管和颈部软组织；中段癌多侵入支气管、肺；下段癌常侵入贲门、膈、心包等处。受累器官可发生相应的并发症，如大出血、化脓性炎及脓肿、食管-支气管瘘等。

2. 淋巴道转移　转移部位与食管淋巴引流途径一致。上段癌常转移到颈部及上纵隔淋巴结；中段癌多转移到食管旁或肺门淋巴结；下段癌常转移到食管旁、贲门旁及腹腔上部淋巴结。

3. 血道转移　主要见于晚期患者，常转移至肝、肺。

（四）临床病理联系

早期癌组织无明显浸润，无肿块形成，故症状不明显，部分患者出现轻微的胸骨后疼痛、烧灼感、噎哽感。中晚期由于肿瘤不断浸润生长，使管壁狭窄，患者出现吞咽困难，甚至不能进食，最终导致恶病质使全身衰竭而死亡。

二、胃癌

胃癌是由胃黏膜上皮和腺上皮发生的恶性肿瘤，是消化道最常见的恶性肿瘤之一。发病年龄为40~60岁，男多于女，男女比例约为3∶1或2∶1，好发于胃窦部，尤以小弯侧多见。

（一）病因

尚未完全阐明，目前认为与饮食因素、地理条件、种族因素、遗传因素、血型及化学物质（如亚硝胺）有关，近年来发现幽门螺杆菌（HP）感染与胃癌的发生关系密切；另外，某些长期未治愈的慢性胃疾病，如慢性萎缩性胃炎、胃息肉、胃溃疡病伴有异型增生，胃黏膜大肠型肠上皮化生系胃癌发生的病理基础。

（二）病理变化

根据癌组织浸润深度，分为早期胃癌和进展期胃癌。

1. 早期胃癌　指癌组织局限于黏膜层或黏膜下层，未累及肌层的胃癌，无论有无淋巴结转移。判断早期胃癌的标准不是其面积大小，而是浸润深度。癌组织局限于黏膜固有层者称黏膜内癌，浸润至黏膜下层者称黏膜下癌。早期胃癌中，内镜检查时在该癌变处钳取活检确诊为癌，但手术切除标本经节段性连续切片均未发现癌，称为一点癌；直径<0.5cm者称微小癌；直径在0.6~1cm者称小胃癌。早期胃癌术后5年生存率>90%，微小胃癌和小胃癌术后5年生存率可达100%。

早期胃癌按肉眼形态可分为3种类型。

（1）隆起型　肿瘤从黏膜面明显隆起，高出胃黏膜厚度的2倍以上或呈息肉状。此型较少。

（2）表浅型　肿瘤呈扁平状，无明显隆起或凹陷，肿瘤表面较平坦，稍隆起于黏膜表面。又可分为：①表浅隆起型，稍隆起，但高度小于黏膜厚度的2倍；②表浅平坦型，与周围黏膜几乎同高；③表浅凹陷型，较周围黏膜稍凹陷伴糜烂，其深度不超过黏膜层。

（3）凹陷型　病变有明显凹陷或溃疡，但仍限于黏膜下层，此型最多见。

镜下以原位癌及高分化管状腺癌多见，其次为乳头状腺癌及印戒细胞癌，未分化癌最少见。

2. 中晚期胃癌（进展期胃癌）　指癌组织浸润超过黏膜下层或浸润胃壁全层的胃癌。癌组织侵袭越深，预后越差，肉眼形态可分以下三型。

（1）溃疡型　癌组织坏死脱落，形成溃疡。溃疡一般较大，边界不清，有的边缘隆起，如火山口状，底部凹凸不平（图13-14）。

（2）息肉型或蕈伞型　又称结节蕈伞型，癌组织呈息肉状或蕈状，突入胃腔内（图13-15）。

良、恶性溃疡的肉眼形态鉴别要点见表13-1。

（3）浸润型　癌组织向胃壁内呈局限性或弥漫性浸润，与周围正常组织无明显边界。当弥漫浸润时致胃壁增厚、变硬，胃腔缩小，黏膜皱襞大部消失。典型的弥漫浸润型胃癌其胃状似皮革制成的囊袋，有“革囊胃”之称。

进展期胃癌的肉眼分型常用的还有Borrmann（B）分型。其中B_1型为隆起型，B_2型为限局溃疡型，B_3型为浸润溃疡型，B_4型为弥漫浸润型。

表 13-1　良、恶性溃疡的肉眼形态鉴别

鉴别点	良性溃疡	恶性溃疡
外形	圆形或椭圆形	不整齐、火山口状
大小	溃疡直径常<2cm	溃疡直径常>2cm
深度	较深，常低于周围黏膜	较浅，常高于周围黏膜
边缘	整齐、不隆起	不整齐、隆起
底部	较平坦	凹凸不平，有坏死出血
周围黏膜	皱襞向溃疡集中	皱襞中段，呈结节状肥厚

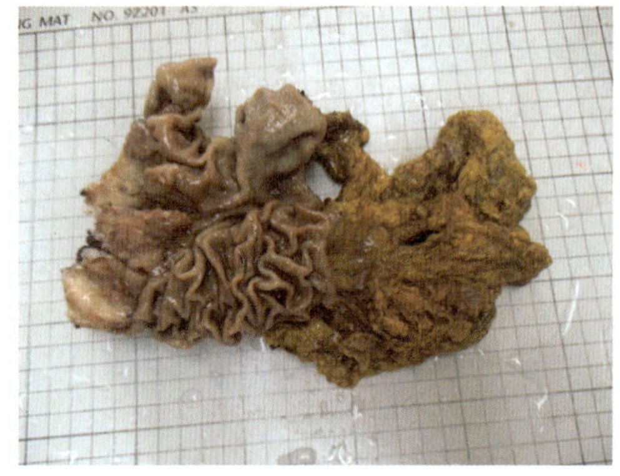

图 13-14　溃疡型

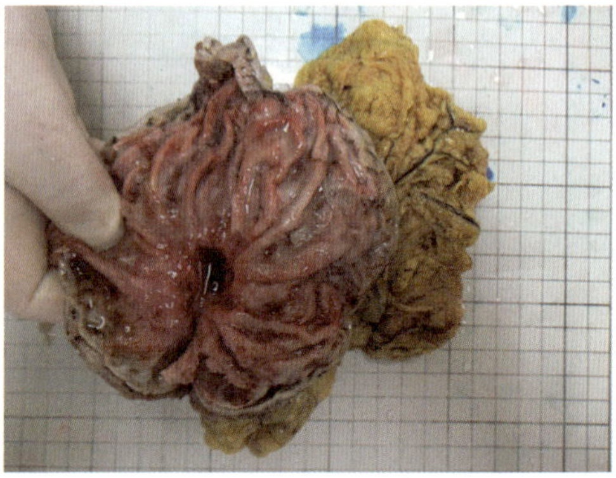

图 13-15　息肉型

镜下根据癌的组织结构，一般将进展期胃癌分为乳头状腺癌或管状腺癌（高、中、低分化）、黏液腺癌、印戒细胞癌和未分化癌等。Lauren等根据胃癌组织发生不同将胃癌分为肠型和胃型。肠型胃癌多伴有肠上皮化生，黏液分泌量少，多为高分化乳头状腺癌和管状腺癌；胃型胃癌较少伴有肠上皮化生，黏液分泌量多，多为印戒细胞癌或黏液腺癌。如果两种成分相当则称混合型；如癌组织分化太低不能归类则称未分化癌（图13-16、图13-17、图13-18）。

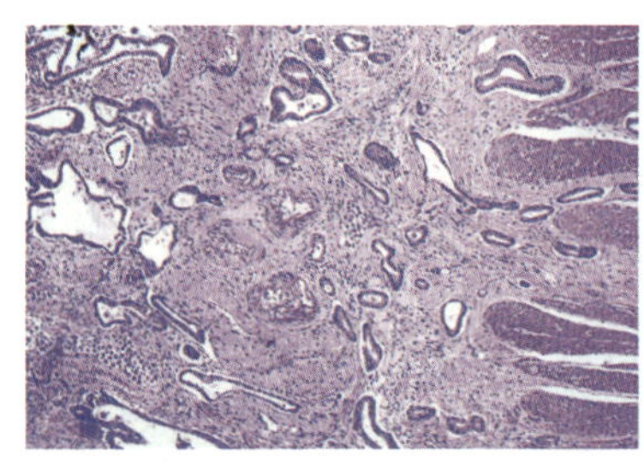

图 13-16　高分化腺癌

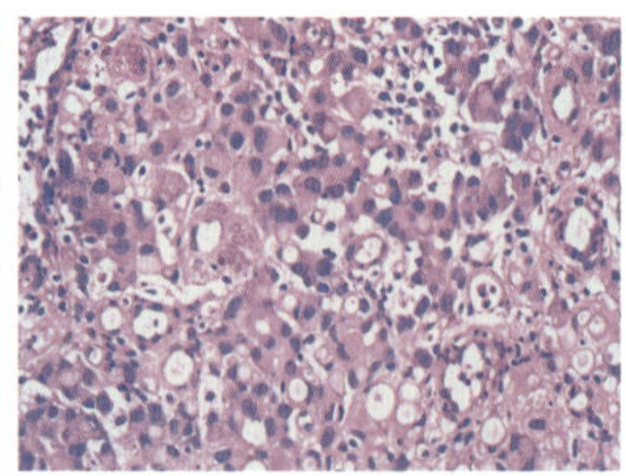

图 13-17　低分化腺癌

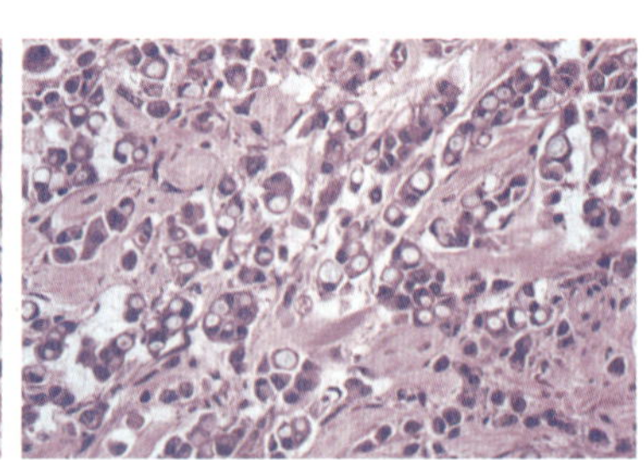

图 13-18　印戒细胞癌

（三）扩散

1. 直接蔓延　癌组织向胃壁各层浸润，当穿透浆膜层时可直接蔓延至邻近器官和组织。胃窦癌可侵犯十二指肠、大网膜、肝左叶和胰腺等，贲门、胃底癌可侵犯食管、肝和大网膜等。

2. 淋巴道转移　为胃癌转移的主要途径，首先转移到局部淋巴结，以胃小弯侧胃冠状静脉旁淋巴结及幽门下淋巴结最为多见。由前者可进一步转移至腹主动脉旁、肝门处淋巴结而达肝内，由后者可到达胰头上方及肠系膜根部淋巴结。转移到胃大弯淋巴结的肿瘤可进一步转移至大网膜淋巴结。晚期癌细胞可经胸导管转移至左锁骨上淋巴结。早期胃癌亦可有淋巴结转移，但少见。

3. 血道转移　多见于晚期，常经门静脉转移至肝，其次为肺、骨及脑。

4. 种植性转移　胃癌特别是胃黏液腺癌或印戒细胞癌浸润至浆膜后，癌细胞可脱落到腹腔，似播种样种植于大网膜、直肠膀胱陷凹、腹壁和盆腔器官的腹膜上。有时在双侧卵巢形成转移性黏液癌，称Krukenberg瘤。

（四）胃癌的组织发生

1. 胃癌的细胞来源　从早期微小胃癌的形态学研究推测，胃癌主要发生自胃腺颈部和胃小凹底部的组织干细胞。此处腺上皮的再生修复特别活跃，可向胃上皮及肠上皮分化，癌变常由此部位开始。

2. 肠上皮化生与癌变　学者们观察到肠上皮化生（大肠型）过渡到肠型胃癌的现象。大肠型化生在胃癌癌旁黏膜上皮的检出率常可高达88.2%。有人推测癌变机制是由于这种肠上皮化生的细胞对致癌物质的吸收增强，并且发现肠上皮化生细胞及癌细胞的胞浆中均有高活性的氨基酞酶，而正常胃黏膜中该酶不显活性。这种变异很可能构成癌变的基础。

3. 异型增生与癌变　胃癌时重度异型增生多出现在癌旁，有的与癌变呈移行关系。目前认为重度异型增生为具有癌变潜能的一种癌前病变。

（五）临床病理联系

早期胃癌多无明显临床症状。进展期胃癌可出现食欲减退、消瘦、乏力及贫血等。上腹部疼痛逐渐加重，且与进食无明确关系或进食后加重。侵及血管可致呕血或便血，甚至大出血。贲门癌可致吞咽困难，幽门癌可致幽门梗阻。癌组织穿透浆膜可穿孔，导致弥漫性腹膜炎。肿瘤扩散可引起腹水、黄疸。晚期患者可出现恶病质。

三、大肠癌

大肠癌又称结直肠癌，是大肠黏膜上皮和腺体发生的恶性肿瘤。发病率仅次于胃癌和食管癌居第3位。老年人多见，青年患者有逐渐增多趋势。临床表现主要有贫血、消瘦、大便次数增多、大便性状改变及黏液血便，有时出现腹部肿块与肠梗阻症状。

（一）病因与发病机制

1. 饮食习惯 高营养而少纤维的饮食与本病发生有关。这可能因为高营养而少消化饮食不利于有规律的排便，延长了肠黏膜与食物中可能含有致癌物质的接触时间。

2. 遗传因素 曾有报告家族性大肠癌高发的现象，而且并非发生于肠息肉的基础上。另外，在遗传性家族多发性息肉病的患者中鉴定了一种单基因突变体，后者对息肉的癌变有易感性，因而认为大肠癌的发生与遗传有关。

3. 其他 某些伴有肠黏膜增生的慢性肠疾病如肠绒毛状腺瘤，慢性血吸虫病及慢性溃疡性结肠炎、克罗恩病等，由于黏膜上皮异型增生而发展为癌。

（二）病理变化

好发部位以直肠最多见（50%），其余依次为乙状结肠、盲肠及升结肠、横结肠、降结肠，少数病例呈多发性，多由多发性腺瘤性息肉癌变所致。大肠癌分为早期和进展期，肿瘤限于黏膜下层，无淋巴结转移者称早期大肠癌；侵犯肌层者称进展期大肠癌。

1. 肉眼观 大体形态分为以下四型。

（1）隆起型 亦称息肉型或蕈伞型（图13–19）。肿瘤呈息肉状或盘状向肠腔突出，有蒂或无蒂，可伴表浅溃疡，好发于右半结肠，多为分化较高的腺癌。

（2）溃疡型 肿瘤表面形成较深溃疡或呈火山口状，可深达肌层，外形不规则，边缘隆起，伴坏死，好发于直肠和乙状结肠，此型较多见（图13–20）。

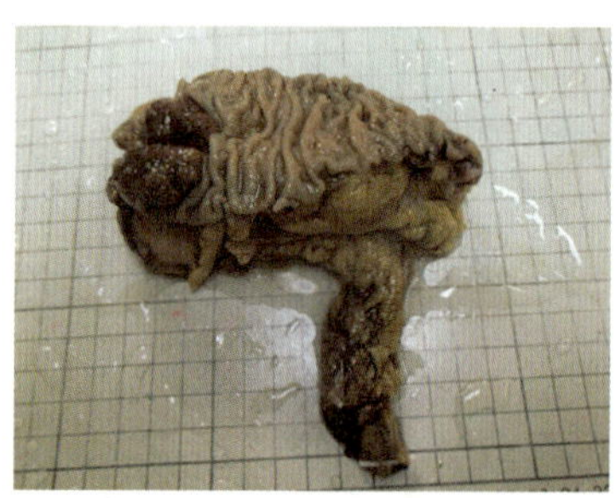

图13–19 隆起型

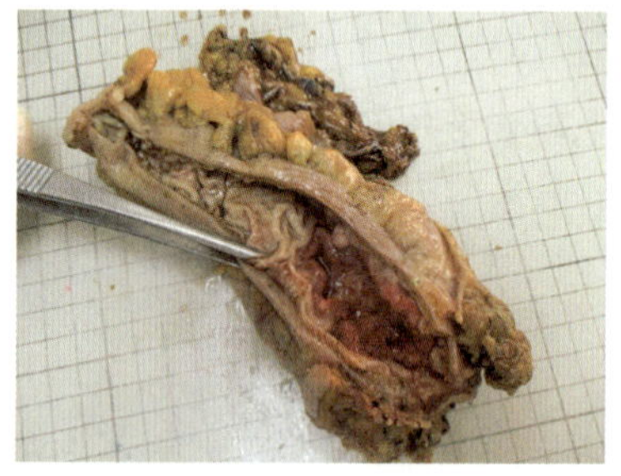

图13–20 溃疡型

（3）浸润型 癌组织向肠壁深层弥漫浸润，常累及肠管全周，表面常无明显溃疡，间质纤维组织增生，致使局部肠管周径明显缩小，形成环状狭窄，好发于直肠和乙状结肠。

（4）胶样型 肿瘤表面及切面均呈半透明、胶冻状。此型肿瘤预后较差，好发于右半结肠和直肠。

大肠癌肉眼形态在左右结肠略有不同，左侧大肠癌浸润型多见，易引起肠壁狭窄，早期出现梗阻症状。右侧结肠癌隆起息肉型多见。

2.镜下观　组织学类型如下。

（1）乳头状腺癌　细乳头状，乳头内间质很少。

（2）管状腺癌　根据分化程度可分为高、中（图13–21）、低分化三级。

（3）黏液腺癌或印戒细胞癌　以形成大片黏液湖或细胞内黏液为特点（图13–22）。

（4）未分化癌。

（5）鳞状细胞癌。

（6）腺鳞癌。

大肠癌主要以高分化管状腺癌及乳头状腺癌多见。少数为未分化癌或鳞状细胞癌，后者常发生于直肠肛门附近。

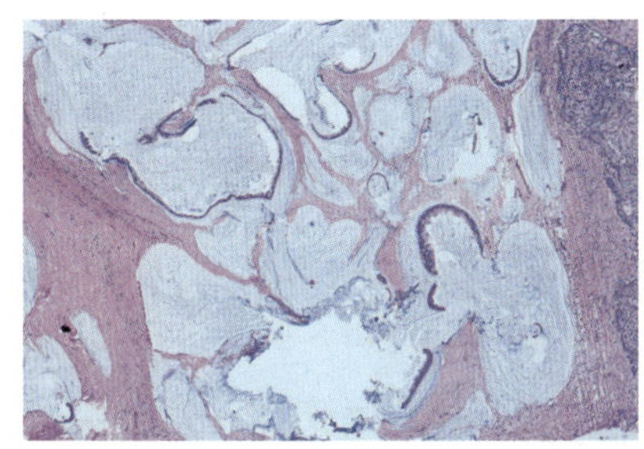

图 13–21　中分化腺癌

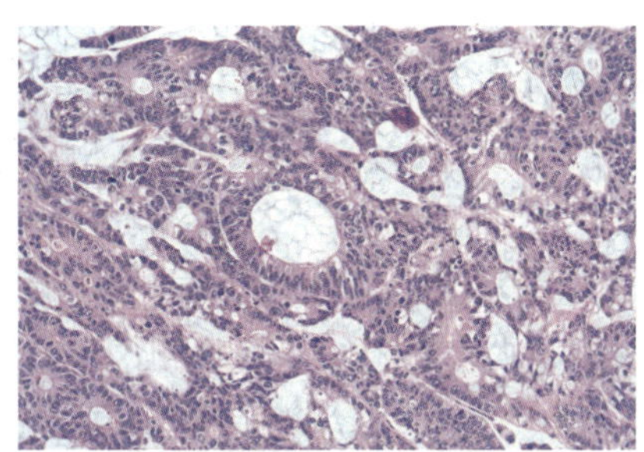

图 13–22　黏液腺癌

（三）扩散

1.局部蔓延　癌组织突破浆膜后可直接蔓延至邻近器官和组织，如前列腺、膀胱、子宫、腹膜等。

2.淋巴道转移　癌组织未穿透肠壁肌层时，较少发生淋巴道转移。一旦穿透肌层，则转移率明显增加，一般先转移至肠旁淋巴结，再沿淋巴引流方向到达肠系膜根部淋巴结，晚期可转移至腹股沟、直肠前凹及锁骨上淋巴结。

3.血道转移　晚期癌细胞可经门静脉转移至肝，亦可经体循环转移到肺、骨和脑等。

4.种植性转移　癌组织穿破肠壁浆膜后，到达肠壁表面，癌细胞脱落，播散到腹腔内为成种植性转移。

（四）分期与预后

大肠癌的预后与肿瘤分期有关，经典、简明的是根据结直肠癌在肠壁的侵犯深度以及是否有淋巴结及远处脏器转移的Dukes分期。分期与预后关系见表13–2。

表 13-2 结直肠癌的分期与预后（Dukes 改良分期）

分期	肿瘤范围	5年存活率（%）
A	肿瘤局限于黏膜层	100
B_1	肿瘤侵及肌层，未穿透，无淋巴结转移	67
B_2	肿瘤穿透肌层，无淋巴结转移	54
C_1	肿瘤未穿透肌层，有淋巴结转移	43
C_2	肿瘤穿透肌层，有淋巴结转移	22
D	有远隔脏器转移	极低

（五）临床病理联系

大肠癌早期多无明显症状，随着肿瘤增大出现排便习惯与粪便性状的改变，如便秘与腹泻交替、黏液血便、腹痛、腹部肿块，后期可出现贫血、消瘦、腹水和恶病质表现。

四、原发性肝癌

原发生肝癌是指肝细胞或肝内胆管上皮发生的恶性肿瘤，简称肝癌，包括肝细胞癌及肝内胆管癌。本癌在我国发生率较高，为我国常见肿瘤之一。据统计，每年约有11万人死于肝癌，约占全世界肝癌死亡病例的45%。多在中年后发病，男性多于女性。肝癌发病隐匿，早期无临床症状，临床发现时多已为中、晚期，死亡率较高。由于广泛应用甲胎蛋AFP、影像学检查使早期肝癌的检出率明显提高，一些直径在1cm以下的早期肝癌已被发现并取得了满意的疗效。

（一）病因与发病机制

1.病毒性肝炎与肝癌 流行病学及病理学资料均表明乙型肝炎病毒与肝癌关系密切，其次为丙型肝炎。肝癌病例中，HBsAg阳性检出率可高达81.82%，并常见有HBV基因整合到肝癌细胞基因组内。HBV基因组编码的HBx蛋白能够抑制P53蛋白功能，还能激活有丝分裂原活化的蛋白激酶（MAPK）和Janus家族酪氨酸激酶（JAK）信号转导和转录激活因子通路（STATA），活化原癌基因，诱导肝癌发生。

2.肝硬化 两者关系密切，而且是肝癌发生最重要的危险因素。据统计，约84.6%肝癌中合并有肝硬化。一般认为，肝硬化经7年左右部分病例可发展为肝癌，其中以坏死后性肝硬化更多见。

3.亚硝胺类化合物 从肝癌高发区居民的食物中已分离出二甲基亚硝胺。此类化合物也可引起其他部位的恶性肿瘤如食管癌等。

4.真菌及其毒素 黄曲霉菌、青霉菌等都可引起实验性肝癌，其中黄曲霉菌与肝癌的密切关系受到人们的高度重视。该菌或其毒素或被其污染的食物均可诱发肝癌。

（二）病理变化

1.肉眼观

（1）早期肝癌（小肝癌） 指单个癌结节最大直径<3cm或两个癌结节合计最大直径<3cm的原发性肝癌。患者常无临床症状，肿瘤多呈球形，边界清楚，切面均匀一致，与周围组织界限清楚，无出血及坏死。

（2）晚期肝癌 肝脏体积明显增大，重量显著增加（常达2000~3000g以上），癌组织可局限于肝的一叶，也可弥散于全肝，且多合并肝硬化。

肝癌大体形态分以下三型。

（1）巨块型 此型多见。肿瘤体积巨大，直径常大于10cm，圆形，肝右叶多见（图13–23）。切面中心常有出血，坏死。瘤体周围常有多少不等的卫星结节。本型不合并或仅合并轻度肝硬化。

（2）多结节型 此型最多见，通常合并有肝硬化。癌结节多个，散在，圆形或椭圆形，大小不等，有的融合则形成较大结节，被膜下的瘤结节向表面隆起导致肝表面凹凸不平（图13–24）。本型常伴有明显的肝硬化。

（3）弥漫型 此型较少见，癌组织弥散于肝内，结节不明显，常发生在肝硬化基础上，形态上与肝硬化混淆。（图13–23、图13–24）

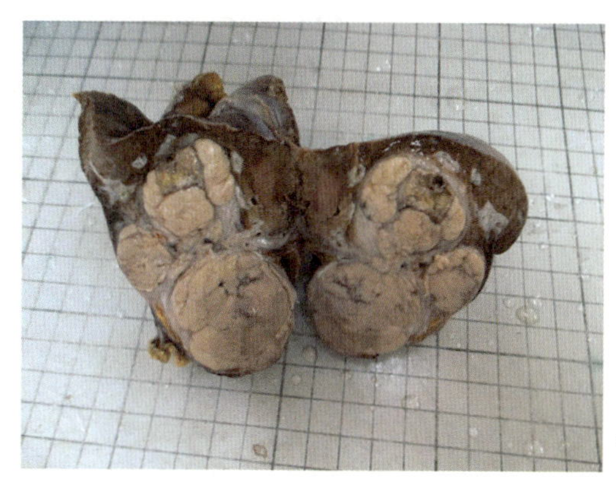

图13–23 巨块型肝癌

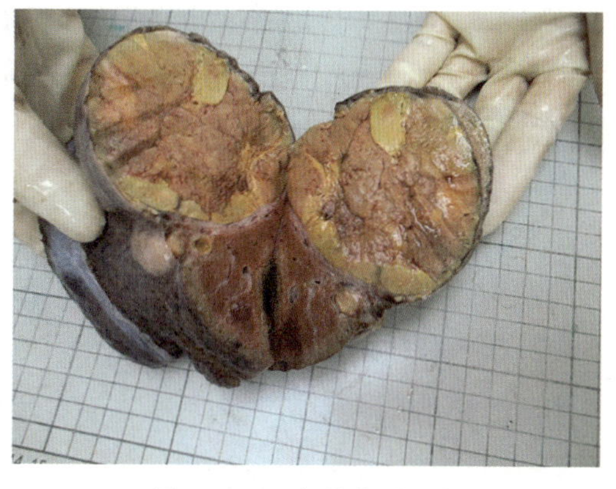

图13–24 多结节型肝癌

2.镜下观 有以下三种组织类型。

（1）肝细胞癌 是由肝细胞发生的肝癌，为最常见的组织学类型，约占90%以上。镜下，癌细胞排列成梁索状、假腺样或实性巢片状（图13–25）。分化较好者，癌细胞类似肝细胞，可分泌胆汁。分化差者，癌细胞异型性明显，常有巨核及多核瘤巨细胞。肝细胞癌可根据分化程度分为Ⅰ、Ⅱ、Ⅲ、Ⅳ级。肝细胞癌的组织学变异型可表现为：①透明细胞癌；②肉瘤样变或称肉瘤样（梭形细胞）肝细胞癌；③小细胞型肝细胞癌；④淋巴上皮瘤样癌；⑤纤维板层型肝细胞癌；⑥双表型肝细胞癌。

（2）肝内胆管癌　指发生于肝内胆管上皮的恶性肿瘤。瘤细胞呈腺管状排列，可分泌黏液（图 13-26）。癌组织间质较多，一般不伴有肝硬化。

（3）混合型肝癌　癌组织中具有肝细胞癌和肝内胆管种成分，最少见。

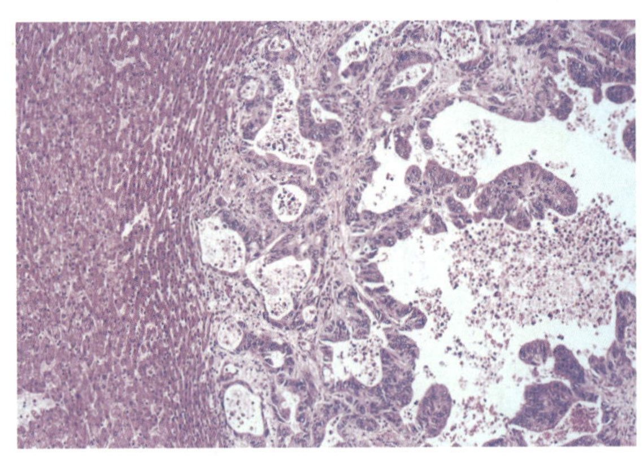

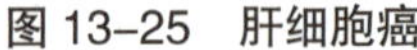

图 13-25　肝细胞癌

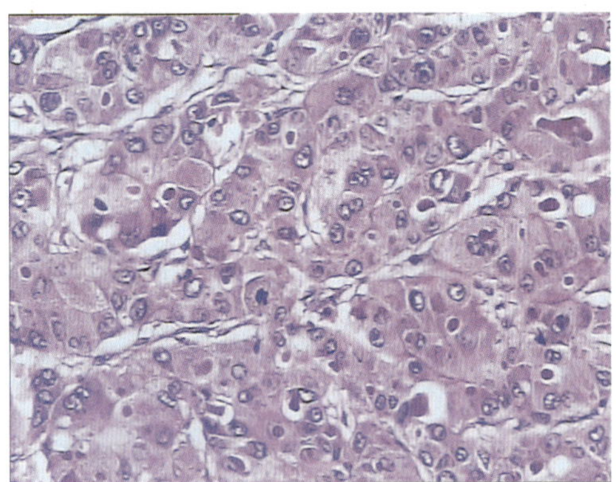

图 13-26　肝内胆管癌

（三）扩散

癌组织首先在肝内直接蔓延，也可在肝内沿门静脉分支播散、转移，使肝内出现多处转移结节。肝外转移指通过淋巴道，可转移至肝门淋巴结、上腹部淋巴结和腹膜后淋巴结。偶尔造成全身血源性播散，如肾上腺和骨转移等，有时病理性骨折可为首发症状，有时肿瘤可侵犯胆管系统或浸润膈肌。

（四）预后

肝细胞癌的预后与下列因素有关。

1. 分期　分期越高，预后越差。

2. 肿瘤大小　小肿瘤（直径<2~5cm）预后较好。

3. 包膜　有包膜者预后较好。

4. 肿瘤数　单个肿瘤者预后较好。

5. 门静脉累及情况　累及门脉者预后较差。

6. 镜下类型　纤维板层型肝细胞癌预后较好。

7. 镜下特征　MVI 阳性者、核高度异型性者预后较差。

8. 肝硬化　伴有肝硬化的患者预后更差。

9.AFP　含量越高预后越差。

第五节 肝性脑病

肝性脑病（HE）是急、慢性重症肝病或肝硬化较为常见的并发症。当肝脏的正常结构或功能发生严重损害，无法清除体内毒素，并在脑部逐渐积聚，会形成肝性脑病，引起患者行为、情绪、言语、睡眠或行动方式发生异常变化。在肝癌患者中肝硬化比例较高，肝性脑病也发展成为终末期肝癌患者常见的并发症。

一、病因

氨中毒学说是肝性脑病的主要发病机制之一。氨中毒学说是指在血氨、炎症及谷氨酰胺的共同作用下，导致神经退行性变、胶质增生，急性神经认知功能损伤和脑水肿。肝性脑病常见诱因包括感染、消化道出血、电解质及酸碱平衡紊乱、大量放腹水、高蛋白饮食、低血容量、利尿、腹泻、呕吐、便秘等。长期应用质子泵抑制剂可增加肝硬化患者发生肝性脑病的风险。

二、分型

依据基础肝病的类型不同，肝性脑病分为A、B、C三型。①A型：在急性肝衰竭基础上发生的肝性脑病，疾病进展迅速，其重要特征之一为脑水肿和颅内高压；②B型：是门–体分流所致，无明显肝功能障碍，肝活检组织检查提示肝组织学结构正常；③C型：是指发生于慢性肝损伤及肝硬化等肝病基础上。

三、症状

肝性脑病是轻重程度不一的临床综合征，是一个从认知功能正常、意识完整到昏迷的连续性表现。根据我国2018年版《肝硬化肝性脑病指南》，肝性脑病的症状主要分为0级、1级、2级、3级、4级。

潜在HE没有能觉察的人格或行为变化；神经系统体征正常，但神经心理测试异常。

HE1级：存在琐碎轻微临床征象，如轻微认知障碍，注意力减弱，睡眠障碍（失眠、睡眠倒错），欣快或抑郁；扑翼样震颤可引出，神经心理测试异常。

HE2级：明显的行为和性格变化，如嗜睡或冷漠，轻微的定向力异常（时间、定向），计算能力下降，运动障碍，言语不清；扑翼样震颤易引出，不需要做神经心理测试。

HE3级：明显定向力障碍（时间、空间定向），行为异常，半昏迷到昏迷，有应答；

扑翼样震颤通常无法引出，踝阵挛、肌张力增高、腱反射亢进，不需要做神经心理测试。

HE4级：昏迷（对言语和外界刺激无反应）；肌张力增高或中枢神经系统阳性体征，不需要做神经心理测试。

四、治疗

1.去除诱因 去除诱因是治疗的重要措施，例如消化道出血、感染、电解质失衡等。对于术后出现肝性脑病表现的患者要尤其注意以上因素。

2.营养支持治疗 肝性脑病直接原因是血氨升高，因此合理平衡的蛋白质饮食很重要。每日理想的能量摄入为35~40kcal/kg，少食多餐，白天禁食时间不应超过3~6小时。欧洲肠外营养学会指南推荐每日蛋白质摄入量为1.2~1.5g/kg来维持氮平衡。

3.药物治疗 如乳果糖、拉克替醇、L-鸟氨酸-L-门冬氨酸（LOLA）、α晶型利福昔明、微生态制剂等。

（孙丽霞）

目标检测

答案解析

一、单选题

1.消化性溃疡深浅不一，通常深达（　　）

A.黏膜层　　B.黏膜下层　　C.肌层

D.浆膜层　　E.超过浆膜层

2.十二指肠溃疡的好发部位是（　　）

A.胃贲门部　　B.胃体部　　C.胃幽门小弯侧

D.十二指肠球部　　E.十二指肠下段

3.十二指肠溃疡病变的主要表现为（　　）

A.溃疡位置多在十二指肠降部　　B.溃疡大小多在2cm以上

C.前壁之溃疡易出血　　D.后壁之溃疡易穿孔

E.以上都不是

4.慢性胃溃疡病变部位最常见于（　　）

A.胃前壁　　B.胃后壁

C.胃小弯近幽门窦部　　D.胃大弯近幽门部

E.胃体部

5.我国门脉性肝硬化的常见原因是（ ）

A.营养缺乏　　B.酒精中毒

C.慢性病毒性肝炎　　D.甲型肝炎

E.药物中毒

6.肝硬化患者的腹水形成，主要是由于（ ）

A.肝功能障碍　　B.侧支循环形成

C.门静脉压升高　　D.低蛋白血症

E.醛固酮、抗利尿激素增多

7.早期胃癌最多见的类型是（ ）

A.隆起型　　B.表浅型

C.表浅凹陷型　　D.表浅平坦型

E.凹陷型

8.Krukenberg瘤是指（ ）

A.卵巢的交界性黏液性囊腺瘤　　B.卵巢腺癌

C.卵巢黏液性囊腺癌　　D.卵巢浆液性乳头状癌

E.卵巢的转移性黏液腺癌

9.目前认为与肝癌发生关系较为密切的原因有（ ）

A.乙型病毒性肝炎　　B.肝硬化

C.黄曲霉毒素　　D.亚硝胺

E.以上都是

10.胃溃疡的合并症最常见的是（ ）

A.梗阻　　B.穿孔

C.出血　　D.癌变

E.粘连

二、简答题

1.简述早期胃癌的概念及肉眼类型。

2.简述良性溃疡与恶性溃疡的鉴别要点。

书网融合……

重点回顾　　习题

第十四章　泌尿系统疾病

PPT

学习目标

1. 重点把握急性弥漫性增生性肾小球肾炎、新月体性肾小球肾炎及慢性肾小球肾炎的病理变化及临床病理联系；肾盂肾炎的感染途径；急、慢性肾盂肾炎的病理变化及临床病理联系。

2. 学会梳理各种泌尿系统疾病的病理改变与临床表现之间的关系，并总结防护原则。

3. 在临床治疗、护理工作中具备实事求是的严谨作风和救死扶伤的精神。

岗位情景模拟

情景描述　患者，女，10岁。2周前有过上呼吸道感染，近3天来眼睑水肿，晨起时明显，尿量350ml/24h。查体：上眼睑浮肿，咽红，扁桃体肿大；心肺未见异常，血压103/95mmHg。尿常规检查：红细胞（++），尿蛋白（++）。B超检查示双肾增大。

讨论　1. 该病的可能诊断是什么？

2. 请运用相关病理学知识解释患者的临床表现。

泌尿系统由肾脏、输尿管、膀胱和尿道组成。主要发挥着泌尿排泄功能，同时参与机体水盐代谢、酸碱平衡和血容量的调节，在维护内环境的相对稳定中具有重要作用。肾脏还具有内分泌功能，参与体内血压、骨髓红细胞生成和骨生长发育等生理过程的调节。

肾单位为肾脏结构和功能的基本单位，人体两侧肾脏共有约200多万个肾单位，肾单位由肾小体和与之相连的肾小管构成（图14-1）。肾小体由肾小球和肾小囊组成。肾小球是位于肾小囊内由入球小动脉和出球小动脉之间的一团彼此分支又再吻合盘曲的毛细血管网，在盘曲的毛细血管袢之间，填充着系膜细胞和系膜基质（图14-2）。肾小球毛细血管壁为滤过膜，由肾小球毛细血管有孔内皮细胞、基膜和肾小囊脏层足细胞的裂孔膜组成。正常情况下，血浆流经肾小球时，由于其血压高及滤过膜具有通透性，血浆中除大分子蛋白质外的其余小分子溶质和水，均可滤过形成原尿，原尿在肾小管、集合管内经过重吸收、分泌排泄作用后形成终尿排出体外。肾小球滤过膜在滤过中起着机械屏障和电屏障的双重作用。

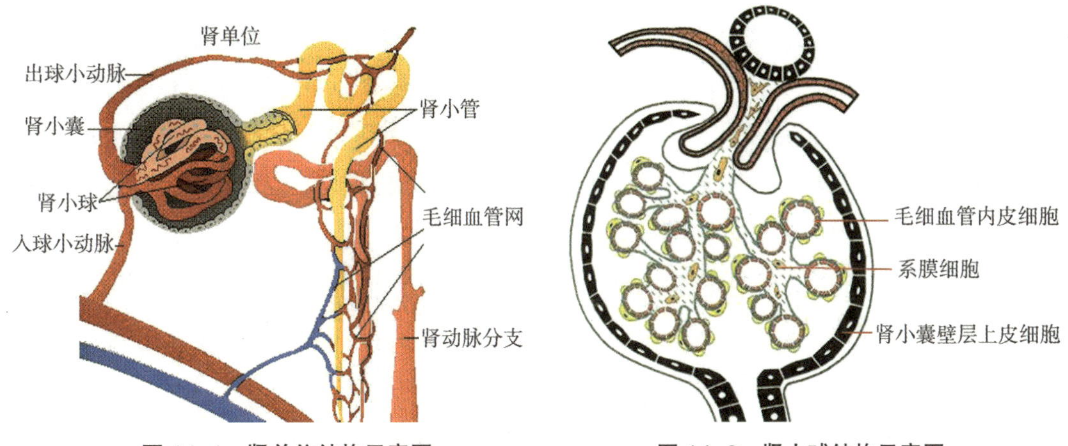

图 14-1 肾单位结构示意图

图 14-2 肾小球结构示意图

肾不能再生新的肾单位，因此肾脏的损伤、疾病或正常老年化，肾单位的数目将逐渐减少，40岁以后，每10年肾单位将减少大约10%，健存肾单位在功能上予以代偿。

泌尿系统疾病常见有炎症、肿瘤、代谢性疾病、血管性疾病、尿路梗阻和先天发育畸形等。本章主要介绍肾小球肾炎、肾盂肾炎和常见泌尿系统肿瘤。

第一节 肾小球肾炎

肾小球肾炎是以肾小球损害为主的变态反应性疾病，简称肾炎，可分为原发性和继发性两种类型。原发性肾小球肾炎是指原发于肾脏的独立性疾病，肾是唯一或主要受累的器官，多数是抗原抗体反应引起的免疫性疾病。继发性肾小球肾炎是继发于其他疾病或全身性疾病的一部分，如红斑狼疮性肾炎、过敏性紫癜性肾炎等。本节主要介绍原发性肾小球肾炎的部分类型。

一、病因和发病机制

原发性肾小球肾炎的病因和发病机制尚未完全清楚。大量实验和临床研究证明肾炎的大多数类型都是抗原抗体反应引起的免疫性疾病。与肾小球肾炎有关的抗原可分为外源性和内源性两类。外源性抗原包括细菌、病毒、寄生虫、真菌、药物和异种血清等。内源性抗原包括肾小球性抗原（肾小球基底膜抗原、足细胞、内皮细胞和系膜细胞的细胞膜抗原等）和非肾小球性抗原（核抗原、DNA、癌胚抗原和甲状腺球蛋白抗原等）。

抗原抗体反应是引起肾小球损伤的主要原因，主要免疫复合物形成、沉积并引起肾小球的结构和功能受损。

1.循环免疫复合物 非肾小球抗原刺激机体产生相应抗体后，在血液循环内形成抗原抗体复合物。大分子复合物常被吞噬细胞吞噬清除；小分子复合物易通过肾小球滤过膜，均不易在肾小球沉积。只有中等分子免疫复合物，随循环流经肾脏滤过时，沉积于肾小球滤过膜，激活补体，引起肾小球损伤。

2.原位免疫复合物 抗体直接与肾小球本身的抗原成分或经血液循环植入肾小球的抗原结合，在肾小球内形成原位免疫复合物，引起肾小球损伤。

3.肾小球损伤的介质 免疫复合物在肾小球内沉积本身不直接引起肾小球损伤，免疫复合物在肾小球原位形成或通过血液循环沉积在肾小球后，可激活各种炎症介质，引起肾小球损伤。主要介质包括补体和中性粒细胞、单核–巨噬细胞和凝血系统。

二、分类及常见类型

多采用世界卫生组织（WHO）的病理组织学分类，与临床上的急性、慢性肾炎类型不完全吻合。原发性肾小球肾炎的主要病理类型有：急性弥漫性增生性肾小球肾炎、快速进行性（新月体性）肾小球肾炎、膜性肾小球肾炎、系膜增生性肾小球肾炎、轻微病变性肾小球病、局灶性节段性肾小球硬化、IgA肾病、慢性肾小球肾炎。

（一）急性弥漫性增生性肾小球肾炎

急性弥漫性增生性肾小球肾炎，简称急性肾炎。其是临床最常见的类型。多在上呼吸道感染1~2周后发病，与A组乙型溶血性链球菌感染有关，又称链球菌感染后性肾小球肾炎。多见于儿童和青少年。病变特点是肾小球毛细血管内皮细胞和系膜细胞增生为主。

1.病理变化 肉眼观察，双肾肿大，被膜紧张，表面充血、光滑、色较红，故称大红肾；有的表面及切面可见散在的粟粒大小出血点，称蚤咬肾。镜下观察，病变累及双肾的绝大多数肾小球。肾小球体积增大，细胞数目显著增多，主要是肾小球毛细血管内皮细胞和系膜细胞增生明显。增生的细胞使毛细血管腔狭窄，甚至闭塞，肾小球血量减少。可见中性粒细胞和单核细胞浸润。严重病变处血管壁可发生纤维蛋白样坏死。肾小管上皮细胞可有细胞水肿、脂肪变性及玻璃样变性，管腔内可见管型。肾间质充血水肿，少量淋巴细胞和中性粒细胞浸润。

2.临床病理联系 发病急，表现为急性肾炎综合征。

（1）尿的变化 尿量和内含物均有变化。由于肾小球毛细血管损伤、管壁通透性增高，可表现为血尿、蛋白尿、管型尿（蛋白管型、细胞管型、颗粒管型）。血尿为最早出现的症状，轻者为镜下血尿，严重者肉眼血尿，呈洗肉水样。蛋白尿表现较轻。肾小球毛细血管内皮细胞增生、肿胀，使毛细血管管腔狭窄或闭塞，肾小球滤过率降低，可表现为少尿、无尿、氮质血症。

（2）水肿　由于少尿、无尿引起钠水潴留，或变态反应使全身毛细血管通透性增高所致。一般表现为轻、中度水肿。

（3）高血压　肾小球滤过率下降引起钠水潴留，使血容量增加所致，多表现为轻、中度升高，少数严重者可导致心力衰竭及高血压脑病。

3.结局　及时治疗，儿童患者多数预后良好。不到1%患儿可转为新月体性肾小球肾炎，另有1%~2%患儿病变发展缓慢，可转为慢性肾炎。成人患者预后较差，转为慢性肾炎比例较高。

（二）快速进行性肾小球肾炎

本类型少见。临床起病急，进展快，患者由血尿、蛋白尿等症状迅速发展为少尿、无尿。如不及时治疗，常在数周至数月内因急性肾衰竭而死亡。病变特点是肾小球球囊壁层上皮细胞增生，形成新月体，故又称新月体性肾小球肾炎。

1.病理变化　肉眼观察，双肾体积增大，颜色苍白，表面可有点状出血，切面肾皮质增厚。镜下观察，多数肾小球球囊内形成特征性新月体或环状体（图14–3）。新月体主要为增生的肾小囊壁层上皮细胞和渗出的单核细胞构成，可见中性粒细胞和淋巴细胞浸润。新月体细胞成分间有较多的纤维蛋白，纤维蛋白渗出是刺激新月体形成的重要原因。新月体使肾小球囊腔变窄或闭塞，并压迫毛细血管球。重者毛细血管壁可发生纤维蛋白样坏死

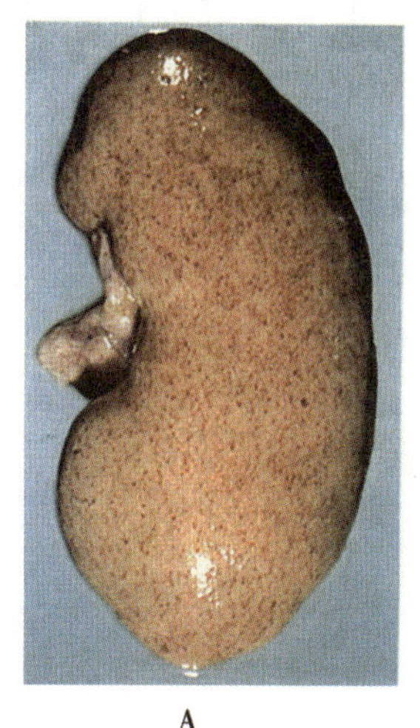

A

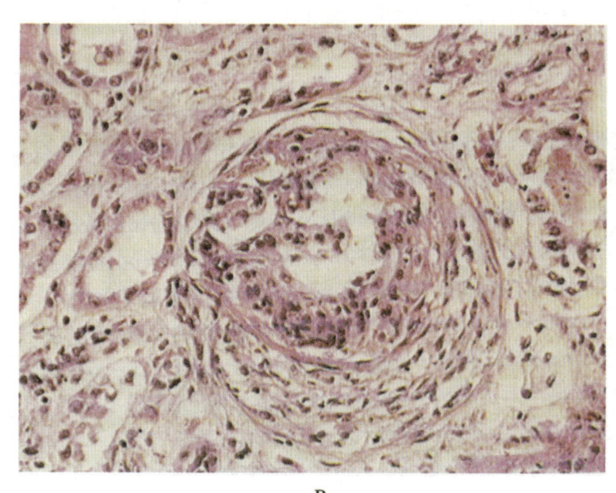

B

图 14–3　新月体性肾小球肾炎

A.肾脏体积增大，颜色苍白，表面可见出血点；

B.肾小囊壁层上皮细胞增生形成新月体，严重时形成环状体

和出血。后期新月体可被纤维组织代替，肾小球萎缩、纤维化，玻璃样变性。肾小管上皮细胞变性，部分萎缩，消。肾间质水肿，后期纤维化。

2.临床病理联系 进展快，表现为快速进行性肾炎综合征。

（1）尿的变化 由于肾小球内大量新月体的形成，肾小球囊腔变窄或闭塞，患者迅速出现少尿、无尿；代谢废物在体内潴留引起氮质血症并快速发展为尿毒症。肾小球毛细血管坏死，基底膜缺损和出血，患者出现明显血尿；大量新月体或环形体形成使肾小囊闭塞，血浆不能滤过，蛋白尿较轻。

（2）伴有或不伴有水肿和高血压 因肾小球缺血，肾素–血管紧张素系统活性增加，引起全身细小动脉收缩，加上肾小球滤过率下降导致水钠潴留，可发生水肿和高血压。

3.结局 预后较差，如不及时治疗，常在数周至数月内因急性肾衰竭而死亡。最终需要肾透析和肾移植。

（三）慢性肾小球肾炎

慢性肾小球肾炎是各种类型肾小球肾炎发展的终末阶段。病变特点是大量肾小球发生玻璃样变和硬化，又称慢性硬化性肾小球肾炎。起始病变的类型多不能辨认。多见于成年人，预后较差。

1.病理变化 肉眼观察，双侧肾脏对称性缩小，重量减轻，颜色苍白，质地变硬，表面呈细颗粒状，称为继发性颗粒性固缩肾（图14–4）。切面肾皮质变薄，皮髓质分界不清，小动脉增厚变硬，呈哆开状。镜下观察，大量肾小球纤维化、玻璃样变而硬化。所属肾小管萎缩、消失。间质纤维组织增生，大量淋巴细胞、浆细胞浸润。纤维组织收缩使纤维化、玻璃样变的肾小球相互集中称肾小球集中。病变较轻的肾单位呈代偿性肥大，小球体积增大，肾小管扩张。

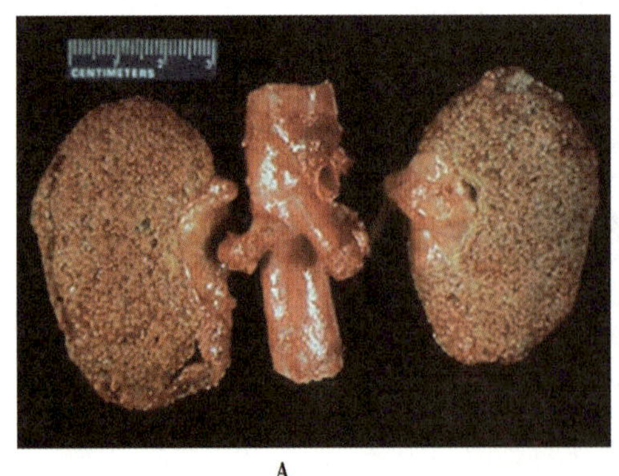

A

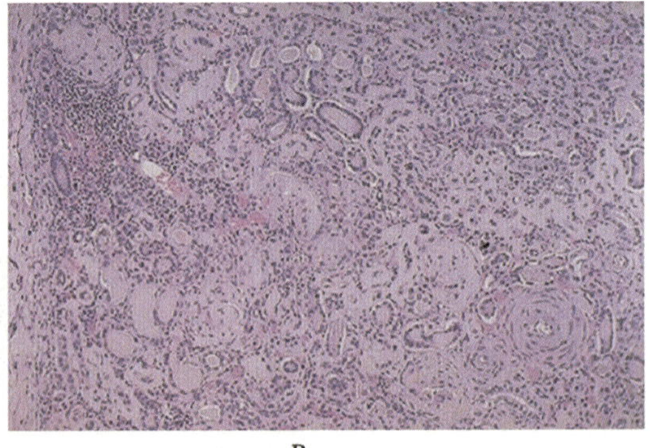

B

图14–4 慢性肾小球肾炎

A. 双侧肾小球对称性体积缩小，表面可见大量细颗粒；

B. 大量肾单位萎缩、纤维化、璃样变性，所属肾小管萎缩、消失，纤维组织收缩，呈现肾小球集中现象

2.临床病理联系　表现为慢性肾炎综合征。其病理形态学基础是肾单位病变的进行性加重乃至广泛的破坏。

（1）尿的变化　大量肾单位破坏，血液通过代偿的肾单位时滤过速度增快，减少了肾小管重吸收的机会，尿液浓缩程度降低，导致多尿、夜尿、低比重尿。由于残留肾单位结构和功能相对正常，故血尿、蛋白尿、管型尿常不明显。

（2）高血压　由于大量肾单位纤维化，肾小球严重缺血，肾素分泌增加所致。高血压所引起的细小动脉硬化可进一步加重肾缺血，使血压长期维持于高水平。

（3）氮质血症、电解质代谢及酸碱平衡紊乱　残留的肾单位越来越少，患者体内代谢产物，有害物质大量堆积，机体酸中毒；血中非蛋白氮含量急剧升高，出现氮质血症；另外伴随着钠、钾、钙、磷等电解质紊乱的表现。

（4）贫血　大量肾单位破坏，促红细胞生成素形成减少，加上大量代谢产物在体内堆积，抑制骨髓造血，促进溶血，患者出现贫血。

3.结局　预后差，反复发作，由慢性肾功能不全发展为尿毒症。患者常因尿毒症、高血压引起的心力衰竭和脑出血而死亡。有效的治疗方法是长期的肾透析和肾移植。

第二节　肾盂肾炎

肾盂肾炎是一种主要由细菌感染引起的化脓性炎症性疾病，主要累及肾盂黏膜和肾间质。任何年龄均可发病，由于女性尿道短宽直，细菌容易入侵，故以育龄期女性多见。根据病变特点和病程可分为急性和慢性肾盂肾炎两种类型。

一、病因和发病机制

引起肾盂肾炎的细菌很多，大多数由大肠埃希菌感染引起，其他细菌和真菌也可以致病。急性肾盂肾炎常为单一细菌感染，慢性肾盂肾炎多为两种或多种细菌的混合感染。感染途径有上行性感染和血源性感染。

1.上行性感染　为本病的主要感染途径。常继发于尿道炎、膀胱炎之后，病原体沿输尿管或输尿管周围的淋巴管上行到肾盂，引起肾盂黏膜、肾小管和肾间质的炎症。病变可累及一侧或两侧肾脏。病原体多为大肠埃希菌。

正常情况下，尿液排出对泌尿道有冲洗、自净作用。膀胱黏膜产生的抗体对局部有防御和抗菌作用，一般细菌不容易在泌尿道繁殖，呈无菌状态。当泌尿道结石、前列腺增生等引起尿道阻塞时，可致尿流不畅、尿液潴留，而利于细菌停留繁殖；导尿、膀胱镜检查及尿道手术等可致泌尿道黏膜损伤，为细菌入侵和繁殖提供了条件；尿道膀胱开口处发育不良，或下尿道阻塞，可致尿液由膀胱反流入输尿管，有利于细菌到达肾组织引起感染。

2. 血源性感染 较少见。细菌从身体某处感染灶侵入血流，随血流到达肾脏，一般先侵犯皮质，后髓质，接着蔓延至肾盂。两侧肾脏同时受累，病原菌多为葡萄球菌。

二、类型

（一）急性肾盂肾炎

急性肾盂肾炎是以肾盂黏膜和肾间质为主的急性化脓性炎症。

1. 病理变化 肉眼观察，肾脏肿大，充血，质软。表面散在大小不等的黄白色脓肿（图 14–5），其周围有明显的充血带。切面，肾组织中见多数由肾乳头向皮质走行的黄色条纹及融合成大小不等的小脓肿。肾盂黏膜充血水肿，表面有脓性渗出物覆盖，可见小出血点。镜下观察，肾组织灶状间质性化脓性炎症或脓肿形成，肾小管内充满脓细胞、细菌和肾小管坏死。上行性感染引起的病变首先累及肾盂，肾盂黏膜充血水肿并有大量中性粒细胞浸润（图 14–6）。以后炎症沿肾小管及其周围组织扩散，肾小球较少受累。血源性感染常先累及肾皮质，病变发生于肾小球及其周围的质，逐渐扩展，向肾盂蔓延。

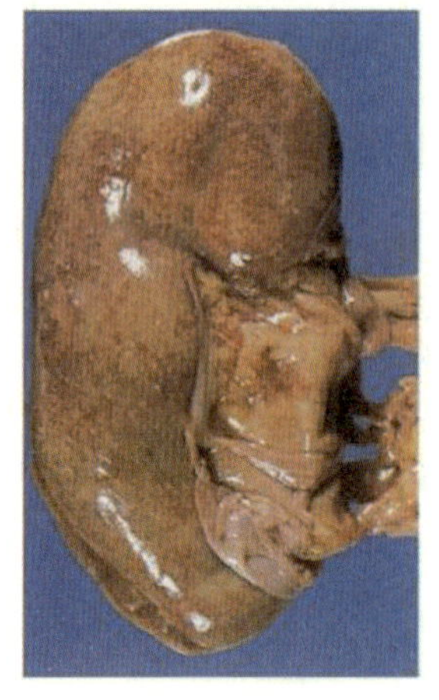
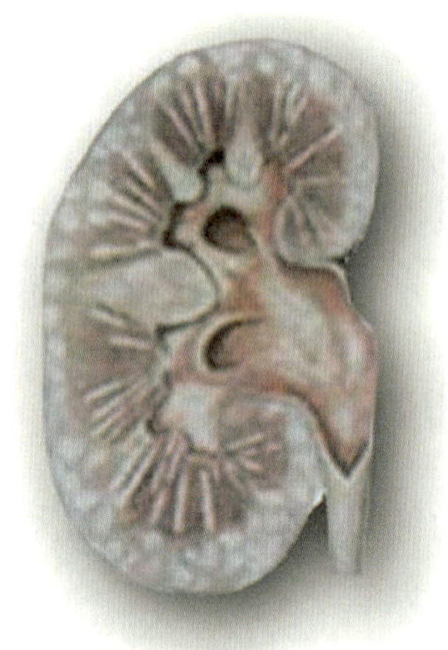

图 14–5 急性肾盂肾炎（大体观）

肾脏表面和切面可见黄白色脓肿，切面肾髓质可见黄白的条纹，为充满脓液的肾小管

2. 临床病理联系 发病急，发热、寒战、外周血白细胞数目增加等全身症状明显。肾肿大，被膜紧张引起腰痛；尿液检查见脓尿、菌尿、管型尿、血尿。因炎症对膀胱和尿道黏膜的刺激，出现尿频、尿急、尿痛等膀胱尿道刺激征。

3. 结局 及时治疗多痊愈。治疗不彻底或尿路阻塞未解除，易反复发作转为慢性。合并症可有肾盂积脓，急性肾乳头坏死，肾周脓肿。

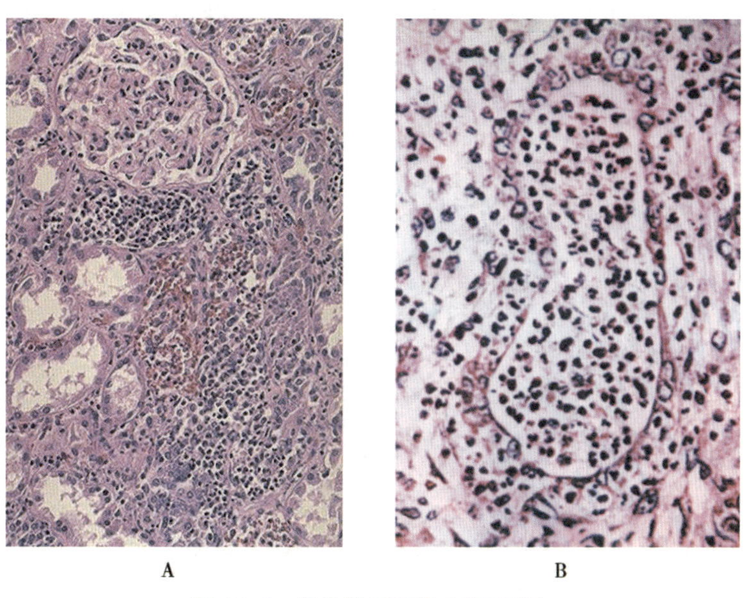

图 14-6　急性肾盂肾炎（镜下观）

A. 肾盂黏膜急性化脓性炎（充血、水肿、中性白细胞）；B. 肾小管内外大量中性白细胞，小脓肿形成

（二）慢性肾盂肾炎

慢性肾盂肾炎是肾小管–间质的慢性炎症。病变特点是慢性间质性炎症、纤维化和瘢痕形成，常伴有肾盂和肾盏的纤维化和变形。

1. 病理变化　肉眼观察，单侧或双侧性，肾体积缩小、质地变硬，表面凹凸不平，有不规则凹陷性瘢痕与肾被膜粘连（图 14–7A）；切面肾被膜增厚，皮髓质界限不清，肾乳头萎缩，肾盂肾盏变形，肾盂黏膜增厚、粗糙。镜下观察，肾间质大量慢性炎性细胞浸润，淋巴滤泡形成，间质纤维化。部分肾小管萎缩消失，常有肾小球囊壁纤维组织增生，肾内细动脉和小动脉玻璃样变和硬化。部分肾单位代偿性肥大，所属肾小管扩张，充满均质红染的胶样管型（图 14–7B）。晚期肾小球萎缩，纤维化，玻璃样变。

2. 临床病理联系　慢性肾盂肾炎常缓慢起病，也可表现为急性肾盂肾炎的反复发作，伴有腰痛、发热、脓尿、菌尿等。肾小管的浓缩功能下降和丧失可导致多尿和夜尿。钠、钾和重碳酸盐丧失过多可引起低钠、低钾血症和代谢性酸中毒。由于肾组织纤维化、小血管硬化导致局部缺血，肾素分泌增加，引起高血压。晚期大量肾组织破坏，可引起氮质血症和尿毒症。

3. 结局　病程长，常反复发作。及时彻底治疗可以控制病变发展，晚期可引起高血压、心力衰竭和尿毒症。

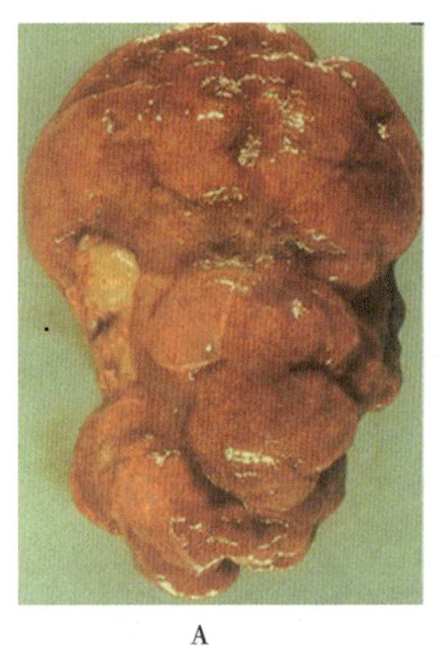
A

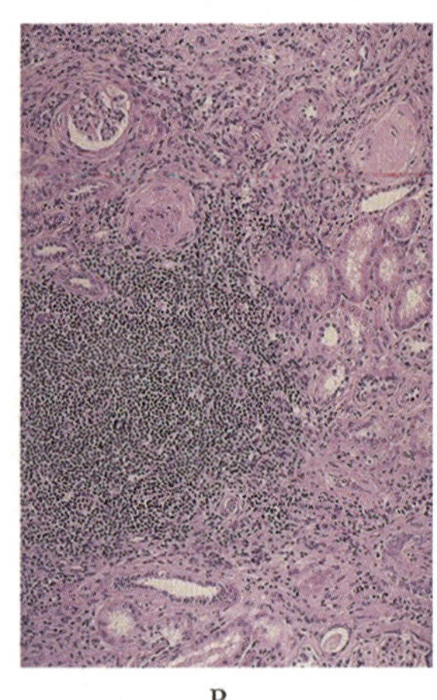
B

图 14-7 慢性肾盂肾炎

A. 双侧肾脏不对称性缩小，表面可见不规则凹陷性瘢痕；B. 肾间质慢性炎症伴纤维化

（黄少鹏）

第三节 泌尿系统常见肿瘤

一、肾细胞癌

（一）发病概况

肾细胞癌又称肾癌，是肾脏最常见的恶性肿瘤，多发生于40岁以后，占成人肾脏恶性肿瘤的80%~90%。男女发病之比为2∶1~3∶1。由于肿瘤大体常呈黄色，显微镜下肿瘤细胞形态多与肾上腺皮质的透明细胞相似，曾称为肾上腺样瘤。现已明确本肿瘤起源于肾小管上皮细胞，属于肾腺癌。

（二）病因和发病机制

流行病学调查显示，除化学性致癌物等常见的致癌物质外，吸烟是引起肾癌的重要因素。既往有吸烟史的人患肾细胞癌的相对危险度为1.3，而正在吸烟的人患肾细胞癌的相对危险度为1.6。肥胖（特别是女性）罹患肾细胞癌的风险明显增加，但其具体机制未明，可能和肥胖增加雄性激素及雌性激素释放，或者与脂肪细胞释放的一些细胞因子相关。其他危险因素包括高血压、接触石棉、石油产品和重金属等。

肾细胞癌具有散发性和遗传性两种类型。绝大多数病例为散发性，发病年龄大，多发生于一侧肾脏。遗传性肾细胞癌为常染色体显性遗传，发病年龄小，肿瘤多为双侧多灶性，仅占肾癌的4%。

（三）病理变化

大体观察：肾细胞癌多见于肾脏上下两极（尤其是上极）。透明细胞癌常表现为实质性圆形肿物，直径3~15cm。切面呈淡黄色或灰白色，常有局灶性出血、坏死、软化或钙化等变化，表现为红、黄、灰白等多种颜色相交错的多彩特征（图14-8）。肿瘤可压迫周围组织形成假包膜。乳头状癌可呈双侧性或多灶性，常伴有出血和囊性变。肿瘤可蔓延至肾盏、肾盂及输尿管。

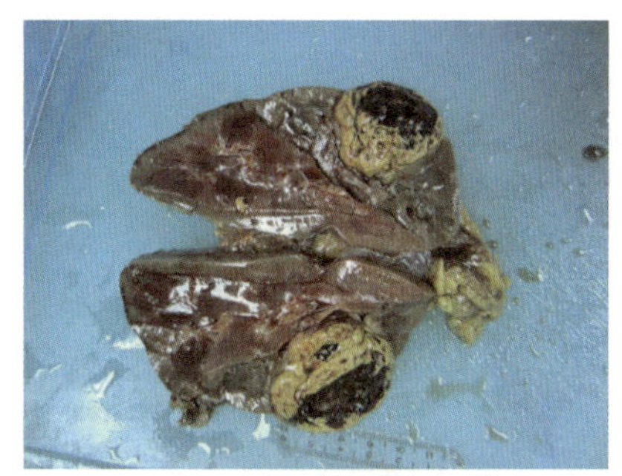

图14-8 肾细胞癌（肉眼观）

灰黄，见出血

组织学类型：肾细胞癌的组织病理类型最常见的为透明细胞癌，其次为乳头状肾细胞癌及嫌色细胞癌，以及集合管癌等少见类型的肾细胞癌。组织学分级只适用于透明细胞肾癌和乳头状癌，依据癌细胞核仁明显、不明显或缺少，以及癌细胞出现明显多形性分为四级。

1.普通型肾癌 又称为透明细胞肾癌，为最常见的类型，占肾细胞癌的70%~80%。显微镜下肿瘤细胞体积较大，呈圆形或多边形，胞质丰富，呈透明或颗粒状，间质富有毛细血管和血窦（图14-9）。本型病例大部分为散发性，其发生与VHL基因改变有关。

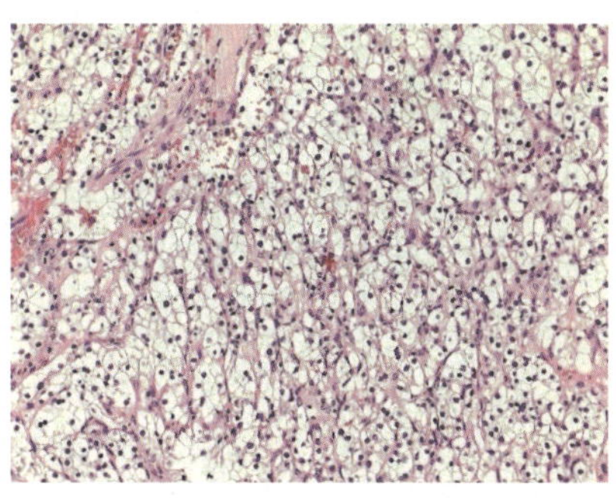

图14-9 肿瘤细胞胞质透亮，间质富于毛细血管

2. 乳头状癌 占肾细胞癌的10%~15%。包括嗜碱性细胞和嗜酸性细胞两个类型。肿瘤细胞立方或矮柱状，呈乳头状排列（图14–10）。乳头中轴间质内常见砂粒体和泡沫细胞，并可发生水肿。本型也包括家族性和散发性两种。乳头状肾癌的发生与VHL无明显关系。

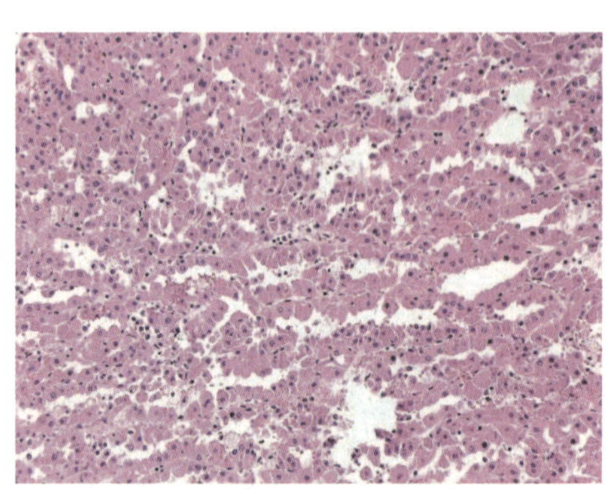

图14–10 乳头状肾细胞癌

肿瘤细胞呈乳头状排列，胞质丰富嗜酸性

3. 嫌色细胞癌 在肾细胞癌中约占5%。显微镜下癌细胞大小不一，胞质淡染或略嗜酸性，近细胞膜处胞质相对浓聚，核周常有空晕。此型肿瘤可能起源于集合小管上皮细胞，预后较好。细胞遗传学检查常显示多个染色体缺失和严重的亚二倍体。

（四）肿瘤扩散

肾细胞癌具有广泛转移的特点。约10%的患者首先出现的症状是由转移引起的。转移最常发生于肺和骨，也可发生于局部淋巴结、肝、肾上腺和脑。

（五）临床病理联系

1. 全身症状 肾癌早期症状不明显，常到肿瘤体积很大时才被发现。患者可出现发热、乏力和体重减轻。

2. 局部症状 腰痛、肾区肿块和血尿是具有诊断意义的三个典型特征，但三者同时出现的概率很小，诊断时常常已到肾癌晚期。间歇性、无痛性肉眼血尿是肾癌最常见的症状，早期可表现为镜下血尿。

3. 神经内分泌症状 肿瘤可产生异位激素和激素样物质，出现多种副肿瘤综合征，如红细胞增多症、高血压、高血钙以及库欣综合征。

（六）结局

肾细胞癌预后较差，5年生存率约45%，但无转移者可达75%。如肿瘤组织侵犯肾周围组织及肾静脉，其5年生存率降至15%~20%。治疗上，对于局限性和局部进展性肾细胞癌，手术切除仍然是首选的可能使患者治愈的治疗方式，可根据临床分期选择保留肾单位手术及肿瘤连同单侧肾切除。介入治疗、化疗及免疫治疗也去取得显著效果，改善部分患者的生存和预后。

二、膀胱移行细胞癌

（一）发病概况

膀胱移行细胞癌，又叫尿路上皮癌，为泌尿系统最常见的恶性肿瘤，是膀胱癌中最常见的组织学类型，多发生于50~70岁之间，男性发病率是女性的2~3倍，男、女发病率最高的地区是西欧、北美和澳大利亚。

（二）病因

在一些已知的和潜在的危险因素中，吸烟、职业接触芳香胺最为重要，其他如病毒感染和膀胱黏膜的慢性炎症等慢性刺激也与膀胱癌发生有关。吸烟者发生膀胱癌的概率是非吸烟者的2~6倍，并且随着吸烟时间的延长，其发生概率也明显增高。戒烟后膀胱癌的发生率下降，但吸烟时间>15年的与非吸烟患者相同。研究表明30%~60%肿瘤出现9号染色体的单体9p或9q的缺失。其他改变包括17p、13q、11p和14q的缺失。

（三）病理变化

移行细胞癌的好发部位为膀胱侧壁和膀胱三角区近输尿管开口处。肿瘤可为单个或多发性，大小不等。分化较好者多呈乳头状，也可呈息肉状，有蒂与膀胱黏膜相连。分化较差者呈扁平状突起，基底宽，无蒂，并向深层浸润。肿瘤切面灰白色，可有坏死等改变（图14–11）。

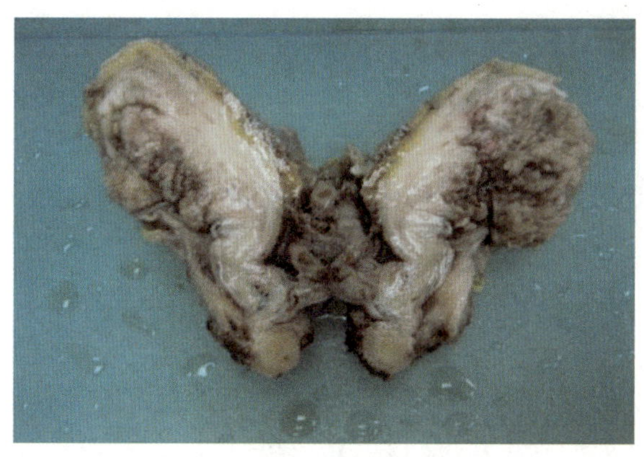

图 14–11 膀胱移形细胞癌（肉眼观）

表面呈乳头状，箭头所示

根据世界卫生组织的分类方法，按照肿瘤细胞分化程度将移行细胞癌分为Ⅰ~Ⅲ级。

移行细胞癌Ⅰ级：肿瘤呈乳头状，细胞具有一定的异型性，但分化较好，具有明显的移行上皮的特征。核分裂象少。细胞层次增多，但极性紊乱不明显。乳头的中轴为纤维结缔组织，通常无向周围黏膜浸润的现象。

移行细胞癌Ⅱ级：肿瘤呈乳头状、菜花状或斑块状。细胞仍具有移行上皮的特征，但异型性和多型性较明显。核分裂象较多，并有瘤巨细胞形成（图14–12）。细胞层次明显增多、极性消失。癌细胞可侵及上皮下结缔组织，甚至达到肌层。

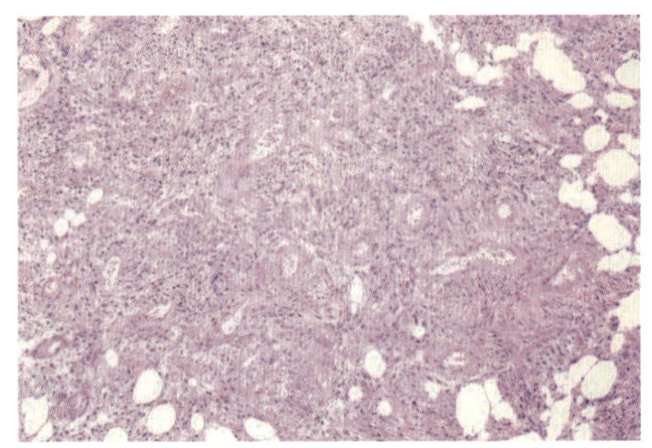

图 14–12　膀胱移行细胞癌Ⅱ级，肿瘤细胞异型性显著

移行细胞癌Ⅲ级：肿瘤可为菜花状，底宽无蒂，也可为扁平斑块状，表面可出现坏死和溃疡。细胞分化差，异型性明显，极性紊乱，大小不一，可见瘤巨细胞。核分裂象多，并有病理性核分裂象。

（四）肿瘤扩散

肿瘤常浸润至肌层，并可侵及邻近的前列腺、精囊或子宫、阴道等脏器。

（五）临床病理联系

无痛性血尿是膀胱癌最常见的症状。乳头状癌的乳头断裂、肿瘤表面坏死和溃疡等均可引起血尿。部分病例因肿瘤侵犯膀胱壁，刺激膀胱黏膜或并发感染，出现尿频、尿急和尿痛等膀胱刺激症状。如肿瘤阻塞输尿管开口，则可引起肾盂积水、肾盂肾炎甚至肾盂积脓。

（六）结局

膀胱移行细胞起源的肿瘤手术后容易复发，且有的复发肿瘤分化可能变差。膀胱移行上皮乳头状瘤和分化较好的乳头状癌约有50%术后复发，而分化差的移行细胞癌的复发率可高达80%~90%。

患者的预后与肿瘤的组织学分级有较密切的关系。移行上皮乳头状瘤和移行细胞癌Ⅰ级可复发，患者10年生存率可高达98%，但少数（<10%）患者复发病变分化变差。移行细胞癌Ⅱ级患者10年生存率仅为40%。

（李荣岗）

第四节　肾衰竭

各种病因引起肾功能严重障碍，出现水电解质代谢紊乱和酸碱平衡失调，多种代谢产物、药物和毒物在体内潴留，以及肾脏内分泌功能障碍的病理生理过程称为肾功能不全。肾功能不全由轻到重发展到晚期阶段即为肾衰竭，肾功能不全和肾衰竭发病机制没有本质区别，临床上两者往往通用。肾衰竭可分为急性肾衰竭和慢性肾衰竭。急性肾衰竭时由于机体来不及代偿适应代谢产物骤然蓄积所产生的严重后果，预后较差。然而大多数急性肾衰竭是可逆的，这一点与慢性肾衰竭的不可逆性明显不同。急性和慢性肾衰竭的最终表现是尿毒症。

一、急性肾衰竭

急性肾衰竭（ARF）是指各种病因在短时间内引起双侧肾脏泌尿功能急剧降低，导致机体内环境出现严重紊乱的病理过程。ARF是临床较为常见的一种危重症，可见于各科疾病。病情凶险，但如能早期诊断，抢救及时，治疗措施得当，大多数ARF可以完全恢复，反之也可以致死；部分病情严重的病例，可迁延不愈而转为慢性肾功能衰竭。

（一）分类和原因

根据解剖部位和发病环节将ARF分为肾前性、肾性和肾后性三类。

1.肾前性急性肾衰竭　肾前性急性肾衰竭是指肾脏血液灌流量急剧减少所致的急性肾衰竭。各种病因引起有效循环血量减少和肾血管强烈收缩，导致肾血液灌流量和GFR显著降低，出现尿量减少和氨质血症等。

常见于各型休克的早期，由于血容量减少、心功能障碍或血管容量增加，使有效循环血量减少、交感兴奋与RAAS激活使肾血管强烈收缩，导致肾血液灌流量急剧减少，GFR显著降低，出现尿量减少和氮质血症等。肾脏无器质性病变，如果血液灌流恢复肾功能也迅速恢复，故又称功能性肾衰竭或肾前性氮质血症。如肾脏灌注不足持续存在，则可导致肾小管坏死，发展为器质性肾衰竭。

2.肾性急性肾衰竭　肾性肾衰竭是由于各种原因引起肾实质病变而产生的急性肾衰

竭。损伤主要发生于肾小球、肾间质、肾血管和肾小管，又称器质性肾衰竭。

急性肾小管坏死是肾性急性肾衰竭最常见、最重要的原因。①肾缺血和再灌注损伤：各种原因引起的休克若未得到及时有效的抢救，发生肾持续性缺血或休克好转时的再灌注损伤，均可引起肾小管坏死，使功能性肾衰竭转变为器质性肾衰竭。②肾中毒：重金属、抗生素、四氯化碳等有机化合物、杀虫药、毒蕈、蛇毒、生鱼胆、某些血管和肾脏造影剂、肌红蛋白和血红蛋白及内毒素等均可直接损害肾小管，引起肾小管上皮细胞坏死，引起器质性肾衰竭。

肾脏本身疾患也是引起肾性肾衰竭的常见原因。急性肾小球肾炎、狼疮性肾炎、肾盂肾炎、恶性高血压、肾动脉血栓形成、动脉粥样硬化斑块脱落导致两侧肾动脉栓塞、间质性肾炎、严重感染、败血症、移植排异、药物过敏以及肿瘤浸润等引起的肾小管间质性疾病等，均可引起弥漫性肾实质损害，导致ARF。

3. 肾后性急性肾衰竭 肾后性急性肾衰竭指由肾以下尿路梗阻引起的肾功能急剧下降。常见的原因有双侧输尿管结石、炎症、肿瘤、前列腺肥大等引起的尿路梗阻。梗阻上方的压力增高，乃至肾盂积水，使肾实质受压，肾小球有效滤过压下降导致 GFR降低，肾脏功能急剧障碍。该型肾衰竭在临床较少见，肾衰竭的早期并无肾实质损害，梗阻解除后肾脏泌尿功能可很快恢复。

（二）发生机制

急性肾衰竭患者多数出现少尿或无尿，为少尿型ARF；少数患者的尿量不减少，但肾脏排泄功能降低，氮质血症明显，为非少尿型ARF。少尿型或非少尿型ARF，肾小球滤过率（GFR）均迅速显著下降。故GFR降低是ARF发病的中心环节。

1. 肾血管及血流动力学异常 是ARF初期GER降低和少尿的主要机制。主要包括肾灌注压降低、肾血管收缩、肾毛细血管内皮细胞肿胀和肾血管内凝血。

2. 肾小管损伤 是某些急性肾衰竭持续少尿的重要因素。主要包括肾小管阻塞、原尿返漏和管–球反馈机制失调。

（三）发病过程和功能代谢变化

少尿型ARF按其病程经过，可分为少尿期、移行期、多尿期和恢复期四个时期。其中少尿期因有高钾血症、代谢性酸中毒和水中毒等严重内环境紊乱，故为病情最危险的时期，尤其是高钾血症可引起心脏传导阻滞和心律失常，严重时可出现心室颤动或心脏停博。

非少尿型ARF尿量相对较多，高钾血症较少见，尿比重降低，尿钠含量较低，GFR下降虽不如少尿型，但已足以引起氮质血症。

二、慢性肾衰竭

慢性肾衰竭（CRF）是指各种慢性肾脏疾病引起肾单位慢性进行性、不可逆性破坏，以致残存的肾单位不足以充分排出代谢废物和维持内环境恒定，导致水、电解质代谢紊乱和酸碱平衡失调，代谢产物在体内积聚以及肾内分泌功能障碍，并伴有一系列临床症状的病理过程。

（一）病因

凡是能造成肾实质慢性进行性破坏的疾病均可引起CRF。按部位分为：①肾小球疾病，如慢性肾小球肾炎、糖尿病肾病、系统性红斑狼疮等；②肾小管间质疾病，如慢性肾盂肾炎、尿酸性肾病、多囊肾、肾结核等；③肾血管疾病，如高血压性肾硬化、结节性动脉周围炎等；④尿路慢性梗阻，如肿瘤、前列腺肥大尿路结石等。在我国慢性肾小球肾炎是CRF最常见的原因，肾小管间质疾病是其次原因。糖尿病肾病是西方发达国家CRF的首位原因，其次为高血压性肾损害。这两种病因引起的CRF在我国亦呈上升趋势。

（二）发病机制

CRF进行性发展有多种病理生理过程参与。目前认为，原发病的作用、继发性进行性肾小球硬化和肾小管–间质损伤是导致CRF有功能肾单位不断减少，肾功能进行性减退，最终发展为终末期肾病的主要机制。

（三）功能代谢变化

1.尿的变化　CRF早、中期，主要表现为夜尿、多尿，晚期发展成为少尿。夜间尿量增多，接近甚至超过白天尿量，称为夜尿。正常人每日尿量约为1500ml，夜间尿量仅占1/3，CRF早期即有夜尿增多，其发生机制尚不清楚。CRF晚期，健存肾单位极度减少，每日尿量可少于400ml，称为少尿。CRF早期，因肾浓缩功能障碍，尿相对密度最高只能达到1.020，称为低渗尿。晚期因肾浓缩与稀释功能障碍，尿渗透压接近血浆晶体渗透压，尿相对密度固定在1.008~1.012，称为等渗尿。由于肾小球滤过膜通透性增高或肾小管上皮细胞功能受损，可出现蛋白尿、血尿、管型尿。

2.氮质血症　慢性肾衰竭时，由于肾单位大量破坏，GFR显著降低，体内含氮代谢产物如尿素、尿酸、肌酐、多肽类、胍类、氨基酸等在体内蓄积，血中非蛋白氮增高，出现氮质血症。

3.水、电解质代谢紊乱和酸碱平衡失调

（1）水、钠代谢障碍　慢性肾衰竭时，由于健存肾单位数量少以及肾脏浓缩与稀释功能障碍，肾脏对水负荷的调节能力减退。当水的摄入量增加时，可因不能相应增加排泄而发生水潴留、水肿、水中毒甚至充血性心力衰竭。若摄入过少或伴有呕吐、腹泻引起体液丢失，则易发生血容量减少、脱水等。若血容量持续减少，则将进一步减少肾血流量，使肾功能进一步恶化。

（2）钾代谢障碍　慢性肾衰竭时，如果厌食使钾摄入不足，呕吐、腹泻或长期应用利尿剂引起钾丢失过多，可出现低钾血症。晚期，GFR降至10ml/min以下时，出现高钾血症。此外，组织分解代谢增强、酸中毒、溶血等使细胞内钾溢出，可促进高钾血症发生。

（3）高磷血症、低钙血症　CRF常常出现血磷增高，血钙降低。由于GFR降低，肾排磷减少，导致血磷增高。而且PTH的显著增多可加强溶骨活性，使骨骼磷酸盐释放增多，形成恶性循环。此外，高磷饮食如奶制品和蛋黄等摄入较多时，因肾脏不能适应相应的磷负荷，尿磷增加很少，磷仍在体内蓄积，引起高血磷。血磷与钙的乘积为一常数，磷增高则钙降低；血磷增高时肠道分泌磷酸根增多，在肠内与钙结合成难以吸收的磷酸钙，使肠吸收钙减少；血磷增高可刺激甲状腺滤泡旁细胞分泌降钙素，抑制肠道吸收钙；肾实质的破坏使肾脏羟化维生素D_3的功能障碍，1,25-(OH)$_2D_3$减少，减少肠吸收钙，导致低血钙的发生。

（4）代谢性酸中毒　当GFR明显降低时，磷酸、硫酸和有机酸难以经肾排出而在体内蓄积，血中固定酸增多，此时AG增高，血Cl^-正常。此外，机体分解代谢增强，使酸性代谢产物生成增多，可促进酸中毒发生。

4. CRF引发的常见并发症

（1）肾性高血压　由肾脏疾病引起的高血压，称为肾性高血压。慢性肾衰竭引起高血压的机制包括：①钠、水潴留使血容量增多，引起心输出量增加；②肾素-血管紧张素系统活性增强使外周阻力提高；③肾合成PGE_2、PGA_2等扩血管物质减少，引起血管收缩，进一步提高外周阻力。高血压能增加肾小球毛细血管张力，增加肾小球的滤过负荷，加速肾小球硬化。

（2）肾性骨病　又称肾性骨营养不良。是指慢性肾衰竭时，由于钙、磷及维生素D等代谢障碍所致的骨骼病变，包括儿童的肾性佝偻病和成人的骨软化、纤维性骨炎、骨硬化、骨质疏松及转移性钙化等。血磷增高引起血钙降低，刺激甲状旁腺功能亢进，分泌大量PTH，使骨的破坏、旧骨的吸收及新骨的形成异常活跃。若骨的纤维化相当突出，则出现骨硬化；若骨的吸收占优势，则出现骨质疏松。1,25-(OH)$_2D_3$生成减少，肠钙吸收减少，出现低钙血症，导致骨质钙化障碍。持续性代谢性酸中毒，机体则动员骨盐以缓冲血液中过多的H^+，致使骨盐溶解，出现骨质脱钙。

（3）肾性贫血　CRF患者往往伴有贫血，且贫血程度与肾功能损害程度较为一致。发生机制为：①肾实质破坏，促红细胞生成素生成减少，导致骨髓红细胞生成减少；②体内潴留的毒性物质（如甲基胍）可抑制骨髓造血功能；③毒性物质使红细胞破坏增多：毒性物质可导致出血和铁的吸收及利用障碍。

（4）出血倾向　CRF患者常有鼻出血、牙龈出血、消化道出血或皮下淤斑，主要原因是慢性肾衰竭患者体内的毒性代谢产物可抑制血小板第三因子释放，使血小板粘附性和聚集性降低，导致血小板功能障碍。

三、尿毒症

尿毒症（uremia）是各种肾脏疾病发展的最严重阶段。肾单位大量破坏，导致代谢终末产物和毒性物质在体内大量潴留，并伴有水、电解质代谢紊乱和酸碱平衡失调以及某些内分泌功能失调从而引起一系列自体中毒症状的综合征。尿毒症是终末期肾病（ESRD）。

目前认为可能是毒性物质在体内蓄积，水、电解质代谢紊乱和酸碱平衡失调及某些内分泌功能障碍等多因素综合作用的结果。其中，毒性物质蓄积在其中起着重要作用。

常见的尿毒症毒素主要包括甲状旁腺激素、胍类化合物、中分子量物质、多胺和尿素等，其中尿素的毒性作用与其代谢产物——氰酸盐有关。

四、防治原则

（1）及时诊断与治疗原发疾病，防止肾实质发生进行性破坏，改善肾功能。

（2）控制感染，纠正水、电解质代谢紊乱和酸碱平衡失调，控制高血压，避免使用肾毒性药物等，纠正加重肾功能衰竭的因素，防止肾功能进一步恶化。

（3）低蛋白、低磷、高热量、低盐饮食，补充钙、必需氨基酸和多不饱和脂肪酸，适当补充维生素。

（4）采用腹膜透析和血液透析（人工肾），可延长患者生命。肾移植是治疗慢性终末期肾病的最佳手段。

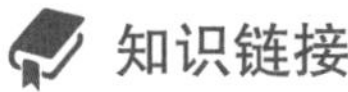

知识链接

肾透析与肾移植

肾透析和肾移植是可供终末期肾病患者选择的两种治疗方法。

肾透析又称人工肾，也叫血液透析法（简称血透）或洗肾，其是血液净化技术的一种。其利用半透膜原理，通过扩散将流体内各种有害以及多余的代谢废物和过多的电解质移出体外达到净化血液的目的。并达到纠正水、电解质代谢紊乱及酸碱平衡失调的目的。血透技术使慢性肾衰竭患者生存期明显延长，但不能完全作为肾脏替代治疗。

（黄少鹏）

目标检测

答案解析

一、单选题

1.引起急性肾小球肾炎最常见的相关病原体是（　　）

A.病毒　　B.支原体

C.链球菌　　D.真菌

E.衣原体

2.急性弥漫性增生性肾小球肾炎的病变特点，最具有特征性病变的是（　　）

A.肾小球毛细血管扩张充血及血栓形成

B.肾小管内见到各种管型

C.肾小球内有较多中性粒细胞

D.肾小管上皮细胞肿胀变性

E.肾小球体积增大，毛细血管内皮细胞及系膜细胞数目增多

3.急性肾炎综合征尿的改变，下列不符合的是（　　）

A.少尿、无尿　　B.低比重尿

C.血尿　　D.蛋白尿

E.管型尿

4.新月体性肾小球肾炎中“新月体”的细胞是（　　）

A.肾小球球囊壁层上皮细胞和单核细胞

B.肾小球球囊壁层上皮细胞

C.肾小球球囊脏层上皮细胞和单核细胞

D.肾小球系膜细胞和内皮细胞

E.肾小球系膜细胞

5.慢性肾小球肾炎的主要病理变化是（　　）

A.肾小球毛细血管内皮细胞及系膜细胞增生

B.肾小囊基底膜增厚

C.肾小囊壁层上皮细胞增生，形成新月体

D.大量肾小球发生玻璃样变和硬化

E.肾小球球囊脏层上皮细胞增生

6.慢性肾小球肾炎的肾脏表现为（　　）

A.大红肾　　B.蚤咬肾

C.大白肾　　D.颗粒性固缩肾

E.大瘢痕性固缩肾

7.肾盂肾炎的主要感染途径是（　　）

A.上行感染　　B.淋巴道感染

C.直接感染　　D.血行感染

E.免疫反应

8.肾盂肾炎最常见的致病菌是（　　）

A.葡萄球菌　　B.厌氧菌

C.大肠埃希菌　　D.真菌

E.链球菌

9.下列不是慢性肾盂肾炎临床表现的是（　　）

A.病程长，反复发作　　B.腰痛、发热

C.脓尿、菌尿　　D.明显蛋白尿

E.多尿、夜尿出现早而明显

10.肉眼观察肾体积明显缩小，质地变硬，表面有大的不规则瘢痕凹陷，该病变性质最可能是（　　）

A.晚期肾小球肾炎　　B.慢性肾盂肾炎

C.轻微病变性肾小球肾炎　　D.良性高血压病引起的萎缩肾

E.局灶性节段性肾小球肾炎

二、简答题

1.简述急性弥漫性增生性肾小球肾炎的病理变化及临床表现。

2.试比较肾小球肾炎和肾盂肾炎的异同。

书网融合……

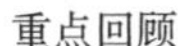

重点回顾

习题

第十五章 生殖系统和乳腺疾病

PPT

学习目标

1. 重点掌握宫颈息肉及宫颈癌的病理变化，葡萄胎、侵蚀性葡萄胎病理变化及两者之间区别，乳腺纤维腺瘤及乳腺癌的病理改变。

2. 能够梳理宫颈癌病因及转化，乳腺癌的临床病理联系。

3. 在临床工作中能够运用所学理论推导病情的演变。

岗位情景模拟

情景描述 患者，女，48岁。体检发现左侧乳腺肿物，触之质硬、不活动。手术切除后送病理。切开肉眼可见一个直径1.5cm灰白质硬区。显微镜观察肿瘤细胞呈不规则巢团状，呈浸润性生长，瘤细胞异型性显著。

讨论 1. 该患者可能的病理诊断可能是什么？

2. 该患者首选的治疗方式是什么？

第一节 女性生殖系统疾病

一、子宫疾病

（一）慢性子宫颈炎

慢性子宫颈炎是育龄期妇女最常见的妇科疾病。临床主要症状为白带增多，偶尔血性白带，下腹或腰骶部疼痛等。

1. 病因和发病机制 慢性子宫颈炎病原体主要为葡萄球菌、链球菌、大肠埃希菌等，沙眼衣原体、淋球菌、单纯疱疹病毒感染也可引起。多因分娩、流产等导致子宫颈损伤后细菌入侵而发病。

2.类型及病理变化　根据临床病理特点，可分为以下类型。

（1）子宫颈糜烂　是指子宫颈阴道部的鳞状上皮部分发生坏死脱落，形成浅表的缺损，称为子宫颈真性糜烂，较少见。

（2）子宫颈息肉　由于慢性炎症刺激，子宫颈黏膜上皮、腺体和间质呈局限性增生形成突出于黏膜表面带蒂的小肿物，称子宫颈息肉。肉眼观，息肉可单发或多发，鲜红色，质软，常有蒂，大小数毫米到数厘米。镜下观，息肉中心为结缔组织伴有充血、水肿及慢性炎细胞浸润，表面覆盖上皮与子宫颈管上皮相同。宫颈息肉极少恶变。

（3）子宫颈腺体囊肿　慢性子宫颈炎时，子宫颈管腺体的开口被化生的鳞状上皮或黏液阻塞，使黏液潴留，腺体扩张呈囊状，形成子宫颈腺体囊肿，又称纳博特囊肿。肉眼观，宫颈表面见单个或多个灰白色半透明小囊泡，内含无色黏液。

（4）子宫颈肥大　由于慢性炎症的长期刺激，子宫颈腺体和间质结缔组织增生，使整个子宫颈呈不同程度肥大，可达正常子宫颈的2~4倍。

（二）子宫颈癌

子宫颈癌是女性生殖系统常见的恶性肿瘤之一，发病率仅次于乳腺癌。高发年龄在45岁左右。由于我国广泛开展子宫颈脱落细胞学普查工作，许多癌前病变和早期癌能早期诊断和治疗，使子宫颈癌的死亡率明显降低。

1.病因和发病机制　子宫颈癌病因和发病机制至今尚未完全清楚。目前认为经性传播的人类乳头状瘤病毒（HPV）感染是大多子宫颈癌的主要致病因素之一。此外，其发病可能还与早婚、多产、子宫颈裂伤、包皮垢刺激等因素有关。

2.病理变化　子宫颈癌大部分发生于鳞状上皮和柱状上皮交界处（子宫颈外口）。

（1）肉眼观　根据子宫颈癌的生长方式和外观形态可分为四型。

①糜烂型病变处黏膜潮红，粗糙或颗粒状，触之易出血。在组织学上多为原位癌或早期浸润癌。不易发现，临床上通过脱落细胞学普查，可早期诊断。

②外生菜花型癌组织向子宫颈表面生长，呈息肉状、乳头状或菜花状，表面常有坏死和浅表溃疡形成。

③内生浸润型癌组织向子宫颈深部组织浸润性生长，使子宫颈前后唇增厚变硬，但表面仍光滑或仅有浅表溃疡，临床检查容易漏诊。

④溃疡型外生菜花型或内生浸润型进一步发展，癌组织发生坏死脱落形成溃疡，溃疡边缘隆起，底部凹凸不平，易发生出血和感染（图15–1）。

（2）镜下观　分为鳞状细胞癌和腺癌两种类型。

①鳞状细胞癌多见，占90%~95%。大多数发生于子宫颈鳞状上皮与柱状上皮交界处，

按分化程度可分为高、中、低分化三型（图15-2）。

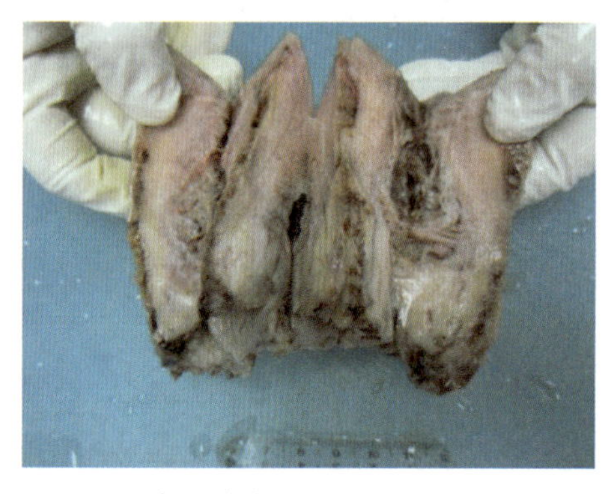

图15-1　子宫颈癌（溃疡型）溃疡底部凹凸不平

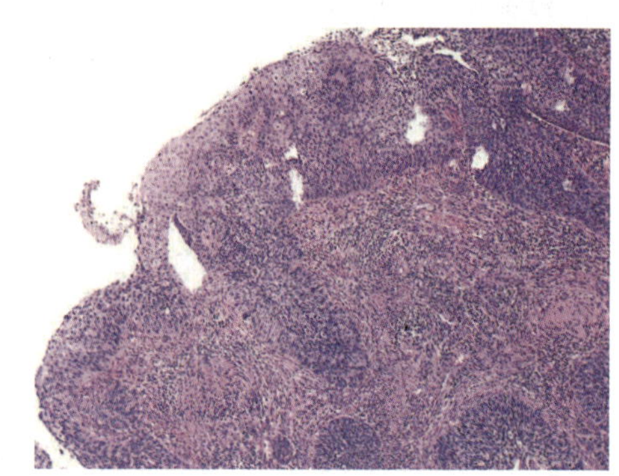

图15-2　子宫颈癌低分化鳞状细胞癌，无角化珠形成

②腺癌少见，仅占5%～10%。来源于子宫颈管黏膜的腺上皮和柱状上皮，可表现为乳头状腺癌、管状腺癌、黏液腺癌等。子宫颈腺癌对放射治疗及化学药物治疗均不敏感，预后较差。

3.扩散与转移

（1）直接蔓延　癌组织向邻近组织和器官浸润性生长，向下侵及阴道穹窿部，向上侵犯子宫体，向两侧可侵犯盆腔组织，向前可侵犯膀胱，向后可侵犯直肠。

（2）淋巴道转移　是子宫颈癌最常见和最重要的转移途径，可通过淋巴管转移至子宫颈旁、闭孔、髂内、髂外、髂总、腹股沟及骶前淋巴结，晚期甚至可转移到锁骨上淋巴结。

（3）血道转移　较少见，晚期可经血道转移至肺、骨、肝等处。

4.临床病理联系　早期子宫颈癌没有明显症状。随着病变进展，癌组织浸润破坏血管，患者可出现不规则的阴道流血及接触性出血。癌组织坏死继发感染后出现白带增多，有腥臭味。癌组织压迫盆腔内脏神经，可引起下腹部及腰骶部疼痛。晚期患者可出现恶病质。对于已婚妇女，定期作宫颈细胞学防癌普查是早期发现、早期诊断、早期治疗的重要措施。

（三）子宫内膜增生症

子宫内膜增生症是由于内源性或外源性雌激素增高引起的子宫内膜腺体及间质的增生性病变。病因不明，多发生于青春期和更年期妇女。

1.病理变化　肉眼观，子宫内膜弥漫性或局灶性增厚，可达1cm以上，表面光滑，质地柔软。镜下观，根据细胞形态及腺体结构特点，分为单纯性增生、复杂性增生和异型增生三种类型。①单纯性增生：腺体数目增多，大小较一致，腺上皮显示单层或假复层，上皮细胞无异型性。约1%可发展为子宫内膜癌。②复杂性增生：腺体大小不一，外形不规则，排列紧密，增生的腺上皮可形成乳头突起于腺腔内，上皮细胞无异型性。癌变率约3%。③非典型增生：表现为复杂性增生伴有腺上皮细胞异型性增生。癌变率高达1/3，一般认为这种变化属于癌前病变。

2. 临床病理联系　临床主要表现为功能性子宫出血，主要症状为月经不规则、经期延长和月经量过多，子宫长期出血可引起贫血。

（四）子宫内膜异位症

子宫内膜异位症是指子宫内膜腺体和间质出现在子宫内膜以外的部位。80%发生于卵巢，如子宫内膜异位症发生在子宫肌层称之为子宫腺肌症，患者常出现痛经或月经不规律。子宫内膜异位症病因未明。

病理变化如发生在卵巢，可因反复出血致卵巢体积增大，形成囊腔内含黏稠咖啡色液体，称为巧克力囊肿。镜下可见与正常子宫内膜相似的腺体、子宫内膜间质及含铁血黄素，其内可见吞噬含铁血黄素的巨噬细胞。

二、妊娠滋养层细胞疾病

（一）葡萄胎

葡萄胎亦称水泡状胎块，是胎盘绒毛的一种良性病变。可发生于育龄期的任何年龄，以20岁以下和40岁以上女性多见，经产妇多于初产妇，可能与卵巢功能不足或衰退有关。

1.病因和发病机制　葡萄胎的病因未明。多数学者认为葡萄胎是一种良性肿瘤性疾病，其发生与受精卵染色体异常有关。

2.病理变化　肉眼观：胎盘绒毛高度水肿，形成大小不等、透明或不透明的薄壁水泡，水泡间相连成串，形如葡萄（图15-3），故称葡萄胎。分为完全性葡萄胎和部分性葡萄胎。若全部绒毛都呈葡萄状，称完全性葡萄胎。部分绒毛呈葡萄状，部分绒毛正常，伴有或不伴有胎儿或其附属物，称部分性葡萄胎。镜下观：①绒毛间质高度水肿（图15-4）；②绒毛间质内血管消失；③滋养层细胞有不同程度增生。

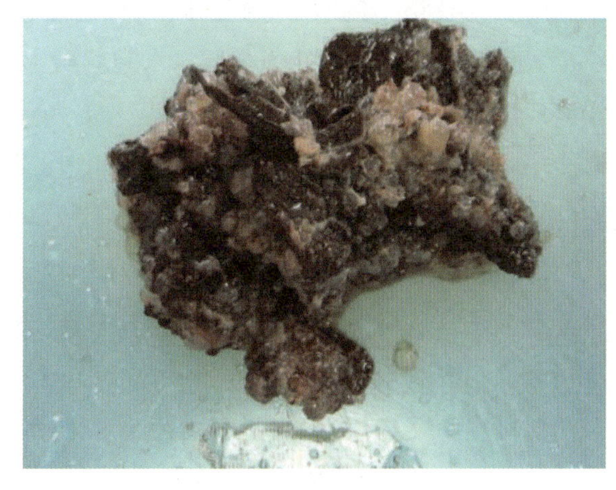

图 15-3　葡萄胎（肉眼观），见大小不等透明水泡样结构

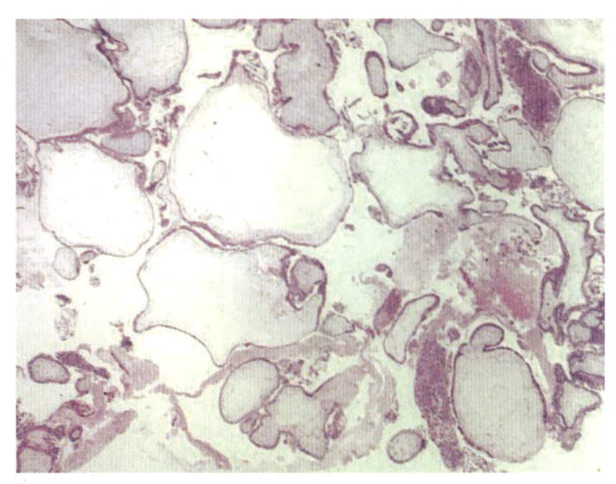

图 15-4 葡萄胎，镜下绒毛间质高度水肿，形成“水池”样结构

3. 临床病理联系 由于水肿的绒毛充满宫腔，患者子宫增大，常超过正常妊娠月份子宫体积。因胎儿早期死亡，虽然子宫体积超过正常5个月妊娠，但临床检查听不到胎心音，患者也不觉胎动。由于增生的滋养层细胞产生大量的人绒毛膜促性腺激素（HCG），患者血和尿中的HCG明显升高，而且患者HCG水平可作为疗效和预后观察的指标。由于增生的滋养层细胞侵袭血管，患者常出现反复阴道流血，有时混有水泡状物。

4. 预后 葡萄胎一经确诊彻底刮宫后80% ~90%可以痊愈。完全性葡萄胎10% ~15%可发展为侵蚀性葡萄胎，2% ~3%可发展为绒毛膜上皮癌。部分性葡萄胎4%发展为侵蚀性葡萄胎，一般不发展为绒毛膜上皮癌。

（二）侵蚀性葡萄胎

侵蚀性葡萄胎是介于葡萄胎与绒毛膜上皮癌之间的交界性肿瘤，与葡萄胎的主要区别是水泡状绒毛侵入子宫肌层甚至子宫外，引起子宫肌层出血坏死。

1. 病理变化 侵蚀性葡萄胎以水泡状绒毛侵入子宫肌层为特征。肉眼观，子宫增大，子宫肌层可见大小不等的水泡状绒毛浸润，有时穿透子宫壁累及宫旁组织，子宫腔内可见多少不等的水泡状组织。部分患者可见阴道、外阴及肺转移性结节。镜下观，子宫肌层内有完整的水泡状绒毛，滋养层细胞增生显著，异型性明显，常见出血、坏死。

2. 临床病理联系及预后 由于滋养层细胞增生，患者血和尿HCG持续阳性。因水泡状绒毛侵入子宫肌层，破坏组织和血管，患者出现阴道持续或间断性不规则出血。水泡状绒毛可经血道转移至肺、脑等器官，或转移至阴道壁或外阴等处，形成暗红色的出血结节，破溃时可发生反复出血。侵蚀性葡萄胎对化疗敏感，预后较好。

（三）绒毛膜癌

绒毛膜癌简称绒癌，是一种起源于妊娠绒毛滋养层上皮、具有高度侵袭性的恶性肿瘤。绒癌患者多为育龄妇女，绝大多数病例与妊娠有关，其中50%继发于葡萄胎。

1.病理变化　肉眼观，绒癌多发生在子宫体，常突出于宫腔内，切面呈结节状，暗红色，质软而脆，出血、坏死明显（图14–5）。病变常向子宫肌层浸润，甚至穿透浆膜，引起腹腔出血。但也有子宫内未发现原发病灶而只出现转移病灶。镜下观，绒癌组织由两种异型性明显的癌细胞构成，一种为类似滋养层细胞的癌细胞，二种为类似合体滋养层细胞的癌细胞。这两种癌细胞常混合排列成条索状或团块状，核分裂象多见，无绒毛结构。绒癌无间质和血管，癌细胞增殖主要依靠侵犯临近血管而获得营养，故癌组织出血坏死严重。

2.临床病理联系及预后　绒癌极易侵犯血管，早期即发生血道转移。最常转移至肺，其次为阴道壁、脑、肝、脾、肾和肠等。由于癌组织侵犯血管，患者常在葡萄胎、流产或妊娠分娩数月甚至数年后，发生持续不规则阴道流血、子宫增大、血和尿HCG持续升高。癌组织穿透子宫壁，可发生腹腔大出血。

虽然绒癌恶性程度很高，但化疗效果好。死亡者多因脑转移。

第二节　男性生殖系统疾病

一、睾丸肿瘤

大多数睾丸肿瘤起源于生殖细胞，超过一半的肿瘤含有不止一种肿瘤类型，包括精原细胞瘤、胚胎性癌、卵黄囊瘤、多胚瘤、绒癌和畸胎瘤。除卵黄囊瘤极少发生在睾丸以外，与卵巢性索间质及生殖细胞肿瘤相同类型的肿瘤均可发生在睾丸，发生在睾丸或卵巢的同一类型肿瘤肉眼观、组织学改变和生物学行为无明显区别。

二、阴茎癌

阴茎鳞状细胞癌是起源于阴茎鳞状上皮的恶性肿瘤，多发于40~70岁的男性，与HPV有一定关系。

1.病理变化　阴茎鳞状细胞癌通常发生在阴茎龟头或包皮内接近冠状沟的区域。肉眼观呈乳头型或扁平型；乳头型似尖锐湿疣，或呈菜花样外观；扁平型局部黏膜表面灰白，增厚，可见裂隙，逐渐形成溃疡。镜下为分化程度不一的鳞状细胞癌，一般分化较好，有明显的角化（图15–5）。

疣状癌为发生在男性的高分化鳞癌，低度恶性。肿瘤向外向内呈乳头状生长，仅在局部浸润，极少发生转移。因大体观及镜下观均与尖锐湿疣相似，外观似疣状而得名。和尖锐湿疣一样，发病和HPV6型及HPV11型感染有关，在肿瘤表层的细胞也可见挖空细胞。

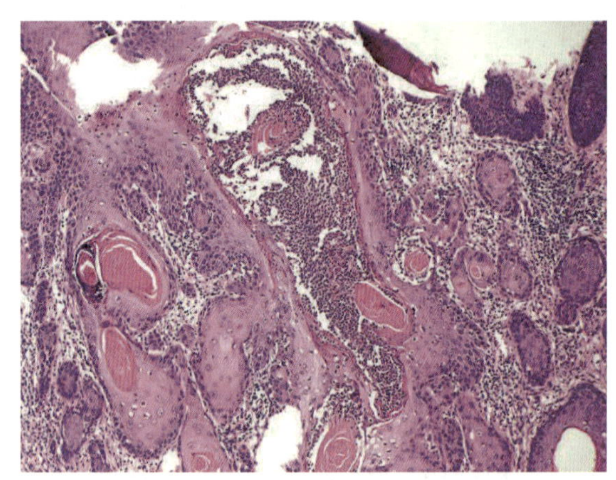

图 15–5　阴茎高分化鳞癌，大量角化珠形成

2. 临床病理联系　阴茎鳞状细胞癌进展缓慢，可局部转移，一般无痛，常可伴有出血。早期肿瘤可转移至腹股沟和髂淋巴结。

第三节　乳腺疾病

一、乳腺增生性病变

1. 乳腺纤维囊性变　也称为乳腺病或乳腺结构不良，组织学表现为非炎症性、非肿瘤性的乳腺组织增生，是成熟女性最常见的乳腺疾病。30~40岁女性最多见，可表现为乳腺硬结性肿块、压痛。

病理变化如下。大体所见变化较大，如间质为主则切面均匀呈灰白色；以囊性变为主切面可见较多大小不等囊腔；以导管增生为主与肿瘤性病变相似；而硬化性腺病与浸润癌大体不易区分。镜下，可分为导管增生及小叶增生，如果导管数量局限性增多，形成境界清楚的肿瘤样病变时称为腺病。

2. 硬化性腺病　属于增生性纤维囊性变的一个亚型。大体观察，灰白质硬，与周围组织分界不清。镜下，表现为纤维性间质增生明显，挤压导管使之受压变形，腺泡扭曲，外层肌上皮明显可见。

二、乳腺纤维腺瘤

纤维腺瘤是乳腺最常见的良性肿瘤，可发生于青春期后的任何年龄，多在20~30岁之间。呈单个或多个，且单侧或双侧发生。肉眼观，圆形或卵圆形结节状，与周围组织界限清楚，切面灰白色、质韧、略呈分叶状，可见裂隙状区域，常有黏液样外观（图15–6）。镜下观，肿瘤主要由增生的纤维间质和腺体组成，腺体呈圆形或卵圆形，或被周围的纤维结缔组织挤压呈裂隙状；间质通常较疏松，富于黏多糖（图15–7），也可较致密，发生玻璃样变或钙化。

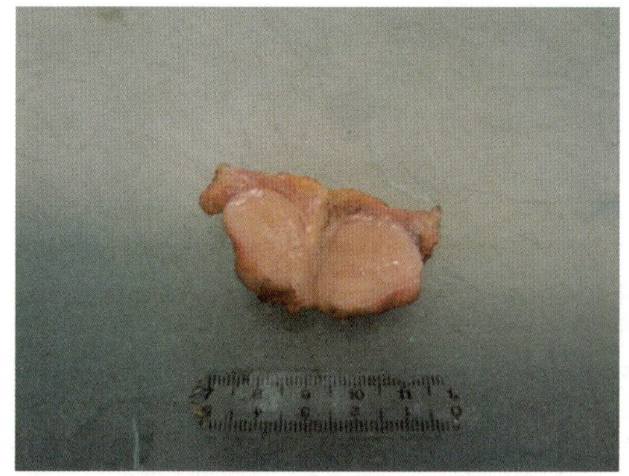

图15–6　乳腺纤维腺瘤（肉眼观），界限清楚，分叶状

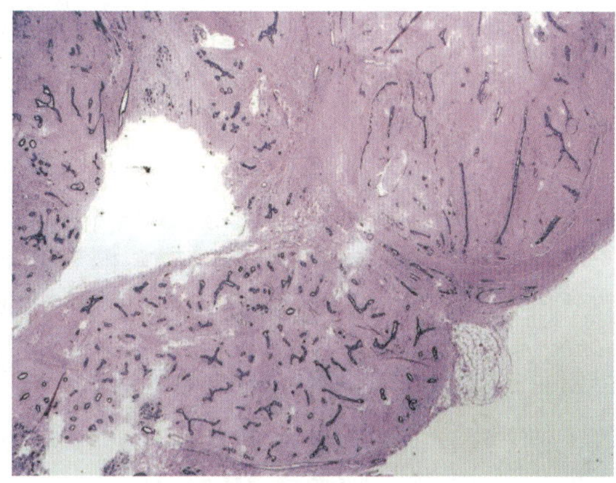

图15–7　乳腺纤维腺瘤，镜下分叶状，间质黏液样变

三、乳腺癌

乳腺癌是起源于乳腺导管上皮和腺泡上皮的恶性肿瘤。其发病率居我国女性恶性肿瘤首位，呈逐年上升趋势。常发生于40~60岁的妇女，男性乳腺癌罕见。

（一）病因

乳腺癌的病因尚未完全阐明。一般认为，乳腺癌的发生与患者雌激素水平过高有关。此外，家族遗传因素、病毒（乳汁因子）作用、长时间大剂量放射线照射亦与乳腺癌的发生关系密切。

（二）病理变化

乳腺癌约半数以上发生于乳腺外上象限，其次为中央部，其他部位较少。多发生于一侧乳腺。根据组织学结构，一般将乳腺癌分为非浸润性癌和浸润性癌两大类。

1. 非浸润性癌　又称原位癌，是乳腺癌的早期阶段，包括导管原位癌和小叶原位癌。肉眼观，可见条索状或小结节状灰白色肿块，切面有时可挤出黄色粉刺样物而得名粉刺癌。镜下观，癌细胞局限于扩张的导管和腺泡腔内，未突破基底膜。导管原位癌根据肿瘤细胞异型性可分为低级别、中级别和高级别，而高级别导管原位癌细胞团的中央经常见大片坏死（图15-8）。小叶原位癌肿瘤细胞较小、大小形态较一致，一般无坏死。

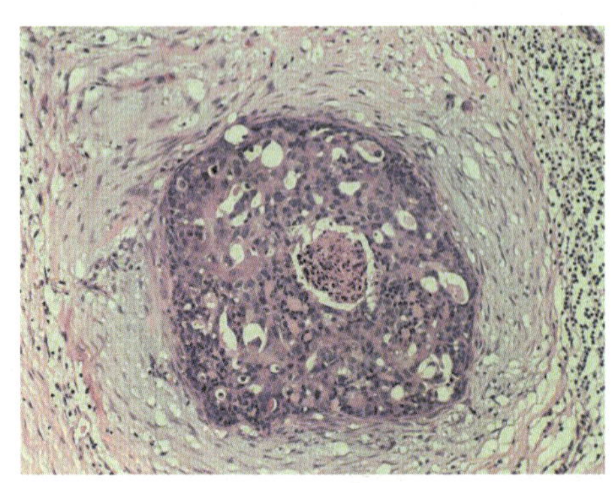

图15-8　乳腺高级别导管原位癌，瘤巢中心见坏死

2. 浸润性癌

（1）浸润性导管癌　导管内原位癌的癌细胞突破管壁基底膜向间质浸润，是乳腺癌最常见的类型。肉眼观，肿瘤呈蟹足状，与周围组织界限不清，呈灰白色，质硬，大小不等。镜下观，癌细胞呈团块状、不规则条索状排列，偶见腺样结构，异型性明显，核分裂象多见。间质可见纤维组织增生和明显的淋巴细胞浸润（图15-9）。

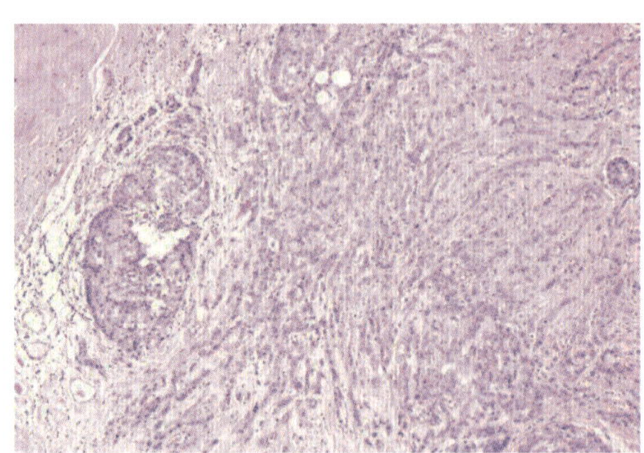

图15-9　乳腺浸润性导管癌，肿瘤细胞呈不规则巢状及梁索状

（2）浸润性小叶癌　是由小叶原位癌发展而来。临床上可触及肿块，界限不清，也可呈弥漫性多灶性分布。镜下观，癌细胞如原位癌，体积小，细胞形态一致，单个或单行条索状浸润于成束的纤维组织之间，或环状排列于正常导管周围（图15-10）。

（3）特殊性癌　类型繁多，组织结构特殊，包括乳头状癌、伴髓样特征的癌、大汗腺癌、鳞状细胞癌等。

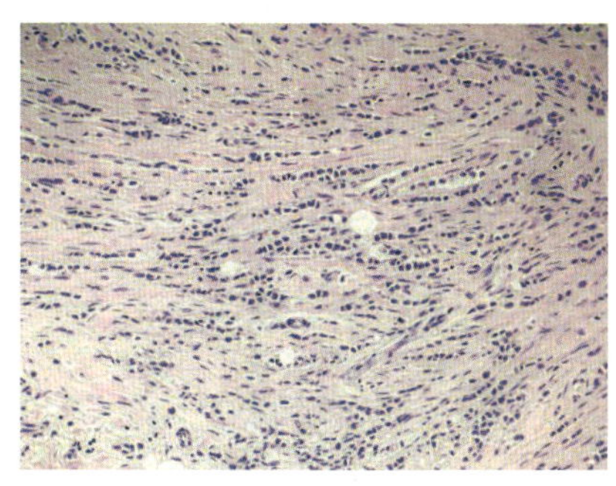

图 15-10 乳腺浸润性小叶癌，肿瘤细胞小，呈线状及“列兵”样排列

（三）扩散与转移

1. 直接蔓延 癌细胞不但可沿导管累及相应的腺泡，亦可沿结缔组织间隙和筋膜浸润到脂肪组织，甚至胸肌、胸壁。

2. 淋巴道转移 是乳腺癌最常见的转移途径，首先转移至同侧腋窝淋巴结，晚期可转移至锁骨上、下淋巴结、内乳淋巴结和纵膈淋巴结，甚至对侧锁骨上淋巴结。

3. 血道转移 晚期乳腺癌可发生血道转移，最常转移至肺，其次为骨、肝、脑等。

（四）临床病理联系与预后

乳腺癌早期症状不明显，表现为无痛性肿块，被无意中发现。晚期，若肿瘤侵犯皮肤，阻塞真皮淋巴管导致皮肤水肿，而毛囊汗腺处皮肤相对下陷，使皮肤呈橘皮样外观；若侵及乳头，可致乳头下陷。乳腺癌预后与其临床分型密切相关。

（李荣岗）

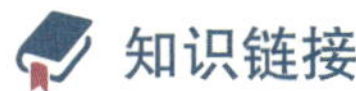

知识链接

乳腺癌与遗传

乳腺癌发病率居全球女性恶性肿瘤第一位。目前已证明，约10%乳腺癌患者由已知的乳腺癌易感基因致病性胚系突变所致，称为遗传性乳腺癌。遗传性乳腺癌常呈现家族聚集发生，即家系一级至三级亲属中常有多个（如2例或2例以上）原发性乳腺癌和（或）卵巢癌患者，因此称之为家族遗传性乳腺癌。与散发性乳腺癌相比，家族遗传性乳腺癌常有家族多个成员发病、发病年龄早、对侧（或双侧）乳腺癌发病率高等临床特点，个人或家族成员罹患其他相关肿瘤风险也可能升高。因此，家族遗传性乳腺癌的预防干预、早期诊断和治疗策略不同于散发性乳腺癌。

目标检测

答案解析

一、单选题

1. 下列主要为慢性子宫颈炎病原体，其中不常见的是（　　）

A. 葡萄球菌　　B. 链球菌

C. 大肠埃希菌等　　D. 沙眼衣原体

E. 巨细胞病毒

2. 目前认为经性传播的（　　）感染是大多子宫颈癌的主要致病因素之一

A. 人类乳头状瘤病毒（HPV）　　B. 发生恶变

B. 出现大小不等的结节　　D. 弥漫性肿大

E. 闻及血管杂音

3. 关于子宫颈癌的说法，错误的是（　　）

A. 是女性生殖系统常见的恶性肿瘤之一

B. 发病可能与早婚、多产、子宫颈裂伤、包皮垢刺激等因素有关

C. 大部分发生于鳞状上皮和柱状上皮交界处

D. 镜下主要为腺癌

E. 淋巴道转移是子宫颈癌最常见和最重要的转移途径

4. 关于子宫内膜异位症，错误的是（　　）

A. 主要见于经产妇　　B. 最常见于卵巢

C. 如发生在子宫肌层则称为腺肌症　　D. 患者常出现痛经或月经不规律

E. 依子宫内膜异位症病因已明确

5. 下列关于葡萄胎的描述，错误的是（　　）

A. 是一种良性病变　　B. 可恶变为发展为绒毛膜上皮癌

C. 分为完全性葡萄胎和部分性葡萄胎　　D. 绒毛间质高度水肿、血管消失

E. 经确诊彻底刮宫后80% ~90% 可以痊愈

6. 关于侵蚀性葡萄胎，下列表述错误的是（　　）

A. 是一种交界性肿瘤　　B. 以水泡状绒毛侵入子宫肌层为特征

C. 仅在局部侵袭，不会发生转移　　D. 引起子宫肌层出血坏死

E. 患者血和尿HCG持续阳性

7. 关于绒毛膜癌，下列表述错误的是（　　）

A. 绝大多数病例与妊娠有关

B. 镜下可见绒毛结构

C. 绒癌极易侵犯血管，早期即发生血道转移

D. 最常转移的脏器是肺

E. 绒癌恶性程度很高，但化疗效果好

8. 关于阴茎癌，下列表述错误的是（　　）

A. 起源于阴茎鳞状上皮

B. 与HPV感染有一定关系

C. 通常发生在阴茎龟头或包皮内接近冠状沟的区域

D. 镜下为分化程度不一的鳞状细胞癌，一般分化较差，无明显的角化

E. 进展缓慢，可局部转移

9. 关于乳腺纤维腺瘤，下列表述错误的是（　　）

A. 乳腺最常见的良性肿瘤

B. 常见于20~30岁之间女性

C. 肿瘤主要由增生的纤维间质和腺体组成

D. 大体观察，灰白质硬，与周围组织分界不清

E. 手术切除可治愈

10. 关于乳腺浸润性癌，下列表述错误的是（　　）

A. 发病率居我国女性恶性肿瘤首位

B. 病因尚未完全阐明

C. 常发生在发生于乳腺外上象限

D. 肉眼观，肿瘤呈蟹足状，与周围组织界限不清

E. 未突破基底膜

二、简答题

1. 请简述子宫颈癌的病理变化。

2. 简述浸润性乳腺癌的病理变化。

书网融合……

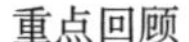

重点回顾

习题

第十六章　内分泌系统疾病

PPT

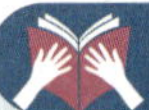
学习目标

1. 重点掌握糖尿病分类及病理变化，尤其血管、肾脏及视网膜病变；甲状腺疾病的病理变化。

2. 学会梳理糖尿病及甲状腺疾病病理与临床联系。

3. 在临床工作中具备严谨、求实的医疗作风。

岗位情景模拟

情景描述　患者，女，27岁。体检发现右侧甲状腺肿物，手术切除后送病理检验。切开肉眼可见一个直径2cm灰白结节，质硬。显微镜观察见大量分支乳头，上皮细胞见核沟及核内包涵体，乳头间质可见砂粒体钙化。

讨论　1. 该患者甲状腺疾病的病理诊断可能是什么？

2. 该患者首选哪种治疗方式？

第一节　糖尿病

糖尿病是一种体内胰岛素相对或绝对不足或靶细胞对胰岛素敏感性降低，或胰岛素本身存在结构上的缺陷而引起的碳水化合物、脂肪和蛋白质代谢紊乱的慢性疾病。其主要特点是高血糖、糖尿。临床上表现为多饮、多食、多尿和体重减少（即“三多一少”）。本病发病率日益增高，已成为世界性的常见病、多发病。

一、分类、病因及发病机制

糖尿病一般分为原发性糖尿病和继发性糖尿病。原发性糖尿病（即日常所俗称的糖尿病）又分为胰岛素依赖型和非胰岛素依赖型两种。

（一）原发性糖尿病

1.胰岛素依赖型糖尿病　又称I型或幼年型，占糖尿病的10%左右。主要特点是青少年发病，起病急，病情重，发展快，胰岛B细胞严重受损，细胞数目明显减少，胰岛素分泌绝对不足，血中胰岛素降低，引起糖尿病，易出现酮症，治疗依赖胰岛素。目前认为本型是在遗传易感性的基础上由病毒感染等诱发的针对B细胞的一种自身免疫性疾病。

2.非胰岛素依赖型糖尿病　又称Ⅱ型或成年型，约占糖尿病的90%。主要特点是成年发病，起病缓慢，病情较轻，发展较慢，胰岛数目正常或轻度减少。血中胰岛素可正常、增多或降低，肥胖者多见，不易出现酮症，一般可以不依赖胰岛素治疗。本型病因、发病机制不清楚，认为是与肥胖有关的胰岛素相对不足及组织对胰岛素不敏感所致。

（二）继发性糖尿病

继发性糖尿病指已知原因造成胰岛内分泌功能不足所致的糖尿病，如炎症、肿瘤，手术或其他损伤和某些内分泌疾病（如肢端肥大症、Cushing综合征、甲亢、嗜铬细胞瘤和类癌综合征）等。

二、病理变化

（一）胰岛病变

不同类型、不同时期病变不同。Ⅰ型糖尿病早期为非特异性胰岛炎，继而胰岛B细胞颗粒脱失、空泡变性、坏死、消失，胰岛变小、数目减少，纤维组织增生、玻璃样变；Ⅱ型糖尿病早期病变不明显，后期B细胞减少，常见胰岛淀粉样变性（amyloidosis）。

（二）血管病变

从毛细血管到大、中动脉均可有不同程度的病变。毛细血管和细、小动脉内皮细胞增生，基底膜明显增厚，血管壁增厚、玻璃样变性、变硬，血压增高。大、中动脉有动脉粥样硬化或中层钙化、粥样硬化病变程度重。临床表现为主动脉、冠状动脉、下肢动脉、脑动脉和其他脏器动脉粥样硬化，引起冠心病、心肌梗死、脑萎缩、肢体坏疽等。

（三）肾脏病变

1.肾脏体积增大　由于糖尿病早期肾血流量增加，肾小球滤过率增高，导致早期肾脏体积增大，通过治疗可恢复正常。

2.结节性肾小球硬化　表现为肾小球系膜内有结节状玻璃样物质沉积，结节增大可使毛细血管腔阻塞。

3.弥漫性肾小球硬化 在肾小球内有玻璃样物质沉积，主要损害肾小球毛细血管壁和系膜，肾小球基底膜普遍增厚，毛细血管腔变窄或完全闭塞，最终导致肾小球缺血和玻璃样变性。

4.肾小管－肾间质损害 肾小管上皮细胞出现颗粒样和空泡样变性（属退行性变），晚期肾小管萎缩。肾间质病变包括纤维化、水肿和淋巴细胞、浆细胞和多形核白细胞浸润。

5.血管损害 糖尿病及所有的肾血管，多数损害的是肾动脉，引起动脉硬化，特别是入球和出球小动脉硬化。

6.肾乳头坏死 常见于糖尿病罹患急性肾盂肾炎时，肾乳头坏死是缺血并感染所致。

（四）视网膜病变

早期表现为微小动脉瘤和视网膜小静脉扩张，继而渗出、水肿、微血栓形成、出血等非增生性视网膜病变；还可因血管病变引起缺氧，刺激纤维组织增生、新生血管形成等增生性视网膜性病变；视网膜病变可造成白内障或失明。

（五）神经系统病变

周围神经可因血管病变引起缺血性损伤或症状，如肢体疼痛、麻木、感觉丧失、肌肉麻痹等，脑细胞也可发生广泛变性。

（六）其他组织或器官病变

可出现皮肤黄色瘤、肝脂肪变和糖原沉积、骨质疏松、糖尿病性外阴炎及化脓性和真菌性感染等。

第二节 甲状腺疾病

一、弥漫性非毒性甲状腺肿

弥漫性非毒性甲状腺肿亦称为单纯性甲状腺肿，是由于缺碘使甲状腺素分泌不足，促甲状腺素（TSH）分泌增多，甲状腺滤泡上皮增生，滤泡内胶质堆积而致甲状腺肿大。一般不伴甲状腺功能亢进。本型甲状腺肿常常是地方性分布，又称地方性甲状腺肿，也可为散发性。本病主要表现为甲状腺肿大，一般无临床症状，部分患者后期可引起压迫、窒息、吞咽和呼吸困难。

（一）病理变化

根据非毒性甲状腺肿的发生、发展过程和病变特点，一般分为三个时期。

（1）增生期　又称弥漫性增生性甲状腺肿。肉眼观：甲状腺弥漫性对称性中度增大，一般不超过150g（正常20~40g），表面光滑；镜下：滤泡上皮增生呈立方或低柱状，伴小滤泡和小假乳头形成，胶质较少，间质充血。甲状腺功能无明显改变。

（2）胶质贮积期　又称弥漫性胶样甲状腺肿。因长期持续缺碘，胶质大量贮积。肉眼观：甲状腺弥漫性对称性显著增大，重200~300g，有的可达500g以上，表面光滑，切面呈棕褐色，半透明胶胨状；镜下观：部分上皮增生，可有小滤泡或假乳头形成，大部分滤泡上皮复旧变扁平，滤泡腔高度扩张，腔内大量胶质贮积。

（3）结节期　又称结节性甲状腺肿，本病后期滤泡上皮局灶性增生、复旧或萎缩不一致，分布不均，形成结节。肉眼观：甲状腺呈不对称结节状增大，结节大小不一，有的结节境界清楚（但无完整包膜），切面可有出血、坏死、囊性变、钙化和瘢痕形成；镜下观：部分滤泡上皮呈柱状或乳头样增生，小滤泡形成；部分上皮复旧或萎缩，胶质贮积；间质纤维组织增生、间隔包绕形成大小不一的结节状病灶（图16–1）。

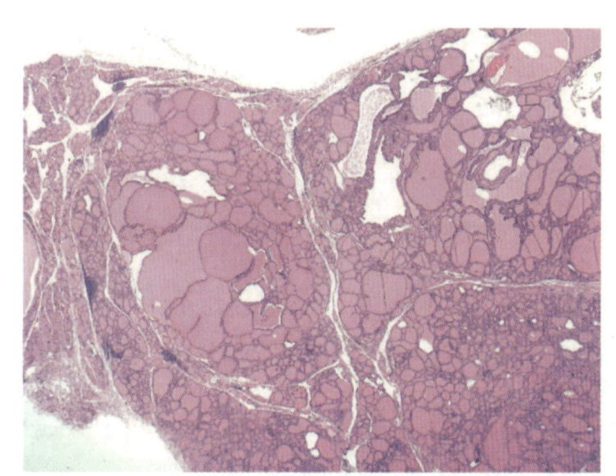

图16–1　结节性甲状腺肿（结节期）

由厚薄不一纤维组织分隔形成大小不一结节状病灶

（二）病因、发病机制

1. 缺碘　地方性水、土、食物中缺碘及机体青春期、妊娠和哺乳期对碘需求量增加而相对缺碘，甲状腺素合成减少，通过反馈刺激垂体TSH分泌增多，甲状腺滤泡上皮增生，摄碘功能增强，达到缓解。如果持续长期缺碘，一方面滤泡上皮增生，另一方面所合成的甲状球蛋白没有碘化而不能被上皮细胞吸收利用，则滤泡腔内充满胶质，使甲状腺肿大。用碘化食盐和其他富含碘的食品可治疗和预防本病。

2. 致甲状腺肿因子的作用　①水中大量钙和氟可引起甲状腺肿，因其影响肠道碘的吸收。且使滤泡上皮细胞膜的钙离子增多，从而抑制甲状腺素分泌。②某些食物（如卷心菜、木薯、菜花、大头菜等）可致甲状腺肿。如木薯内含氰化物，抑制碘化物在甲状腺内运送。③硫氰酸盐及过氯酸盐妨碍碘向甲状腺聚集。④药物如硫脲类药、磺胺类药，锂、钴及高氯酸盐等，可抑制碘离子的浓集或碘离子有机化。

3.高碘 常年饮用含高碘的水或因碘摄食过高，过氧化物酶的功能基团过多地被占用，影响了酪氨酸氧化，因而碘有机化过程受阻，甲状腺呈代偿性肿大。

4.遗传与免疫 家族性甲状腺肿的原因是激素合成中有关酶的遗传性缺乏，如过氧化物酶、去卤化酶的缺陷及碘酪氨酸偶联缺陷等。有人认为甲状腺肿的发生有自身免疫机制参与。

二、弥漫性毒性甲状腺肿

弥漫性毒性甲状腺肿指血中甲状腺素过多，作用于全身各组织所引起的临床综合征，临床上统称为甲状腺功能亢进症，简称“甲亢”。由于约有1/3患者有眼球突出，故又称为突眼性甲状腺肿，也有人将毒性甲状腺肿称之为Graves病。临床上主要表现为甲状腺肿大，基础代谢率和神经兴奋性升高。如心悸、多汗、烦热、潮汗、脉搏快、手震颤、多食、消瘦、乏力、突眼等。本病多见于女性，男女之比为1：4~1：6，以20~40岁最多见。

（一）病理变化

肉眼观：甲状腺弥漫性对称性增大，为正常的2~4倍（60g~100g），表面光滑，血管充血，质较软，切面灰红呈分叶状，胶质少，棕红色，质如肌肉。

镜下观：①滤泡上皮增生呈高柱状，有的呈乳头样增生，并有小滤泡形成；②滤泡腔内胶质稀薄，滤泡周边胶质出现许多大小不一的上皮细胞的吸收空泡；③间质血管丰富、充血，淋巴组织增生。往往甲亢手术前须经碘治疗，治疗后甲状腺病变有所减轻，甲状腺体积缩小、质变实，镜下见上皮细胞变矮、增生减轻，胶质增多变浓，吸收空泡减少，间质血管减少、充血减轻，淋巴细胞也减少，滤泡上皮细胞吸收空泡，间质淋巴组织增生。

除甲状腺病变外，全身可有淋巴组织增生、胸腺和脾脏增大，心脏肥大、扩大，心肌和肝细胞可有变性、坏死及纤维化。眼球外突的原因是眼球外肌水肿、球后纤维脂肪组织增生、淋巴细胞浸润和黏液水肿。

（二）病因和发病机制

目前一般认为本病与自身免疫、遗传及精神创伤因素有关。

1.自身免疫性疾病 其根据是：①血中球蛋白增高，并有多种抗甲状腺的自身抗体，且常与一些自身免疫性疾病并存；②血中存在与TSH受体结合的抗体，具有类似TSH的作用，如甲状腺刺激免疫球蛋白（TSI）和甲状腺生长刺激免疫球蛋白（TGI），TSI通过激活腺苷环化酶和磷脂酰肌醇通路而引起甲状腺素分泌过多，TGI则刺激甲状腺滤泡上皮增生，两者共同作用引起毒性甲状腺肿。

2.可能与遗传有关　发现某些患者亲属中也患有此病或其他自身免疫性疾病。

3.精神创伤　可能干扰了免疫系统而促进自身免疫疾病的发生。

三、甲状腺功能低下

甲状腺功能低下是甲状腺素合成和释放减少或缺乏而出现的综合征。根据年龄不同可表现为克汀病或黏液水肿。

（一）克汀病或呆小症

主要由于地方性缺碘，在胎儿和婴儿期从母体获得或合成甲状腺素不足或缺乏，导致生长发育障碍，表现为大脑发育不全、智力低下、表情呆滞、愚钝颜貌，骨形成及成熟障碍，四肢短小，形成侏儒。

（二）黏液水肿

由于甲状腺功能低下，织间质内出现大量类黏液（氨基多糖）积聚。镜下可见间质胶原纤维分解、断裂变疏松，HE染色为蓝色的胶状液体。临床上可出现畏寒、嗜睡、月经周期不规律、说话及思维减慢，皮肤发凉、粗糙及非凹陷性水肿。

甲状腺功能低下的主要原因为：①甲状腺肿瘤、炎症、外伤、放射等实质性损伤；②发育异常；③缺碘、药物及先天或后天性甲状腺素合成障碍；④自身免疫性疾病；⑤垂体或下丘脑病变。

四、甲状腺炎

甲状腺炎一般分为急性、亚急性和慢性三种。急性甲状腺炎是由细菌感染引起的化脓性炎症，较少见；亚急性甲状腺炎一般认为是与病毒感染有关的炎症；慢性淋巴细胞性甲状腺炎是一种自身免疫性疾病；纤维性甲状腺炎目前病因不明。

（一）亚急性甲状腺炎

亚急性甲状腺炎又称肉芽肿性甲状腺炎、巨细胞性甲状腺炎，是一种与病毒感染有关的巨细胞性或肉芽肿性炎症，中青年女性多见。临床上起病急，发热不适，颈部有压痛，可有短暂性甲状腺功能异常，病程短，常在数月内恢复正常。

病理变化肉眼观：甲状腺呈不均匀结节状轻、中度增大，质实，橡皮样。切面病变呈灰白或淡黄色，可见坏死或瘢痕，常与周围组织有粘连。镜下观：病变呈灶性分布，范围大小不一，发展不一致，部分滤泡被破坏，胶质外溢，引起类似结核结节的肉芽肿形成，但一般无干酪样坏死，并有多量的中性粒细胞及不等量的嗜酸性粒细胞、淋巴细胞和浆细胞浸润，可形成微小脓肿，伴异物巨细胞反应。愈复期巨噬细胞消失，滤泡上皮细胞再生、间质纤维化、瘢痕形成（图16–2）。

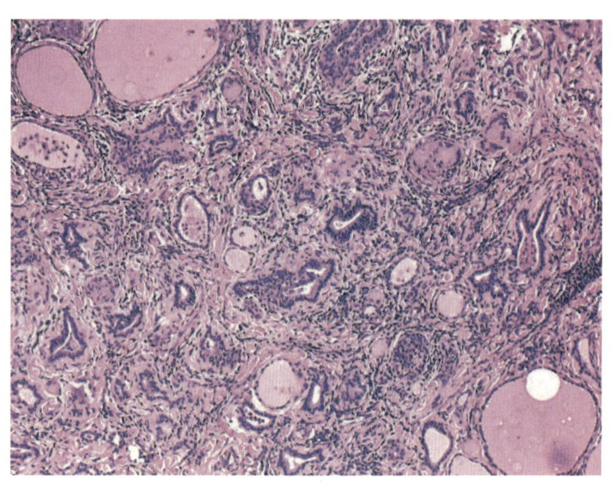

图 16–2　亚急性甲状腺炎愈复期

滤泡上皮细胞再生、间质纤维化、瘢痕形成

（二）慢性甲状腺炎

1. 慢性淋巴细胞性甲状腺炎　亦称桥本甲状腺炎或自身免疫性甲状腺炎，是一种自身免疫性疾病，多见于中年女性，临床上为甲状腺弥漫性肿大，晚期一般有甲状腺功能低下的表现，TSH 较高，患者血内出现一系列自身抗体。

病理变化肉眼观：甲状腺弥漫性对称性肿大，稍呈结节状，质较韧，重量一般为60~200g，被膜轻度增厚，但与周围组织无粘连，切面呈分叶状，色灰白或灰黄。镜下观：甲状腺实质组织广泛破坏、萎缩，大量淋巴细胞及不等量的嗜酸性粒细胞浸润、淋巴小结形成、纤维组织增生（图16–3），有时可出现多核巨细胞。

2. 纤维性甲状腺炎　又称Riedel 氏甲状腺肿或慢性木样甲状腺炎，原因不明，罕见。男女之比为1∶3，年龄为30~60岁。临床上早期症状不明显，功能正常，晚期甲状腺功能低下，增生的纤维瘢痕组织压迫可产生声音嘶哑、呼吸及吞咽困难等。

病理变化肉眼观：甲状腺中度肿大，病变范围和程度不一，病变呈结节状，质硬似木样，与周围组织明显粘连，切面灰白。镜下观：甲状腺滤泡萎缩，小叶结构消失，而大量纤维组织增生、玻璃样变，有少量淋巴细胞浸润。

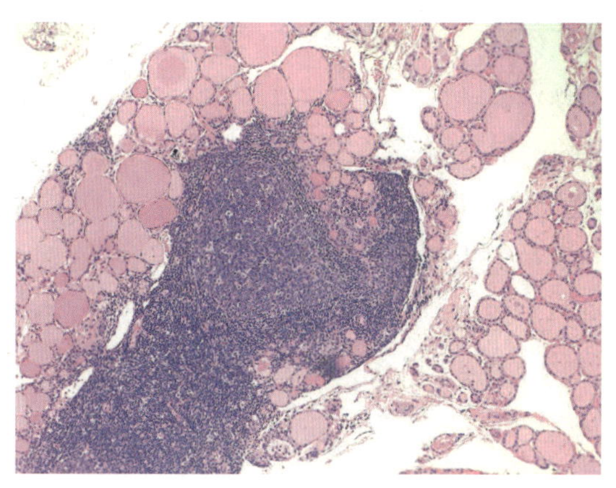

图 16-3　桥本甲状腺炎

淋巴细胞聚集，并见生发中心

五、甲状腺肿瘤

甲状腺发生的肿瘤和瘤样病变种类较多，组织学分类也不一致，现就常见的甲状腺肿瘤进行简要介绍。

（一）甲状腺腺瘤

甲状腺腺瘤（thyroid adenoma）是甲状腺滤泡上皮发生的一种常见的良性肿瘤。往往在无意中发现，中青年女性多见。肿瘤生长缓慢，随吞咽活动而上下移动。肉眼观：多为单发，圆形或类圆形，直径一般3~5cm，切面多为实性，色暗红或棕黄，可并发出血、囊性变、钙化和纤维化。有完整的包膜，常压迫周围组织。根据肿瘤组织形态学特点分别介绍如下。

1. 滤泡性腺瘤　一般将单纯性腺瘤、胶样腺瘤、胎儿型腺瘤、胚胎型腺瘤统归为滤泡性腺瘤。

（1）单纯型腺瘤　瘤组织由大小较一致、排列拥挤、内含胶质、与成人正常甲状腺相似的滤泡构成。

（2）胶样型腺瘤　又称巨滤泡型腺瘤，肿瘤组织由大滤泡或大小不一的滤泡组成，滤泡内充满胶质，并可互相融合成囊。肿瘤间质少。

（3）胎儿型腺瘤　又称小滤泡型腺瘤，主要由小而一致、仅含少量胶质或没有胶质的小滤泡构成，上皮细胞为立方形，似胎儿甲状腺组织，间质呈水肿、黏液样，此型易发生出血、囊性变。

（4）胚胎型腺瘤　又称梁状和实性腺瘤，瘤细胞小，大小较一致，分化好，呈片状或条索状排列，偶见不完整的小滤泡，无胶质，间质疏松呈水肿状。

2.嗜酸性细胞腺瘤 又称Hürthle细胞腺瘤，较少见，瘤细胞大而多角形，核小，胞质丰富嗜酸性，内含嗜酸性颗粒。电镜下见嗜酸性细胞内有丰富的线粒体，即Hurthle细胞。瘤细胞排列成索网状或巢状，很少形成滤泡。

结节性甲状腺肿和甲状腺腺瘤的诊断及鉴别要点是：①前者常为多发结节、无完整包膜；后者一般单发，有完整包膜。②前者滤泡大小不一致，一般比正常的大；后者则相反。③前者周围甲状腺组织无压迫现象，邻近的甲状腺内与结节内有相似病变；后者周围甲状腺有压迫现象，周围和邻近处甲状腺组织均正常。

（二）甲状腺癌

甲状腺癌是一种较常见的恶性肿瘤，约占甲状腺原发性上皮性肿瘤的1/3，男女之比约2∶3，以40~50岁多见。各类型的甲状腺癌生长规律有很大差异，有的生长缓慢似腺瘤；有的原发灶很小，而转移灶较大，首先表现为颈部淋巴结肿大而就诊；有的短期内生长很快，浸润周围组织引起临床症状。多数甲状腺癌患者甲状腺功能正常。现介绍几种常见的甲状腺癌。

1.乳头状癌 是甲状腺癌中最常见的类型，约占60%，青少年、女性多见，约为男性的3倍，肿瘤生长慢，恶性程度较低，预后较好，10年存活率达80%以上，肿瘤大小和是否有远处转移与生存率有关，而是否有局部淋巴结转移与生存率无关。但局部淋巴结转移较早，明确诊断时已有30%~50%的病例出现淋巴结转移。远处转移最常见的部位是肺，其次是骨。目前，甲状腺治疗仍然以手术切除为首选治疗方式，后期根据实际情况可进行放射性^{131}I治疗。

（1）病因及发病机制 电离辐射、高碘饮食、激素与生育因素、遗传以及前期良性甲状腺疾病与甲状腺乳头状癌的发生有关。大部分乳头状癌是单克隆起源的，即肿瘤起源于单个细胞，在相关基因及信号通路的作用下发生肿瘤。

（2）病理变化肉眼观 肿瘤一般呈圆形，直径2~3cm，无包膜，质地较硬，切面灰白，部分病例有囊形成，囊内可见乳头，肿瘤常伴有出血、坏死、纤维化和钙化。镜下观：乳头分枝多，乳头中心有纤维血管间质（真乳头），间质内常见呈同心圆状的钙化小体，即砂粒体（图16-4），有助于诊断。乳头上皮可呈单层或多层，癌细胞可分化程度不一，核染色质少，常呈透明或毛玻璃状，无核仁；核拉长、核沟及核内假包涵体具有诊断意义（图16-5）。癌直径小于1cm时称为微小癌，临床又称之为“隐匿性癌”。甲状腺微小癌预后较好，远处转移也少见。

2.滤泡癌 一般比乳头状癌恶性程度高、预后差，仅次于甲状腺乳头状癌而居第2位。多发于40岁以上女性，早期易血道转移，癌组织侵犯周围组织或器官时可引起相应的症状。

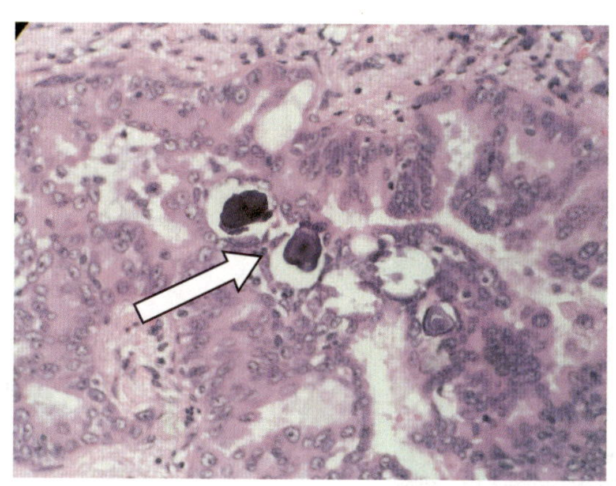

图 16-4 甲状腺乳头状癌，同心圆状砂立体，箭头所示

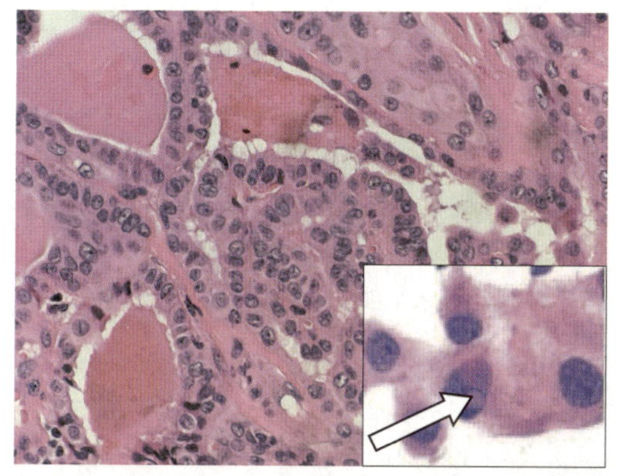

图 16-5 甲状腺乳头状癌，核内包涵体，箭头所示

病理变化肉眼观：结节状，包膜不完整，境界较清楚，切面灰白、质软。镜下观：可见不同分化程度的滤泡，缺乏乳头状癌的诊断性核特征，包膜侵犯和血管侵犯是诊断滤泡癌的重要依据（图16-6）。

3. 髓样癌 又称C细胞癌，是由滤泡旁细胞（即C细胞）发生的恶性肿瘤，属于APUD瘤，占甲状腺癌的5%~10%，40~60岁为高发年龄，90%的肿瘤分泌降钙素，产生严重腹泻和低血钙症，有的还同时分泌其他多种激素和物质。

病理变化肉眼观：单发或多发，可有假包膜，切面呈灰白或黄褐色，质实而软。镜下观：瘤细胞圆形或多角、梭形，核呈圆形或卵圆形，核仁不明显。瘤细胞呈实体片巢状或乳头状、滤泡状排列，间质内常有淀粉样物质沉着（图16-7）。

4. 未分化癌 又称间变性癌或肉瘤样，较少见，多发生在50岁以上，女性较多见，生长快，早期即可发生浸润和转移，恶性程度高，预后差。肉眼观：肿块较大，病变不规则，无包膜，广泛浸润、破坏，切面呈灰白，常有出血、坏死。镜下观：癌细胞大小、形态、染色深浅不一，核分裂象多。组织学上可分为小细胞型、梭形细胞型、巨细胞型和混合细胞型。

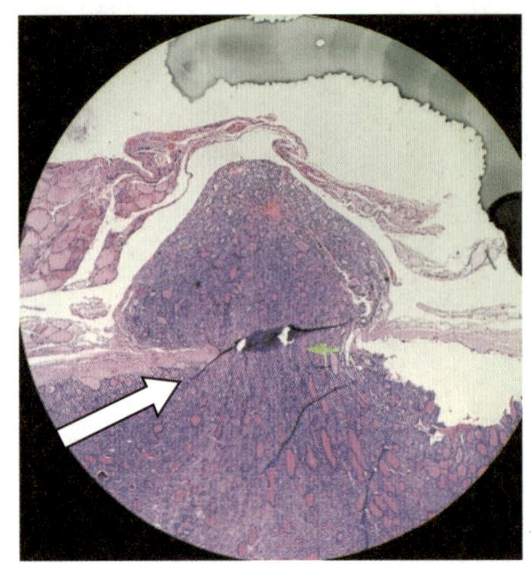

图 16-6　甲状腺滤泡癌，肿瘤细胞突破包膜

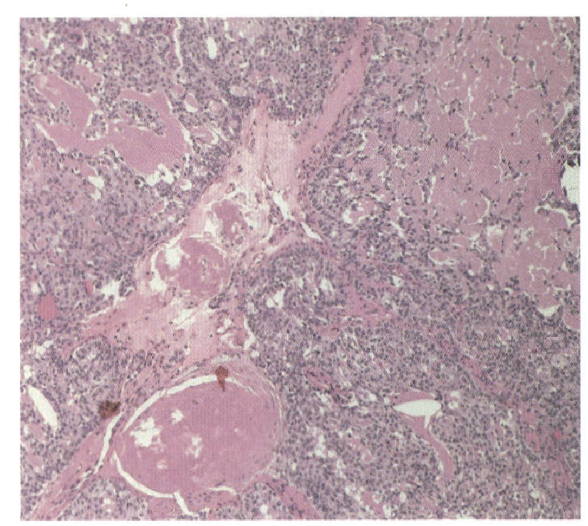

图 16-7　甲状腺髓样癌，肿瘤内均质红染淀粉样物质

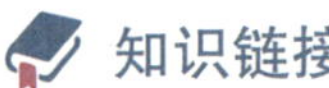

知识链接

甲状腺功能亢进（简称甲亢）与情绪障碍

甲亢患者焦虑及情感障碍发生率增加。有研究报道新诊断甲亢患者伴有急性精神病，提示甲亢与急性情绪障碍有关。也有研究发现住院的甲亢患者伴发精神疾病的风险增加。可见，甲亢患者存在不同程度的情绪障碍，该情绪障碍是否可逆尚不明确，需要进一步的研究加以证实。Yudiarto等发现，甲亢患者在注意力、集中力、言语记忆和执行能力上有显著的降低。其中原因可能与甲亢患者双侧前扣带回皮层及后扣带回皮层与左侧海马、右侧海马与右侧眶额部皮质中线部功能连接减少，这些功能连接与情绪认知相关，抑郁与焦虑评分分别与左侧海马-前扣带回及右侧海马-前扣带回功能连接大小呈负相关。该研究结果表明，相关脑区间功能连接减弱与甲亢患者情绪及认知功能损伤相关。

（李荣岗）

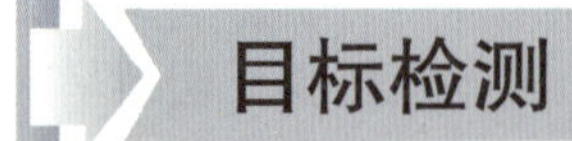

目标检测

答案解析

一、单选题

1. 地方性甲状腺肿的主要原因是（　　）

A. 摄碘过多　　B. 碘缺乏

C. 服用硫脲类药物　　D. 服用碳酸锂药物

E. 先天性甲状腺素合成不足

2. 患者，女性，19岁。因双侧甲状腺肿大住院，查血清T_4正常，甲状腺扫描可见弥漫性甲状腺肿，均匀分布。医生诊断单纯性甲状腺肿，单纯性甲状腺肿的甲状腺局部表现是（　　）

A. 出现压迫症状　　B. 发生恶变

B. 出现大小不等的结节　　D. 弥漫性肿大

E. 闻及血管杂音

3. 关于1型糖尿病的说法，错误的是（　　）

A. 与遗传、自身免疫和环境因素有关　　B. 易发生酮症酸中毒

C. 多见于40岁以上的成年人　　D. 可产生胰岛素抗体

E. 依赖胰岛素治疗

4. 关于2型糖尿病的说话，正确的是（　　）

A. 主要与免疫有关　　B. 多见于年轻人

C. 胰岛素绝对缺乏　　D. 有家族发病倾向

E. 依赖胰岛素治疗

5. 继发性糖尿病患者肾脏主要病理化中，错误的是（　　）

A. 肾脏体积缩小　　B. 肾小球硬化

C. 血管损坏　　D. 肾乳头坏死

E. 肾小管－肾间质损害

6. 关于亚急性甲状腺炎，下列表述错误的是（　　）

A. 又称肉芽肿性甲状腺炎、巨细胞性甲状腺炎

B. 与病毒感染有关

C. 中青年女性多见

D. 肉芽肿形成，并见干酪样坏死

E. 伴有急慢性炎细胞浸润

7. 关于甲状腺乳头状癌，下列表述错误的是（　　）

A. 是甲状腺癌中最常见的类型

B. 肿瘤生长慢，恶性程度较低，预后较好

C. 中青年女性多见

D. 核沟及核内假包涵体具有诊断意义

E. 乳头间质可见砂粒体样钙化

8. 关于甲状腺腺瘤，下列表述错误的是（　　）

A. 是甲状腺最常见的良性肿瘤

B.肿瘤生长慢，预后较好

C.中青年女性多见

D.肿瘤可突破包膜侵犯周围组织

E.肿瘤可随吞咽活动而上下移动

二、简答题

1.请简述甲状腺乳头状癌的病理变化。

2.简述亚急性甲状腺炎的病理变化。

书网融合……

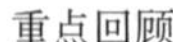

重点回顾

习题

第十七章　传染病

PPT

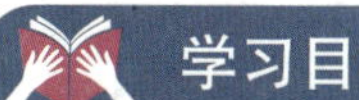

学习目标

1. 重点把握结核病的基本病理变化及其转化规律；肺结核的病变特点、发展、结局；病毒性肝炎的基本病理变化、临床病理类型；细菌性痢疾、流行性脑脊髓膜炎、流行性乙型脑炎的病理变化特点。

2. 学会梳理各种类型传染病的病因与传播途径、病理与临床联系并总结防护原则。

3. 在临床、护理工作中具备敏锐的观察力和扎实的专业素养。

岗位情景模拟

情景描述　患者，女，30岁。因低热、咳嗽、乏力、盗汗、消瘦3个月入院，曾予青霉素治疗无效。近1周来患者体温升高，咳嗽加剧、痰中带血。胸片结果提示双肺上部各有一结节状阴影，边缘见模糊的云雾状阴影。PPD试验（结核菌素试验）强阳性。取痰送检，经浓缩集菌后涂片，抗酸杆菌阳性。

讨论　1. 根据所学的知识对上述病例做出诊断并说明依据。

2. 根据病理学知识解释相应的症状与X线检查结果。

传染病是由病原微生物感染人体后引起的一组疾病，通常在一定的条件下可传播、造成流行，具备传染源、传播途径、易感人群等三个环节。传染病在全球流行，严重威胁人类的健康。本章节主要介绍结核病、病毒性肝炎、细菌性痢疾、流行性脑脊髓膜炎、流行性乙型脑炎等常见传染病。

第一节 结核病

一、概述

结核病是由结核杆菌引起的以慢性肉芽肿形成为特征的一种慢性传染病。结核病可发生于全身各组织器官，但以肺结核最常见。病变特征为结核结节形成伴有不同程度干酪样坏死。患者主要的临床表现有午后低热、夜间盗汗、食欲不振、进行性消瘦、疲乏无力等全身中毒症状。结核病曾经威胁全世界，由于有效抗结核药物的发明和应用，结核病引起的死亡一直呈下降趋势。但艾滋病的流行和耐药菌株的出现又引起结核病发病率的上升。

结核病具有高发病率、高死亡率的特点。根据世界卫生组织的统计，仅在2017年全球就有1亿人感染结核病；每年有130万人死于结核病。我国自20世纪50年代起推广卡介苗的接种以预防结核病，但目前仍是全球结核病流行严重的国家之一。

（一）病因与发病机制

结核病的病原菌主要为结核分枝杆菌，属革兰阳性细菌耐酸杆菌，对人致病的包括人型和牛型。结核分枝杆菌主要通过呼吸道和消化道传播，少数通过皮肤伤口感染。呼吸道传播是结核分枝杆菌最常见、最主要的传播方式。在患者吸入含结核杆菌的微滴后，结核杆菌到达肺泡并趋化和吸引巨噬细胞，被巨噬细胞所吞噬。在细胞免疫建立以前，巨噬细胞杀灭结核杆菌的能力有限、不能将其清除，结核杆菌反而在巨噬细胞内繁殖。一方面可引起局部炎症，另一方面可发生全身性血源性播散，成为以后肺外器官结核病发生的根源。

结核病的发病伴随着免疫反应和变态反应。机体初次感染结核杆菌可致敏T淋巴细胞，当致敏的T细胞与结核杆菌再次相遇时便迅速分裂、增殖、释放出淋巴因子、激活巨噬细胞，使巨噬细胞吞噬、杀灭结核杆菌的能力增强。接种卡介苗（无毒力的牛型结核杆菌疫苗）可代替初次结核菌感染，使机体获得免疫力、预防结核病。

（二）基本病变与转归

1.基本病变

（1）以渗出为主的病变　好发于肺、浆膜、脑膜等处，多见于结核病早期，或细菌数量多、毒力强、机体免疫力低或变态反应较强时。浆液性或浆液纤维素性炎是此型病变的主要表现。早期可见病灶中中性粒细胞浸润，但很快被巨噬细胞所取代。在渗出液和巨噬细胞中可查见结核杆菌。渗出物可完全吸收，也可转变为以增生为主，或以坏死为主的病变。

（2）以增生为主的病变　当结核杆菌数量少、毒力低、机体免疫力强时，常表现为以增生为主的病变，其特征是形成具有诊断意义的结核结节（图17–1），又称结核性肉芽肿。单个结核结节肉眼不易看见，3~4个结核结节可融合呈粟粒状，灰白色，有干酪样坏死时呈微黄色。镜下可见结核结节的中央为干酪样坏死，外周为类上皮细胞、朗格汉斯巨细胞、淋巴细胞和少量成纤维细胞。上皮样细胞为巨噬细胞转变而来，呈梭形或多边形，染淡呈伊红色，细胞质丰富、细胞呈核圆形或卵圆形，染色质少甚至呈空泡状，核内存在1~2个核仁。多个上皮样细胞融合形成一个朗格汉斯巨细胞，镜下观察朗格汉斯巨细胞胞质丰富，核多达十几个、几十个甚至超过百个，排列在细胞周围呈花环状、马蹄状。

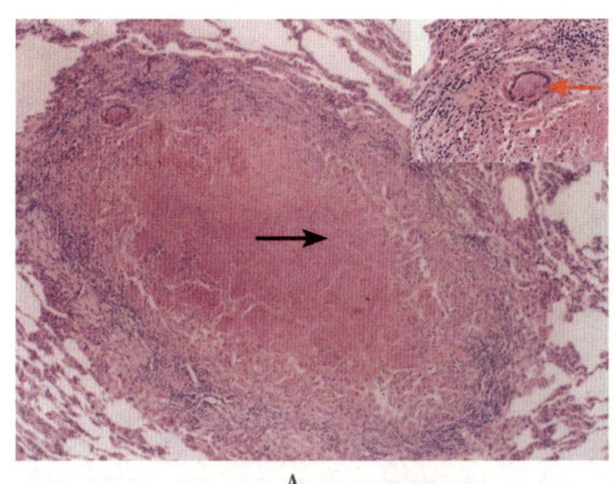

A

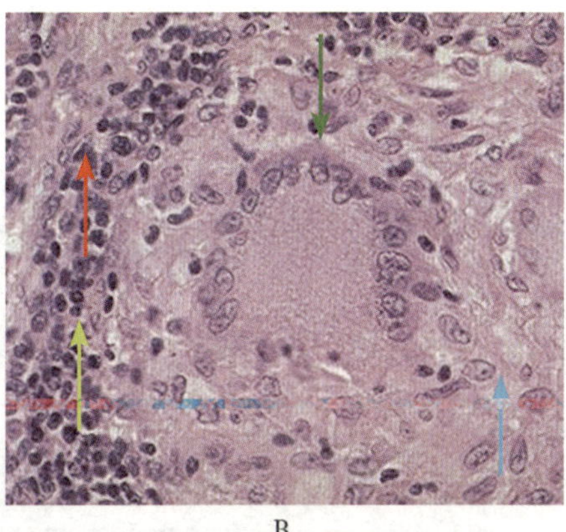

B

图 17–1　结核结节

A. 结节中央为干酪样坏死，周围为大量由巨噬细胞演化而来的类上皮细胞、朗格汉斯巨细胞，在外围有大量淋巴细胞聚集和纤维组织增生，右上角可见朗格汉斯巨细胞。

B. 红箭头：成纤维细胞；黄箭头：淋巴细胞；绿箭头：朗格汉斯巨细胞；蓝箭头：上皮样细胞

（3）以坏死为主的病变　当细菌数量多、毒力强、机体免疫力低或变态反应强烈时，以渗出为主的病变和以增生为主的病变可发展为干酪样坏死。肉眼可见坏死灶呈淡黄色，质地较实、细腻，状似奶酪。镜下观察：干酪样坏死为红染、无结构的颗粒状坏死物质，内含结核杆菌。细菌大量繁殖播散，可成为结核病的传染源。

上述渗出、增生、坏死三种变化往往同时存在且以某一种改变为主。随着疾病的发展，这三种病变可互相转化。

2. 结核病的转归　结核病的转归取决于机体的抵抗力及结核杆菌的致病力。当机体免疫力强时，病变转向愈合，表现为病灶吸收消散、发生纤维化或钙化。反之，当机体抵抗力弱时，病变转向恶化，病灶浸润进展、溶解播散。

二、肺结核

肺结核是最常见的结核病类型。根据机体初次感染和再次感染结核菌时的不同反应，肺结核病可分为原发性肺结核和继发性肺结核病。

（一）原发性肺结核病

原发性肺结核病指机体第一次感染结核杆菌引起的肺结核病。原发综合征是原发性肺结核病的特征性病变。具体表现为：发病初期在通气较好的肺上叶下部或下叶上部近胸膜处形成直径1~1.5cm的灰白色炎性病灶，称原发病灶。多数原发病灶中间存在干酪样坏死，多为单个、发生于右肺。结核杆菌侵入淋巴管，随淋巴液侵入肺门淋巴结，引起肺门结核性淋巴管炎和淋巴结炎，受累的肺门淋巴结表现为肿大和干酪样坏死。肺内原发病灶、结核性淋巴管炎和肺门淋巴结结核三者合称为原发综合征（图17–2）。X线呈哑铃状阴影。临床上症状和体征多不明显。

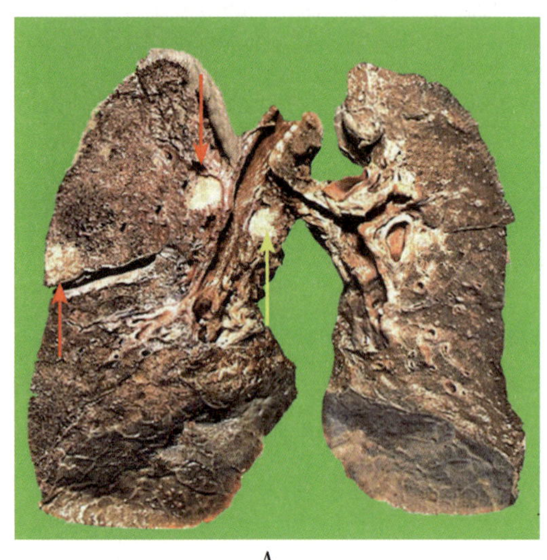

A

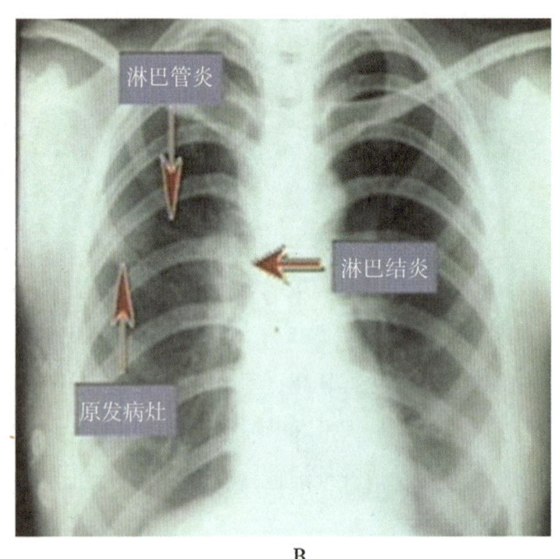

B

图17–2 原发综合征

A. 右肺上叶下端近胸膜处可见原发灶（红色箭头），肺门淋巴结肿大、干酪样坏死（黄色箭头）

B. X线示哑铃状原发综合征阴影

随着机体免疫的建立，绝大多数患者可自然痊愈，原发病灶不再进展，转为纤维化、钙化；少数患儿肺门淋巴结结核继续进展形成支气管淋巴结结核。营养不良或患有其他疾病的患儿病情恶化，结核杆菌在肺内播散形成粟粒性肺结核（图17–3），或经血道传播形成全身粟粒性结核病。

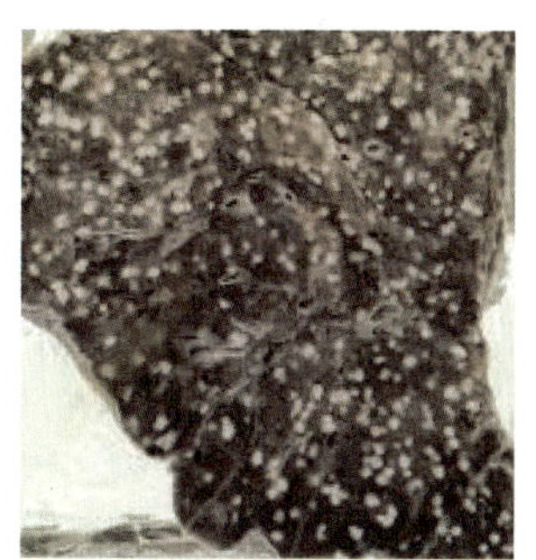

图 17-3 粟粒性肺结核

（二）继发性肺结核病

继发性肺结核病指机体再次感染结核杆菌而发生的肺结核病。多见于成人，又称成人型肺结核病。其感染来源有两类：当体内存在原发性病灶，免疫力下降时病灶活动增强造成内源性感染；细菌由外界再次入侵，造成外源性感染。

根据继发性肺结核病的病变特点和临床经过可分为以下几种类型：

1. 局灶型肺结核 是继发性肺结核病的早期病理病变。肉眼观察：多为单个病灶，发生于右肺尖部，一般0.5~1cm大小，边界清楚，有纤维包裹。镜下观察：以增生病变为主，中央可有干酪样坏死。患者多无自觉症状，常在体检时发现。多数患者可自愈，少数患者由于免疫力低下，可发展成浸润型肺结核。

2. 浸润型肺结核 为临床最常见的类型。多由局灶型肺结核发展而来，病灶多位于锁骨下区，以渗出性病变为主，中央有较小的干酪样坏死区。临床常有低热、盗汗、疲乏、咳嗽和咯血等症状，痰中可查见结核杆菌。如早期干预、治疗，病变常可吸收、纤维化、包裹、钙化而愈合；如患者免疫力低下或未及时治疗，干酪样坏死病灶继续进展、扩大，坏死物液化后经支气管排出，病灶局部形成急性空洞，洞壁坏死层内含大量结核杆菌，经支气管播散，可引起干酪性肺炎。急性空洞一般易愈合。如果急性空洞经久不愈，则可发展为慢性纤维空洞型肺结核。

3. 慢性纤维空洞型肺结核 一般由浸润型肺结核形成急性空洞经久不愈的基础上发展而来，常见于成年人慢性肺结核。该型病变有以下特点。①病灶多位于肺上叶，为一个或多个形状不规则的厚壁空洞。镜下可见，空洞壁分三层结构：内层为干酪样坏死物，含大量结核杆菌；中层为结核性肉芽肿；外层为纤维结缔组织。②肺下叶可见支气管播散形成的新旧不一、大小不等的病灶（图 17-4）。③晚期肺组织破坏，发生广泛纤维化、增厚，并与胸膜粘连，肺缩小、变形、变硬，最终功能丧失。此型患者肺内空洞与外界相通、不断排出含有结核杆菌的大量坏死物，临床上称开放性肺结核。如空洞壁干酪样坏死扩大、侵蚀大血管可引起大咯血。空洞侵蚀胸膜可引起气胸或脓气胸。晚期肺纤维化可导致肺动脉高压，引起肺源性心脏病。

4. 干酪性肺炎 又称“百日痨”“奔马痨”，是最严重、病死率最高的一种肺结核病。干酪样肺炎可由浸润型肺结核恶化形成，也可由急、慢性空洞型肺结核病灶内的细菌经支气管播散所致。肉眼观肺实变，切面见肺组织发生广泛干酪样坏死（图17–5）。镜下见肺泡腔内有大量浆液纤维素渗出物。目前已极少见。

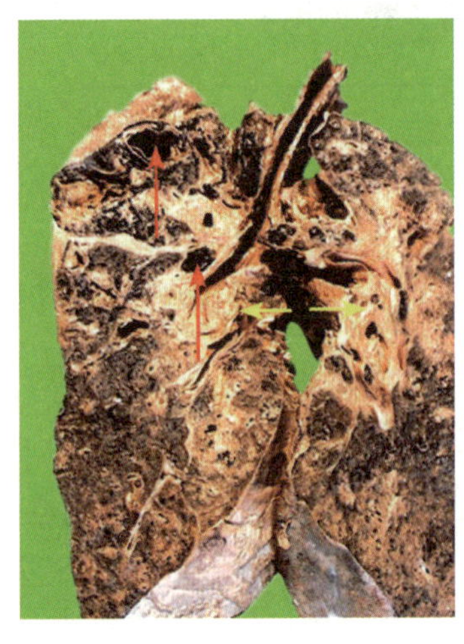

图 17–4 慢性纤维空洞型肺结核

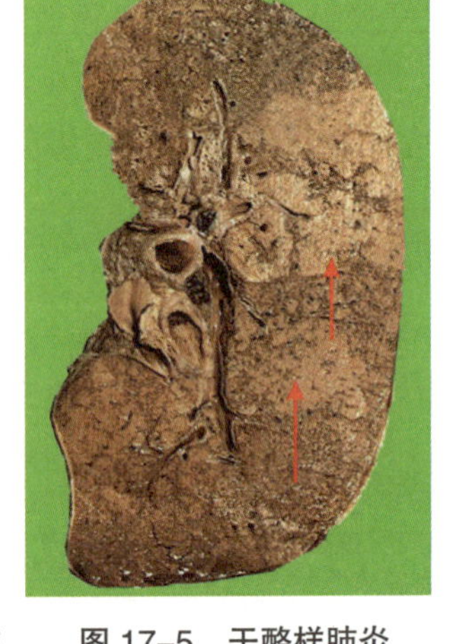

图 17–5 干酪样肺炎

5. 结核球 结核球指肺内有纤维包裹的、孤立的球形干酪样坏死灶。常位于肺上叶（图17–6），直径在2cm以上，是相对静止的病变，常无临床症状，有恶化风险。外层纤维组织使得药物难以进入，多考虑为手术切除。又称结核瘤。

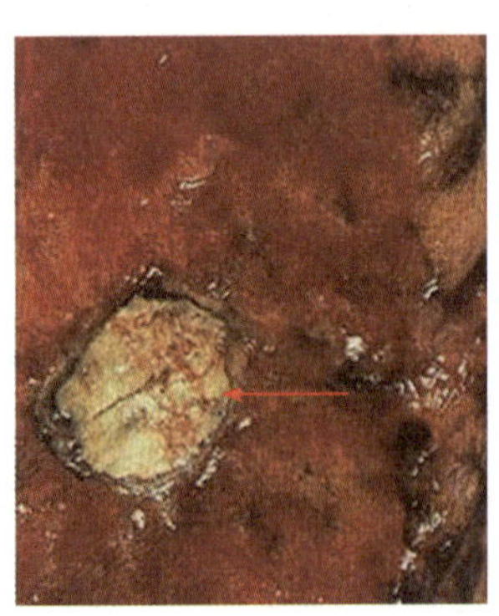

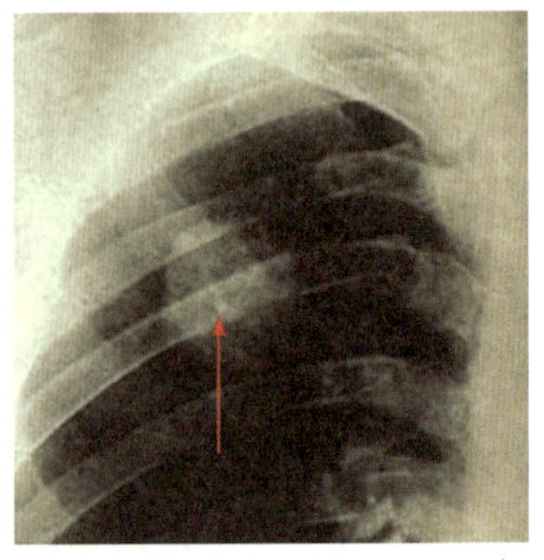

图 17–6 结核球

6. 结核性胸膜炎 可分为渗出性炎与增生性炎，其中以渗出性炎多见。以浆液渗出为主的结核性胸膜炎，浆液可被吸收，预后好；以纤维蛋白渗出和增生为主的结核性胸膜炎易造成胸膜增厚、粘连。

原发性肺结核与继发性肺结核的比较见表17–1。

表 17–1　原发性肺结核与继发性肺结核的比较

	原发性肺结核病	继发性肺结核病
结核杆菌感染	第一次	再次
好发年龄	儿童	成年人
特异性免疫力	开始无，病程中产生	有
病变特点	原发综合征	病变复杂，表现为空洞、结核球等
始发部位	上叶下部或下叶上部近胸膜处	肺尖部
播散方式	淋巴道、血道播散为主	支气管播散为主
病程	短、大多自愈	长，波动，需治疗

（三）肺外器官结核病

1.肠结核病　病变好发于回盲部，按病变特点可分为溃疡型和增生型两型。其中溃疡型多见，溃疡的长轴与肠腔长轴垂直，较浅、边缘不整，底部有干酪样坏死，一般为多个。溃疡愈合后，常因瘢痕收缩而引起肠腔狭窄，但出血、穿孔少见。

2.骨结核病　多由血道播散所致，易发生于儿童和青少年。骨结核易侵犯脊椎骨和长骨的骨骺端，从小结核病灶开始，逐渐破坏骨质、发展为干酪样坏死及死骨形成，并可累及周围软组织。坏死组织可在骨旁形成结核性脓肿，无红、热、痛现象，故称为“冷脓肿”。

3.泌尿、生殖系统结核病　主要由原发性肺结核病经血道播散而来，常开始于单侧肾脏。病变多从肾皮、髓质交界处或肾乳头开始，以干酪样坏死为主，随着病灶扩大破坏肾皮质和肾乳头，可在肾盂形成结核空洞（图17–7）。含结核杆菌的干酪样坏死物随尿排出，导致输尿管、膀胱相继受累。结核杆菌还可逆行至对侧输尿管和肾。男性生殖系统结核多由泌尿系统结核直接蔓延而来，主要发生在附睾。女性生殖系统结核多由肺结核血道播散而来，主要发生于输卵管，输卵管结核为女性不孕的原因之一。子宫内膜和卵巢的结核通常由输卵管结核蔓延形成。

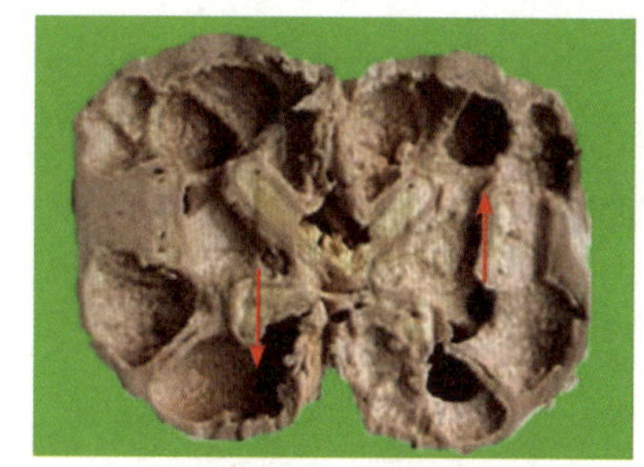

图 17–7　肾结核

第二节　病毒性肝炎

病毒性肝炎是指一组由肝炎病毒引起的，以肝实质细胞变性、坏死为主要病变的传染病，以恶心、食欲减退、肝区疼痛、上腹部不适、乏力等为主要临床表现。该病在世界各地均有发病和流行，不同年龄、性别人群均可发病，严重威胁人类健康。

一、病因和发病机制

目前已知肝炎病毒有甲型（HAV）、乙型（HBV）、丙型（HCV）、丁型（HDV）、戊型（HEV）及庚型（HGV）等六种。各类肝炎病毒的比较见表17–2。

表 17–2　各型肝炎病毒的比较

病毒类型	病毒性质	传播途径	发病机制	转慢性
甲型（HAV）	RNA	消化道传播	直接损伤	无
乙型（HBV）	DNA	输血、密切接触	免疫损伤	5%~10%
丙型（HCV）	RNA	输血、密切接触	免疫损伤	>70%
丁型（HDV）	RNA	输血、密切接触征	免疫损伤	<5%
戊型（HEV）	RNA	消化道传播	直接和免疫损伤	无
庚型（HGV）	RNA	输血、密切接触	不清	无

二、基本病理变化

虽然各型病毒性肝炎的病毒类型、传播途径、病程长短不同，但是基本病变类似，都以肝细胞变性、坏死为主，同时伴有不同程度的炎症细胞浸润、肝细胞再生和纤维组织增生。

（一）肝细胞变性、坏死

1.肝细胞变性

（1）肝细胞水肿　光镜下可见肝细胞体积增大，胞质疏松呈网状，半透明，称为胞质疏松化。进一步发展，肝细胞体积更大、细胞形态变为圆球状、几乎透明，称为气球样变。

（2）肝细胞嗜酸性变　一般累及肝小叶内散在的单个或几个肝细胞，病变细胞内水分脱失、浓缩，肝细胞体积缩小，胞质嗜酸性增强，故红染。细胞核染色加深（图17–8）。

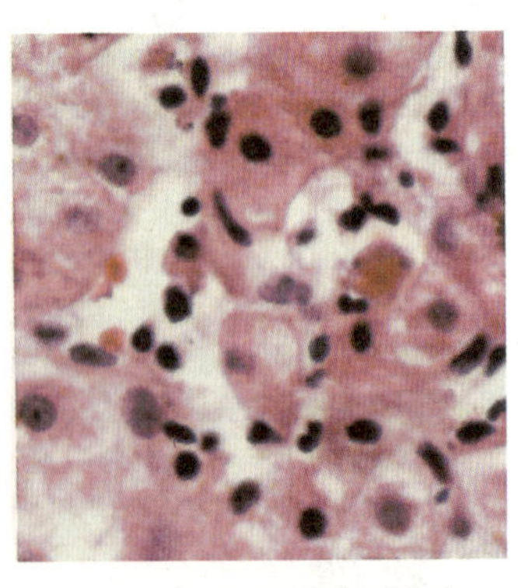

图 17–8　肝细胞嗜酸性变

2.肝细胞坏死

（1）溶解性坏死　①点状坏死：肝小叶内单个或几个肝细胞的坏死，常散在发生。②碎片状坏死：肝小叶周边界肝细胞坏死融合为灶状，常见于慢性肝炎。③桥接坏死：出现在中央静脉与汇管区之间、两个汇管区之间或两个中央静脉之间的融合状肝细胞坏死带。④大片坏死：指波及较大范围或整个肝小叶的大范围坏死。

（2）凋亡　由嗜酸性变发展而来，肝细胞胞质进一步浓缩，细胞核固缩、碎裂或消失，最后形成深红色圆形小体，称为嗜酸性小体，又称为嗜酸性坏死。

（二）炎细胞浸润

常有不同程度的炎细胞，如淋巴细胞、单核细胞等浸润于肝小叶和汇管区内，有时也可见少量浆细胞及中性粒细胞浸润于坏死肝细胞处。

（三）肝细胞再生

肝细胞再生常发生于坏死的肝细胞周围。再生的肝细胞体积较大，核大深染，有的可有双核。如果坏死较重，肝索网状支架塌陷，再生的肝细胞堆积成团，呈结节状再生。

（四）间质反应性增生和小胆管再生

间质库普弗细胞细胞、间叶细胞和成纤维细胞增生，参与损伤的修复。慢性或亚急性重型肝炎，在汇管区或增生的纤维组织内可出现不同程度的小胆管增生。反复发生严重坏死的病例，大量成纤维细胞增生、自汇管区插入肝小叶内，破坏原来肝小叶的结构，成为肝硬化的基础。

三、临床病理类型

（一）急性（普通型）肝炎

是最常见的类型，临床根据患者是否出现黄疸，可分为黄疸型和无黄疸型两种，但是病变基本相同。

1. 病理变化　肉眼观：肝脏肿大，质软，表面光滑，被膜紧张。镜下观：肝细胞广泛变性，以细胞水肿为主，表现为胞质疏松化和气球样变；肝窦挤压变形，肝细胞内可有淤胆现象；肝细胞坏死轻微，可见散在点状坏死和嗜酸性小体；坏死灶和汇管区有轻度炎细胞浸润（图 17–9）。黄疸型坏死严重，毛细胆管内常有淤胆和胆栓形成。

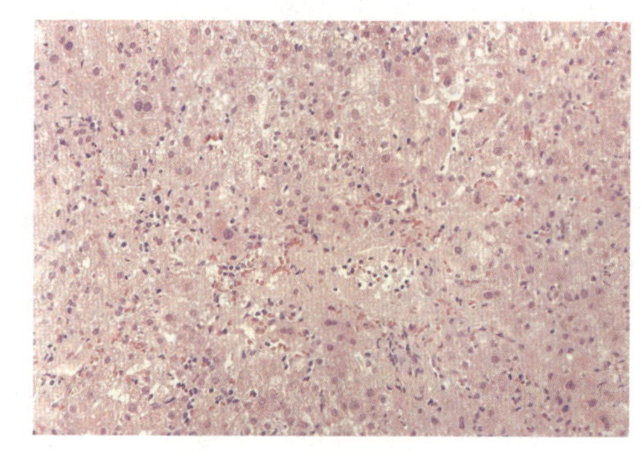

图 17–9　急性普通型肝炎

肝细胞气球样变及嗜酸性小体

2. 临床病理联系　由于肝细胞水肿、增生，肝体积增大并可触及；包膜紧张，牵拉神经末梢，引起肝区疼痛和压痛。因肝细胞变性、坏死，细胞内酶释放入血，血清转氨酶升高。病变较重者，肝细胞坏死严重、胆红素代谢障碍，可出现黄疸。由于胆汁形成障碍，患者出现食欲减退、厌油、恶心、呕吐等表现。

3. 结局 急性肝炎多在半年内逐渐恢复。但乙型、丙型肝炎往往恢复较慢，需半年到一年，少数病例病程迁延、转为慢性，极少数可恶化为重型肝炎。

（二）慢性（普通型）肝炎

病毒性肝炎病程持续半年以上即为慢性肝炎。根据肝细胞坏死、炎症、纤维化程度不同，将慢性肝炎分为轻度、中度和重度三种。

1. 轻度慢性肝炎 可见点状坏死，偶见轻度碎片状坏死，汇管区周围有少量纤维组织增生，肝小叶结构完整。

2. 中度慢性肝炎 肝细胞坏死明显，可见灶状坏死、中度碎片状坏死及桥接坏死，汇管区炎细胞浸润、纤维组织增生明显，小叶内有纤维间隔形成，肝小叶结构大部分保存（图 17–10）。

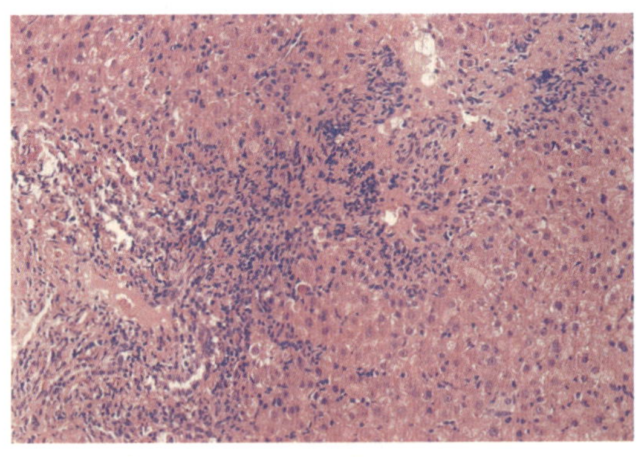

图 17–10 慢性肝炎

3. 重度慢性肝炎 出现重度的碎片状坏死及大范围桥接坏死，坏死区可见肝细胞结节状再生，纤维组织增生分割肝小叶。

轻度慢性肝炎可以痊愈或病变相对静止，少数可进展为中、重度慢性肝炎。患者有肝大、肝区叩痛等表现。病变不断进展，肝小叶结构被纤维组织破坏、形成假小叶，病情最终进展为重型肝炎或肝硬化。

（三）重型肝炎

病情严重，临床较少见。根据其病程和病变程度不同，分为急性重型肝炎和亚急性重型肝炎。

1. 急性重型肝炎 本型少见。起病急，病变发展迅猛，病情凶险，临床又称暴发型肝炎。

（1）病理变化　肉眼观：肝脏体积明显缩小，左叶更明显，重量明显减轻，600~800g（正常成人为1300~1500g），质地柔软，被膜皱缩，切面呈黄色或红褐色，有的区域呈红黄相间的斑纹，根据其颜色又称急性黄色肝萎缩或急性红色肝萎缩（图17–11）。镜下观：肝细胞大片坏死，小叶周边残存少许变性的肝细胞；肝窦明显扩张充血、出血，Kupffer细胞增生肥大，吞噬活跃，汇管区可见少量炎细胞浸润；残存的肝细胞再生现象不明显（图17–12）。

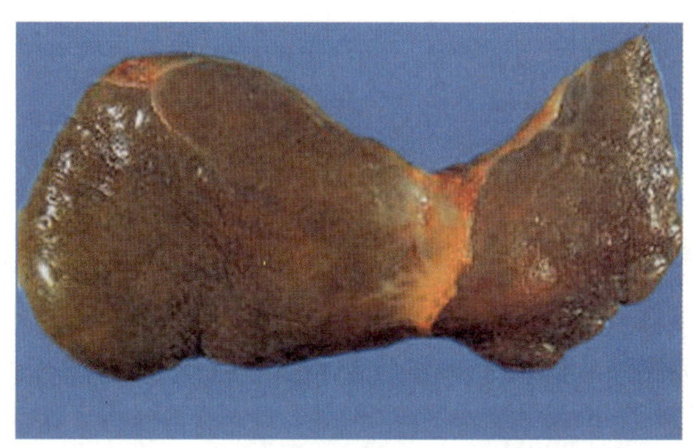

图 17–11　急性重型肝炎（大体观）

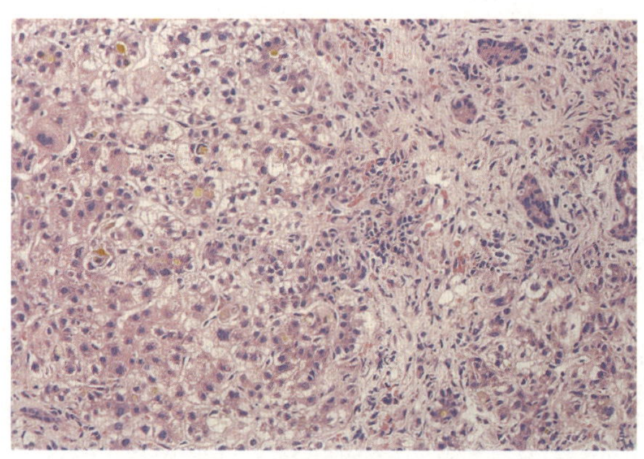

图 17–12　急性重型肝炎（镜下观）

（2）临床病理联系　①由于肝细胞不能代谢胆红素，患者出现肝细胞性黄疸。②肝细胞不能合成凝血因子，患者出现皮肤、黏膜出血。③患者对氨、假性神经递质等代谢异常，出现肝性脑病。④出现肝肾综合征。

（3）结局　预后差，大多数在短期内死于肝功能障碍、消化道大出血、肝肾综合征和DIC等。少数可迁延为亚急性重型肝炎。

2. 亚急性重型肝炎　多数由急性重型肝炎迁延而来，少数由急性（普通型）肝炎恶化进展而来。本病病程可持续1个月至数月。

（1）病理变化　肉眼观：肝体积减小，包膜皱缩，切面呈黄绿色，又称亚急性黄色肝萎缩。镜下观：大片的肝细胞坏死，肝细胞结节状再生，失去原有小叶的结构。小叶内外可见明显炎细胞浸润，小叶周边有小胆管增生。

（2）结局　积极治疗，病变有治愈的可能；病程迁延、历时较长则可能过渡为坏死后性肝硬化，严重者可死于肝衰竭。

（吴　琼）

第三节　细菌性痢疾

细菌性痢疾，简称菌痢，是由痢疾杆菌引起的肠道传染病。病变主要限于结肠，渗出大量纤维素形成假膜，假膜脱落后形成浅表溃疡，属假膜性炎。多见于夏秋季节，儿童发病率较高。临床表现为腹痛、腹泻、里急后重和黏液脓血便等。

一、病因与发病机制

痢疾杆菌为革兰阴性菌，根据抗原和生化反应不同分为志贺氏、福氏、宋内氏和鲍氏四种。我国目前以福氏和宋内氏痢疾杆菌感染多见。所有痢疾杆菌均能产生内毒素，志贺氏菌还能产生外毒素。

患者和带菌者是本病的传染源。苍蝇是重要的传播媒介。痢疾杆菌随粪便排出，污染食物、水源、日常生活用品等，经消化道传染，可引起暴发流行。痢疾杆菌进入消化道后，大部分在胃内被胃酸杀灭，仅少部分细菌进入肠道。当机体抵抗力低下时，进入肠道的细菌可侵入肠黏膜上皮细胞内繁殖，释放内毒素使肠黏膜产生溃疡，引起肠道炎症反应，毒素入血可引起全身中毒症状。志贺菌释放的外毒素是引起水样腹泻的主要原因。

二、病理变化及临床病理联系

细菌性痢疾的病理变化主要累及大肠，以乙状结肠和直肠为重。根据肠道病变和临床经过的特点，细菌性痢疾可分为以下三种类型。

（一）急性细菌性痢疾

典型的病变过程是早期为急性卡他性炎，随病变进一步发展出现特征性假膜性炎，形成溃疡（图 17–13），适当治疗后，溃疡被周围健康组织再生修复，大多痊愈，少数病例转为慢性。

临床病变部位肠管蠕动亢进、痉挛，出现阵发性腹痛、腹泻等；炎症刺激直肠壁神经末梢及肛门括约肌，导致里急后重和排便次数增多。初期因肠道病变为卡他性炎，故排出黏液稀便，后因假膜脱落形成溃疡伴出血转为黏液脓血便，偶尔排出片状假膜，重者可伴有恶心、呕吐而引起明显脱水、酸中毒和电解质紊乱。

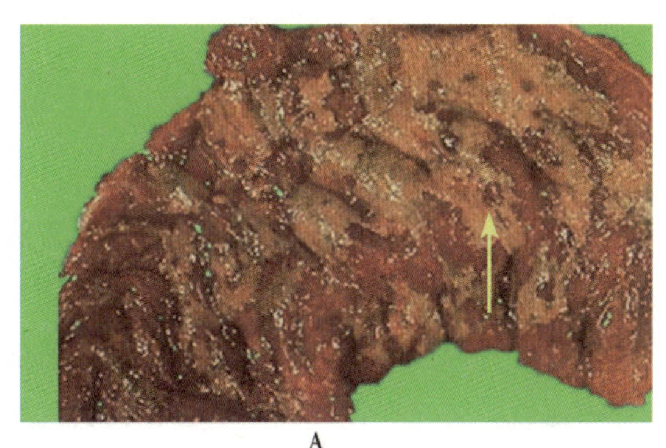
A

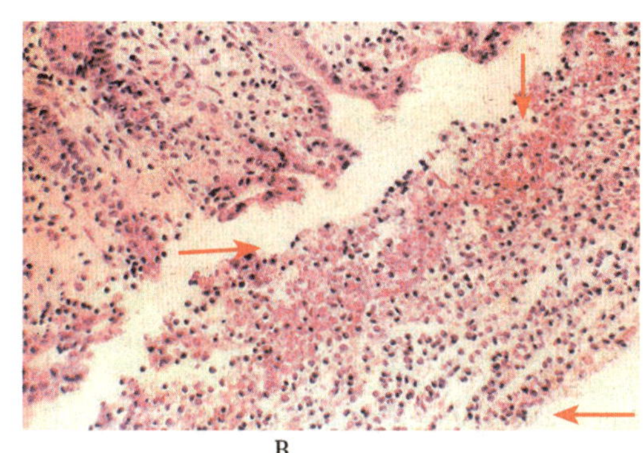
B

图 17-13　细菌性痢疾

A. 肠黏膜表面假膜形成；B. 渗出的纤维素、中性粒细胞、红细胞、坏死黏膜以及细菌形成的假膜

（二）慢性细菌性痢疾

病程超过两个月以上者为慢性菌痢，多由急性菌痢转变而来。病变特点是肠黏膜溃疡形成与组织修复反复交替进行，因此新旧病灶同时存在。肠壁各层均有慢性炎性细胞浸润，溃疡边缘不规则或过度增生而形成息肉，溃疡多深达肌层，底部高低不平，肠壁增厚，变硬，严重者可造成肠腔狭窄。

临床出现腹痛、腹胀、腹泻或便秘与腹泻交替，大便常带有黏液或少量脓血。急性发作时则出现急性菌痢症状。大便培养持续阳性，成为慢性带菌者，为菌痢的传染源。

（三）中毒性菌痢

多见于2~7岁儿童，起病急骤，全身中毒症状明显，但肠道病变轻微。发病后数小时即出现中毒性休克或呼吸衰竭而死亡。其发病机制不清，可能与某些儿童的特异性体质或中枢神经系统发育未完全，功能不稳定，对痢疾杆菌毒素产生强烈反应有关。

第四节　流行性脑脊髓膜炎

流行性脑脊髓膜炎，是由脑膜炎双球菌引起的脑脊髓膜急性化脓性炎症。本病多见于冬春季节，好发于儿童与青少年。临床表现为发热、头痛、呕吐，皮肤淤点、脑膜刺激征，严重者可出现中毒性休克。

一、病因和发病机制

脑膜炎双球菌为革兰阴性球菌，具有荚膜，能抵抗体内白细胞的吞噬作用。细菌经呼吸道侵入机体，但一般不发病。当机体抵抗力低下或菌量多、毒力强时，细菌在局部大量繁殖，产生内毒素致病。病菌到达脑（脊髓）膜引起脑膜炎。化脓菌在蛛网膜下腔的脑脊髓液循环中迅速繁殖、播散，因此脑膜炎症一般呈弥漫性分布。

二、病理变化及临床病理联系

肉眼观：脑脊髓膜血管高度扩张、充血，蛛网膜下腔充满黄色脓性渗出物，覆盖脑沟、脑回以致结构模糊不清，由于炎性渗出物的阻塞，脑脊髓循环发生障碍，可引起脑室扩张、脑水肿（图17–14）。患者出现剧烈的头痛、喷射性呕吐、视神经乳头水肿、小儿前囟饱满等颅内高压的症状和体征。肉眼可见脑脊膜血管扩张充血，蛛网膜下腔充满黄色脓性渗出物，脑沟、脑回结构被脓液掩盖。

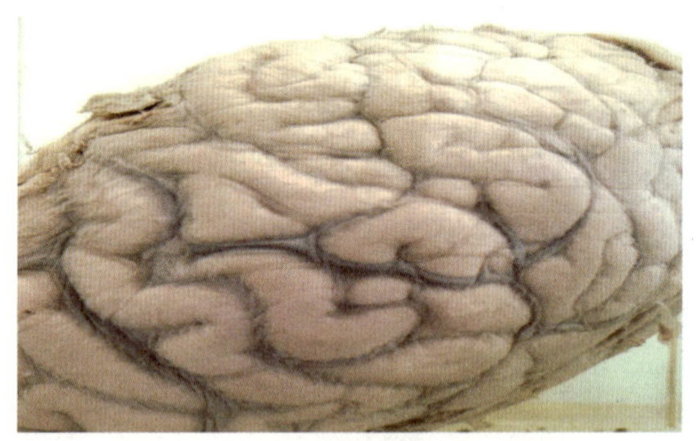

图 17–14　流行性脑脊髓膜炎（肉眼观）

镜下观：蛛网膜、软脑膜血管高度扩张充血，蛛网膜下腔增宽，其内有大量中性粒细胞及纤维素渗出物，少量淋巴细胞、单核细胞（图17–15）。革兰染色，在细胞内外均可找到致病菌。脑实质一般不受累，邻近的脑皮质可有轻度水肿，由于内毒素的弥散作用，可使神经元发生不同程度的变性。病变严重者，动、静脉管壁可受累，发生脉管炎和血栓形成，从而导致脑实质的出血性梗死。

流行性脑脊髓膜炎除败血症引起的全身症状外，常伴有下列症状。

1. 脑膜刺激症状　表现为颈项强直、Kernig征（屈髋伸膝征）阳性。在婴幼儿，由于腰背肌肉发生保护性痉挛可引起角弓反张的体征。

2. 颅内压增高症状　表现为剧烈头痛、喷射状呕吐，小儿前囟饱满等。这是由于脑膜血管充血，蛛网膜下腔渗出物聚积，蛛网膜粒因脓性渗出物阻塞而影响脑脊液的吸收所致。如伴有脑水肿，则颅内压力增高更显著。

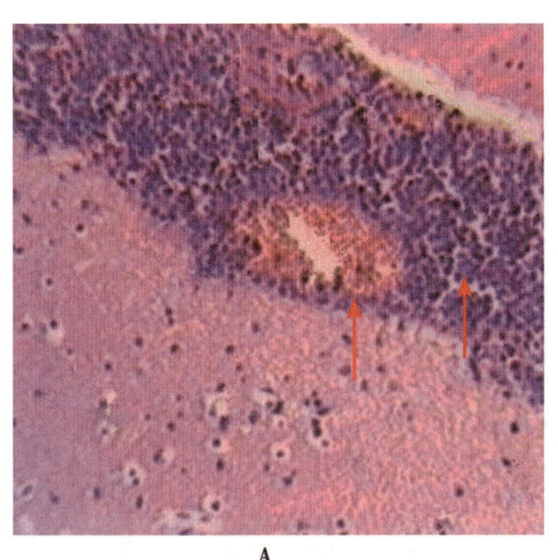
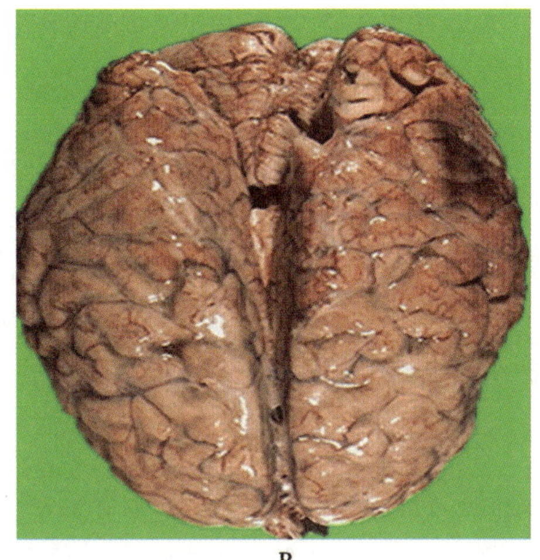

A　　　　B

图 17–15　流行性脑脊髓膜炎（镜下观）

镜下可见蛛网膜下腔充满大量中性粒细胞渗出，血管扩张充血

3.脑脊液的改变　压力升高，浑浊不清或呈脓性，蛋白增高，糖及氯化物因被细菌消耗而减少，经培养及涂片可找到脑膜炎双球菌，是诊断本病的一个重要依据。

三、结局和并发症

经及时治疗和抗生素的使用，大多数病人可治愈。治疗不当，可并发脑积水、颅神经受损麻痹、脑缺血和脑梗死等后遗症。

少数严重的病例，可出现暴发性脑膜炎球菌败血症，也称为沃–弗综合征，多见于儿童，起病急，预后差。主要表现为周围循环衰竭、休克和皮肤大片紫癜。患者两侧肾上腺广泛出血，肾上腺皮质功能衰竭。其发生机制是大量内毒素释放所致的弥散性血管内凝血，病情凶险，常在短期内因严重败血症而死亡。患者脑膜病变轻微。

第五节　流行性乙型脑炎

流行性乙型脑炎，简称乙脑，是乙型脑炎病毒所致的急性传染病，脑实质发生变质性炎。常在夏秋季流行，多见于10岁以下的儿童。本病起病急，病情重，死亡率高。临床表现为高热、抽搐、嗜睡、谵妄及昏迷等。

一、病因和发病机制

本病的病原体是乙型脑炎病毒，是一种嗜神经性RNA病毒，传染源为患者或受感染者的牛、马、猪等家畜，传播媒介为蚊虫（在我国主要是三节吻库蚊）。带病毒的蚊虫叮人吸血时，病毒随蚊虫的唾液侵入人体，先在局部血管内皮细胞及单核–吞噬细胞系统内繁殖，继而入血引起病毒血症。当机体防御功能正常时，病毒不侵入脑实质则为隐性感染，并可获得免疫力。在机体免疫力和血脑屏障功能降低时，病毒可通过血–脑屏障进入中枢神经系统而致病。

二、病理变化及临床病理联系

病变主要广泛累及脑实质，以大脑皮质、基底核、视丘最严重；其次是小脑皮质、脑桥及延髓；脊髓病变最轻，常限于脊髓颈段。

肉眼观：脑膜充血、水肿明显，脑回变宽，脑沟变窄。切面，在皮质深层、基底核、视丘等部位有针尖大小或粟粒透明软化灶，境界清楚（图17–16）。

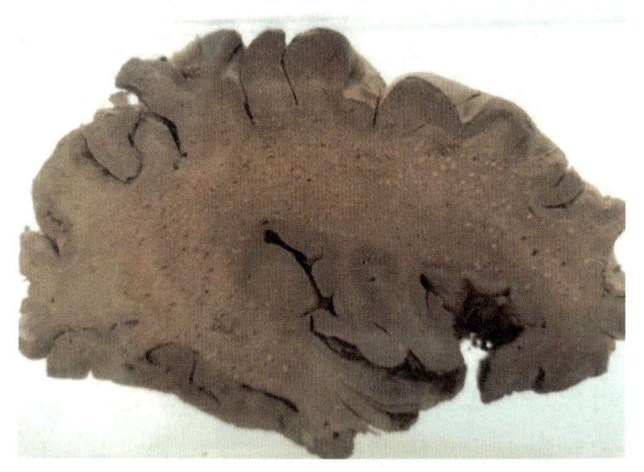

图 17–16　流行性乙型脑炎（肉眼观）

大脑切面可见针尖大小或粟粒透明软化灶，境界清楚

镜下观：可见脑实质血管高度充血扩张，血管周围间隙增宽，以淋巴细胞为主的炎细胞围绕血管呈袖套状浸润称为淋巴细胞套。病毒在神经细胞内增殖，引起神经细胞变性、坏死，形成神经细胞卫星现象和噬神经细胞现象。由于病毒生长繁殖、免疫反应或血液循环障碍等因素导致局灶性神经组织坏死或液化，形成染色浅淡、质地疏松呈圆形或卵圆形、边界清楚的筛网状病灶，称为筛状软化灶，对本病的诊断有一定意义。在小血管旁或坏死的神经细胞附近，小胶质细胞增生明显，聚集成群，形成小胶质细胞结节（图17–17）。

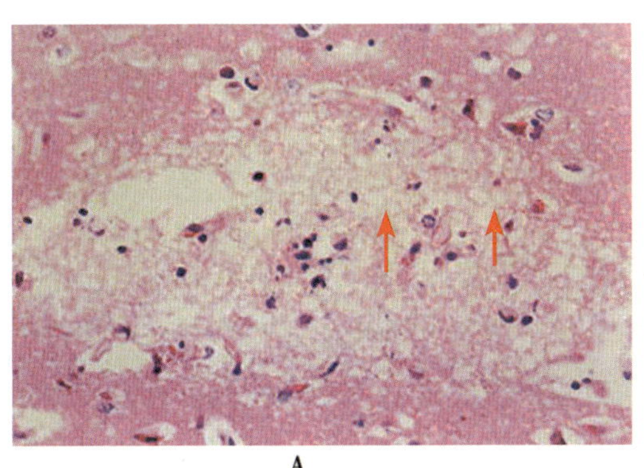
A

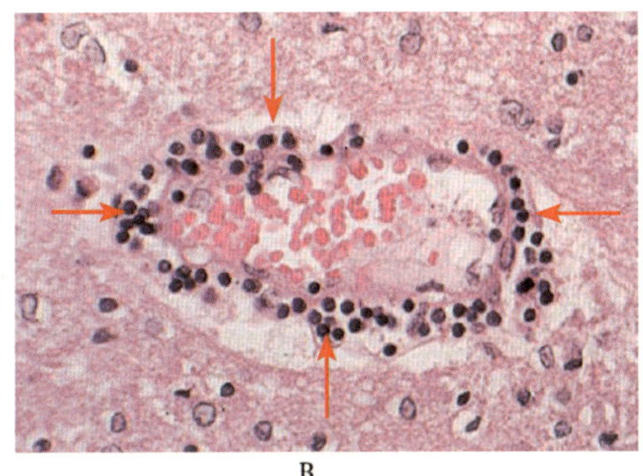
B

图 17–17　流行性乙型脑炎（镜下观）

A. 脑组织坏死、液化，形成筛网状软化灶；B. 血管袖套状浸润

临床上患者可有高热、全身不适等毒血症的表现。由于脑实质的炎症和神经细胞的广泛变性、坏死，患者出现意识障碍、嗜睡、抽搐甚至昏迷。当颅内运动神经细胞受损严重时，可出现肌张力增强、腱反射亢进等上运动神经元损害的表现。脑内血管扩张充血、血管内皮细胞受损，血管壁通透性增高，引起脑水肿和颅内压力增高，患者常出现头痛、呕吐，严重时发生脑疝，其中小脑扁桃体疝可致延髓呼吸中枢受压，呼吸骤停而死亡。由于脑膜有不同程度的反应性炎症，可出现脑膜刺激征，脑脊液中细胞数目增多，以淋巴细胞为主。

三、转归和结局

大多数患者经及时治疗后可痊愈，脑部病变逐渐消失；少数患者因脑组织病变较重而出现痴呆、失语、肢体瘫痪、颅神经麻痹等后遗症。病变严重者可因呼吸、循环衰竭而死亡。

流行性脑脊髓膜炎与流行性乙型脑炎的区别见表 17–3。

表 17–3　流行性脑脊髓膜炎与流行性乙型脑炎的区别

	流行性脑脊髓膜炎	流行性乙型脑炎
病原体	脑膜炎双球菌	乙型脑炎病毒
传染途径	呼吸道	虫媒传播
流行季节	冬春季	夏秋季
病理特点	脑脊髓膜急性化脓性炎	脑实质变质性炎
临床特点	以颅内高压和脑膜刺激征为主	以脑实质损害症状为主
脑脊液检查	混浊，细胞多（以中性粒细胞为主），蛋白显著增多，糖和氯化物少，细菌（+）	透明或微浊，细胞轻度多（以淋巴细胞为主），蛋白轻度增多，糖和氯化物正常，细菌（–）

（曾　武）

第六节　新型冠状病毒感染

新型冠状病毒感染（COVID-19）由新型冠状病毒引起的，具有高度传染性，主要通过呼吸道传播。肺是主要的受累器官，严重情况下可能引起肺炎和呼吸衰竭。尽管所有年龄人群都对新冠病毒易感，但是儿童感染疾病后的严重程度与死亡率较低，合并有基础疾病的老年人容易产生重症。

一、病因与发病机制

常见的可感染哺乳动物的冠状病毒包括α型冠状病毒与β型冠状病毒，由于病毒包膜上存在刺突蛋白，在电子显微镜下与皇冠相似，因此得名。

新冠病毒主要通过与血管紧张素转换酶2型受体（ACE-2R）结合。在人体内，ACE-2R主要分布在肺泡上皮细胞中；其次，在内皮细胞、胃肠道上皮细胞、心肌细胞上也有不同程度的表达。在新型冠状病毒感染人体后，Ⅱ型肺泡上皮细胞受损，肺泡表面活性物质合成减少、肺泡张力增加，患者可出现呼吸困难；炎症因子被激活导致人体出现全身炎症反应综合征（SIRS）；凝血因子被激活，患者出现急性呼吸窘迫综合征（ARDS）、多器官功能障碍综合征（MODS）、局部缺血甚至死亡。

二、病理变化与临床病理联系

目前对新型冠状病毒感染的病理学研究较少。肉眼观，肺充血、水肿、实变，胸膜腔有大量纤维蛋白渗出、继发细菌感染时可出现化脓性炎症。镜下观，早期或无症状患者病变较轻，出现轻度肺水肿、局灶性肺泡上皮细胞增生、局灶性炎细胞浸润。重症患者肺出现透明膜、严重的肺水肿、间质纤维素样渗出、弥漫性肺泡损伤及Ⅱ型肺泡上皮细胞增生。

在临床，患者感染新型冠状病毒可形成无症状感染者，也可出现打喷嚏、咳嗽、流鼻涕、发热、喉咙肿痛等上呼吸道症状。经过2~14天，病情可逐渐严重，少数患者伴发腹泻、恶心、呕吐等胃肠道症状。

三、结局及并发症

轻症或无症状感染者容易痊愈，重症患者易出现ARDS并累及多个器官，出现休克、败血症、多器官功能障碍综合征。部分患者出现腹泻、胸痛、中风、意识模糊、嗅觉味觉减退等并发症。

（吴 琼）

目标检测

答案解析

一、单选题

1. 临床上病毒性肝炎出现黄疸主要是由于（ ）

A. 肝细胞再生
B. 肝细胞变性坏死
C. 库普弗细胞增生
D. 溶血
E. 胆道阻塞

2. 急性普通型肝炎的主要病变特点是（ ）

A. 肝细胞广泛变性而坏死较轻
B. 肝细胞及毛细胆管内胆汁淤积
C. 淋巴细胞及单核细胞浸润
D. 星形细胞增生肥大
E. 肝窦狭窄、肝索紊乱

3. 肝穿刺活检，镜下见肝细胞弥漫性疏松化，气球样变，点状坏死及嗜酸小体形成。病理诊断是（ ）

A. 急性黄疸型肝炎
B. 慢性迁延性肝炎
C. 亚急性重型肝炎
D. 急性重型肝炎
E. 慢性活动性肝炎

4. 急性普通型病毒性肝炎，其坏死病变主要为（ ）

A. 点状坏死
B. 桥接坏死
C. 碎片状坏死
D. 大片坏死
E. 灶性坏死

5. 细菌性痢疾的肠道病变特点是（ ）

A. 浆液性炎
B. 化脓性炎
C. 假膜性炎
D. 出血性炎
E. 卡他性炎

6. 关于原发性肺结核的描述，下列正确的是（ ）

A. 仅发生于儿童
B. 常见的死亡原因为结核性脑膜炎
C. 病变在肺内易沿支气管播散
D. 如不经过积极治疗难于痊愈
E. 咯血是常见的死亡原因之一

7. 流行性脑脊髓膜炎的特征性病变是（　　）

A. 硬脑膜中性粒细胞浸润

B. 蛛网膜下腔有大量单核细胞

C. 脑实质内软化灶形成

D. 蛛网膜下腔有大量中性粒细胞渗出

E. 硬脑膜有大量单核细胞浸润

8. 结核病变中，易查见结核杆菌的是（　　）

A. 结核结节　　B. 纤维化病灶

C. 结核球　　D. 渗出性病变

E. 液化的干酪样坏死物

9. 关于结核结节的形成，下列正确的是（　　）

A. 是变态反应的结果

B. 是在体液免疫的基础上形成的

C. 其中的类上皮细胞由巨噬细胞转变而来

D. 其中的朗格汉斯巨细胞是由成纤维细胞（纤维母细胞）转化而来

E. 属于蜂窝织炎

10. 流行性脑脊髓膜炎的主要病变部位在（　　）

A. 大脑皮质　　B. 丘脑及基底节

C. 硬脑膜　　D. 蛛网膜下腔

E. 脑室内

二、简答题

1. 原发性肺结核与继发性肺结核的病变特征各有哪些？

2. 什么是细菌性痢疾？主要有那些临床表现？

书网融合……

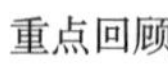

习题

参考文献

[1] 刘圆月，商战平. 病理学与病理生理学 [M]. 北京：中国医药科技出版社，2018.

[2] 宋晓环，李宪孟. 病理学与病理生理学 [M]. 北京：中国医药科技出版社，2021.

[3] 黄琼. 病理学与病理生理学 [M]. 北京：中国医药科技出版社，2019.

[4] 陈命家，丁运良. 病理学与病理生理学 [M]. 北京：人民卫生出版社，2018.

[5] 张忠，王化修. 病理学与病理生理学 [M]. 北京：北京大学医学出版社，2018.

[6] 岳应权，宁国强，郭新庆. 人体解剖学 [M]. 北京：北京大学医学出版社，2019.

[7] 杨宏静，李爱荣. 人体生理学 [M]. 北京：北京大学医学出版社，2019.

[8] 贺伟，吴金英. 人体解剖生理学 [M]. 北京：人民卫生出版社，2018.

[9] 赵娟，宋维芳. 病理生理学 [M]. 北京：中国医药科技出版社，2022.

[10] 张颖，邓良超. 病理学与病理生理学 [M]. 北京：中国医药科技出版社，2023.